写真でつづる 癒し憩い 1

心の原風景と時の流れを

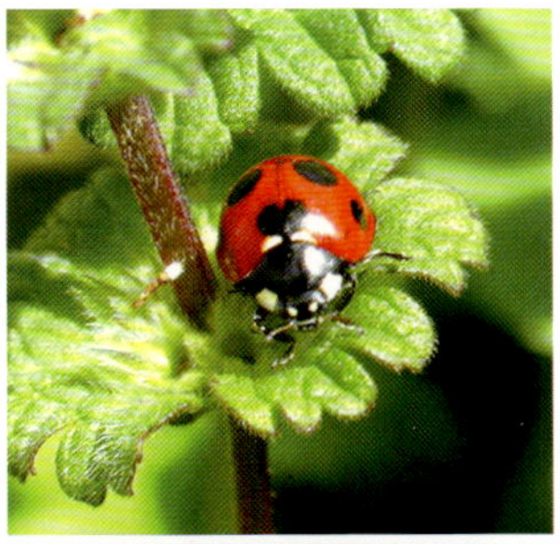

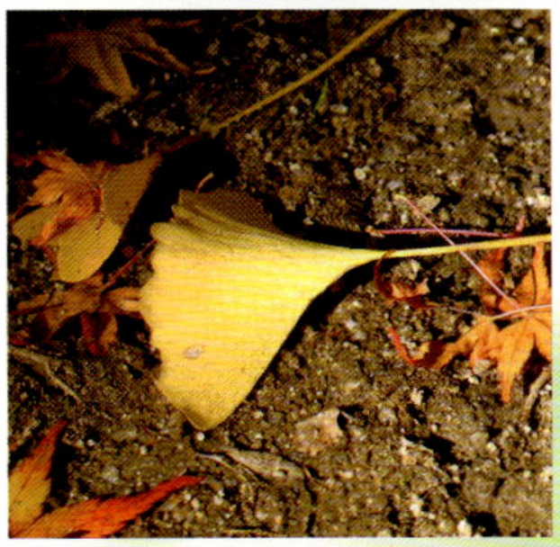

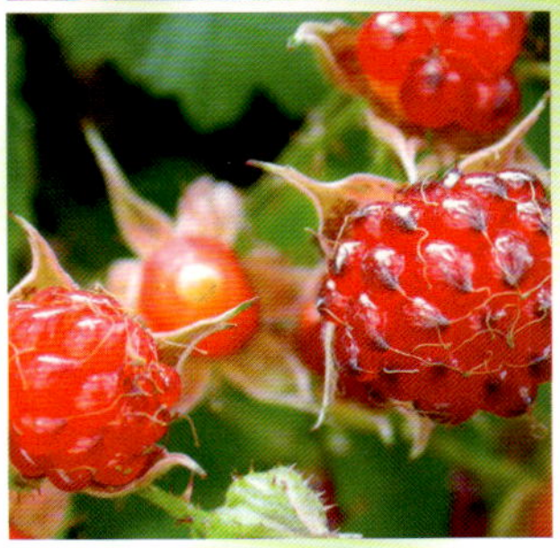

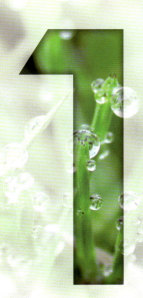

九州がんセンター名誉院長
癒し憩いネットワーク理事長
牛尾恭輔 著

特定非営利活動法人
癒し憩いネットワーク 編

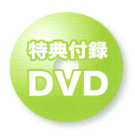

特典付録
DVD

海鳥社

自然は豊かな表情をもっています。時の流れを受けとめながら、四季それぞれに、美しく移ろってゆきます。雄大な山、可憐な野の花が咲き乱れる草原、流れ続ける川、野鳥のさえずりが響き渡る森、高原の風に揺れるススキ……。命あふれる自然のたたずまいは、心のふるさと、心のゆりかごとなり、人々の感性を育み、想い出となります。

人それぞれの生活は、都会や街角、山の麓や海辺、湖畔や橋のたもとなどで、糸車のように静かに回り続けています。日常の風景に、喜怒哀楽を重ね続けていると言えましょう。

命あふれる美しい自然は、人の心を豊かにしてくれます。勇気を与えてくれます。今回、企画した4冊の「写真でつづる癒し憩い」が、皆さま方の懐かしい旅に、少しでもお役に立てば幸いに存じます。

牛尾恭輔

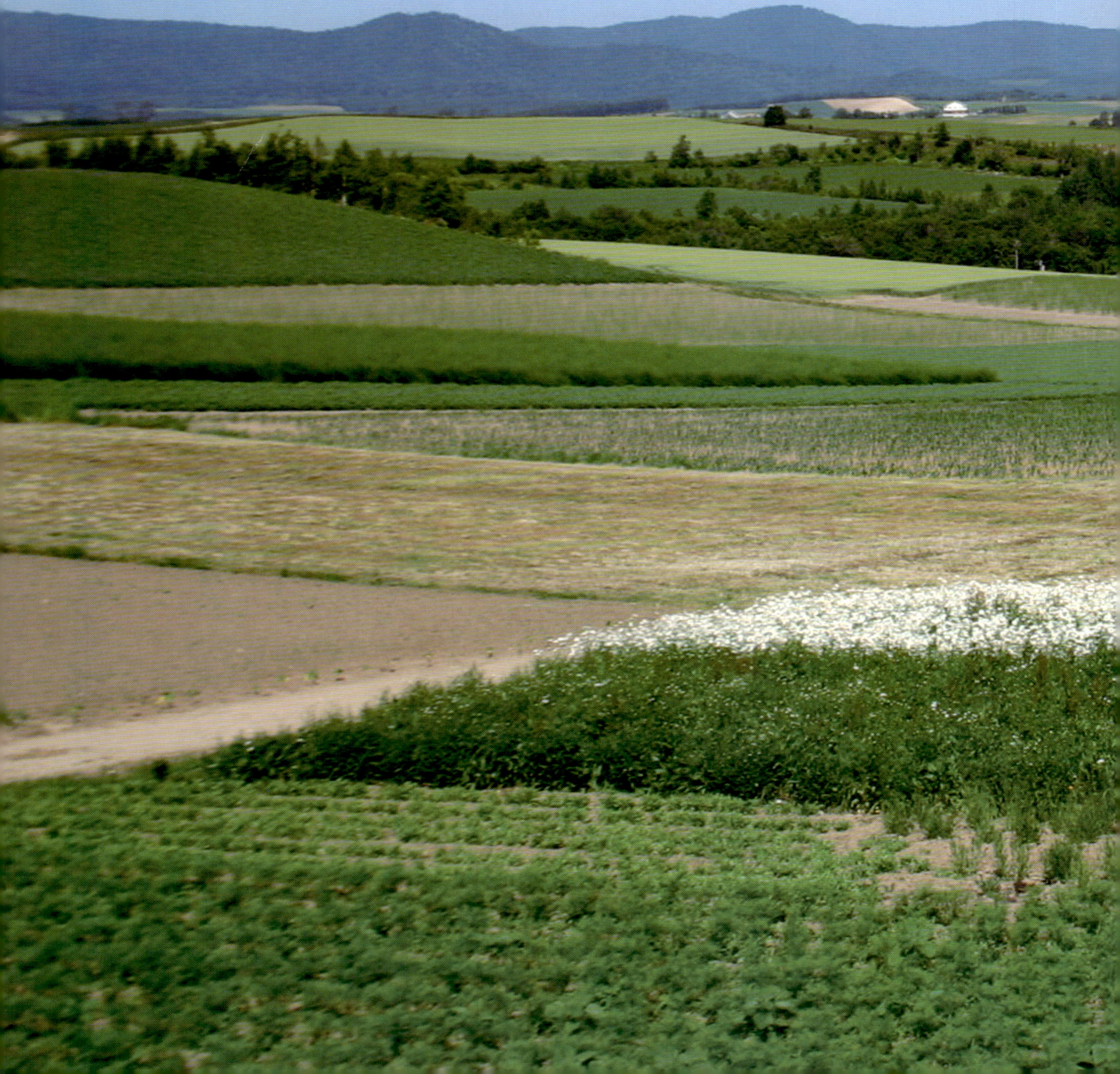

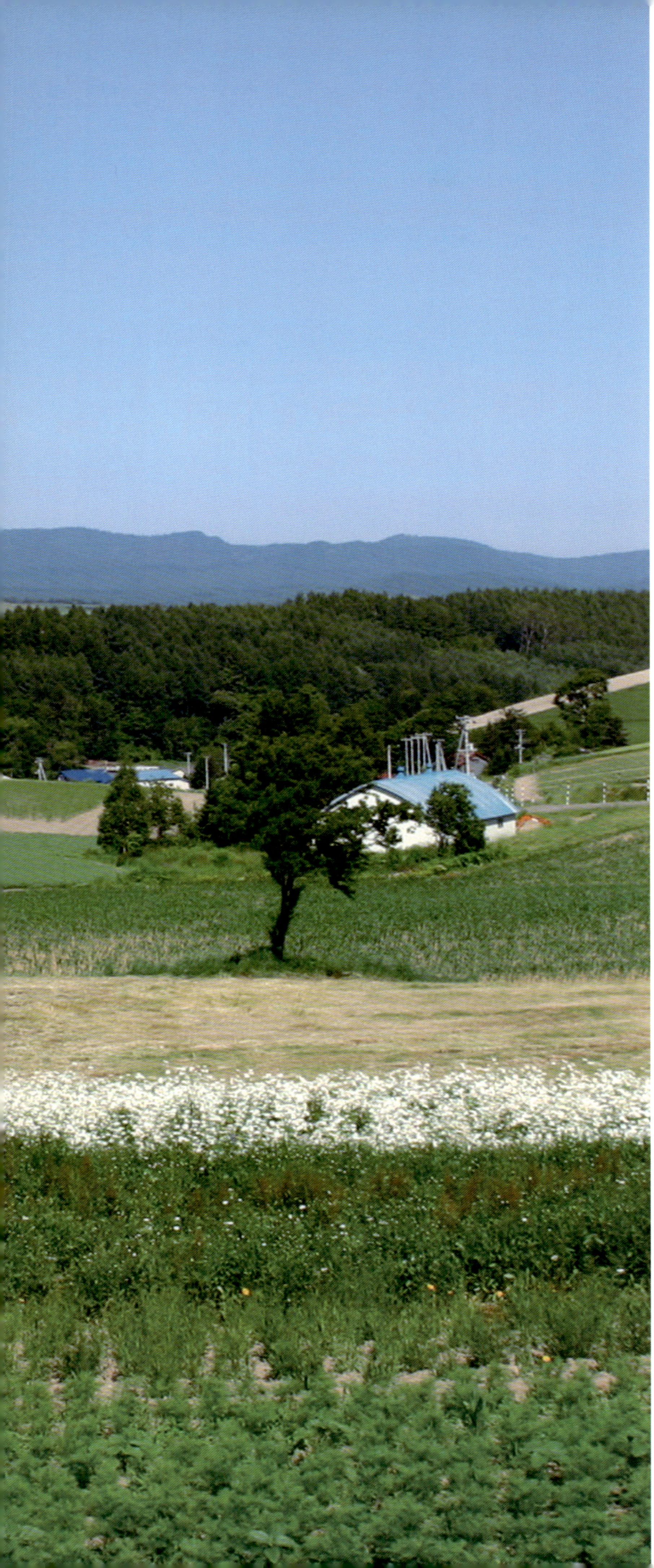

CONTENTS

癒しの言葉とその風情

四文字からなる癒しの言葉 …… 6
あけぼの …… 8
あまだれ …… 12
ボタニカルアート …… 16
せせらぎ …… 18
こもれび …… 22
コラム（癒しの情景） …… 26
ゆうばえ …… 28
● ボタニカルアートと四季
アオツヅラフジ …… 32

木々のささやき

ユリノキの四季 …… 36
カンレンボクの四季 …… 38
若葉 …… 40
各地の並木 …… 42
ハゼ並木の四季 …… 44
各地の紅葉 …… 46
桜の葉の四季 …… 48
春の芽吹きと花 …… 50
夏の花 …… 52
秋の木の実 …… 54
木々に積もる雪 …… 56
コラム（竹） …… 58
竹の風情 …… 60
● ボタニカルアートと四季
ツルリンドウ …… 62

こころ育む田畑

棚田 …… 66
棚田の春と夏 …… 68
棚田の秋と冬 …… 70
稲田 …… 72
稲の四季 …… 74
古代米 …… 76
コラム（QOL） …… 78
日本各地の畑 …… 80
田畑が醸し出す風情 …… 82
果樹園 …… 84
寺家ふるさと村の田畑 …… 86
麦の四季 …… 88
茶畑を泳ぐこいのぼり …… 90

おわりに …… 92

NPO 法人癒し憩いネットワークについて

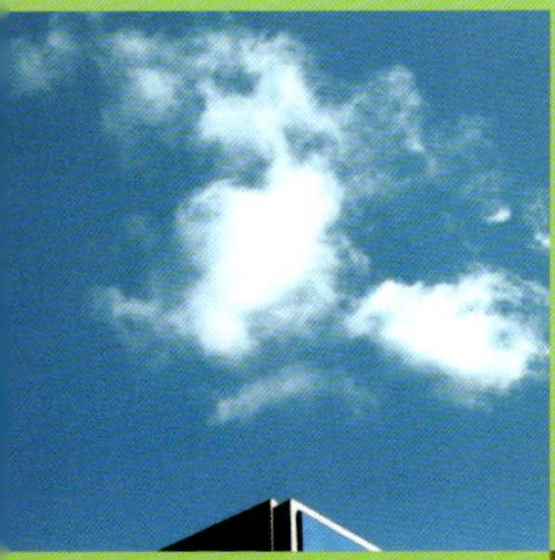

癒しの言葉とその風情

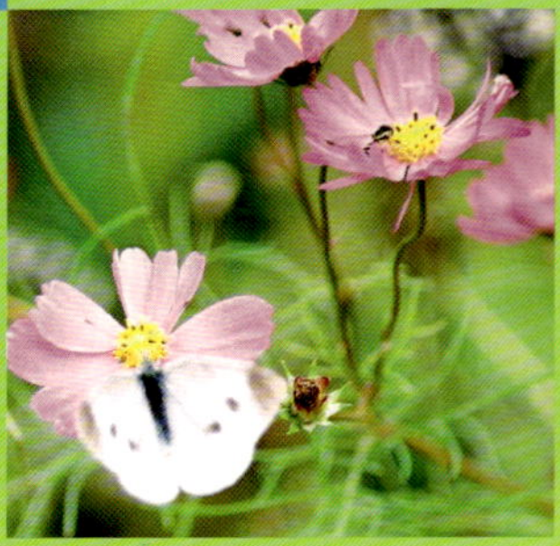

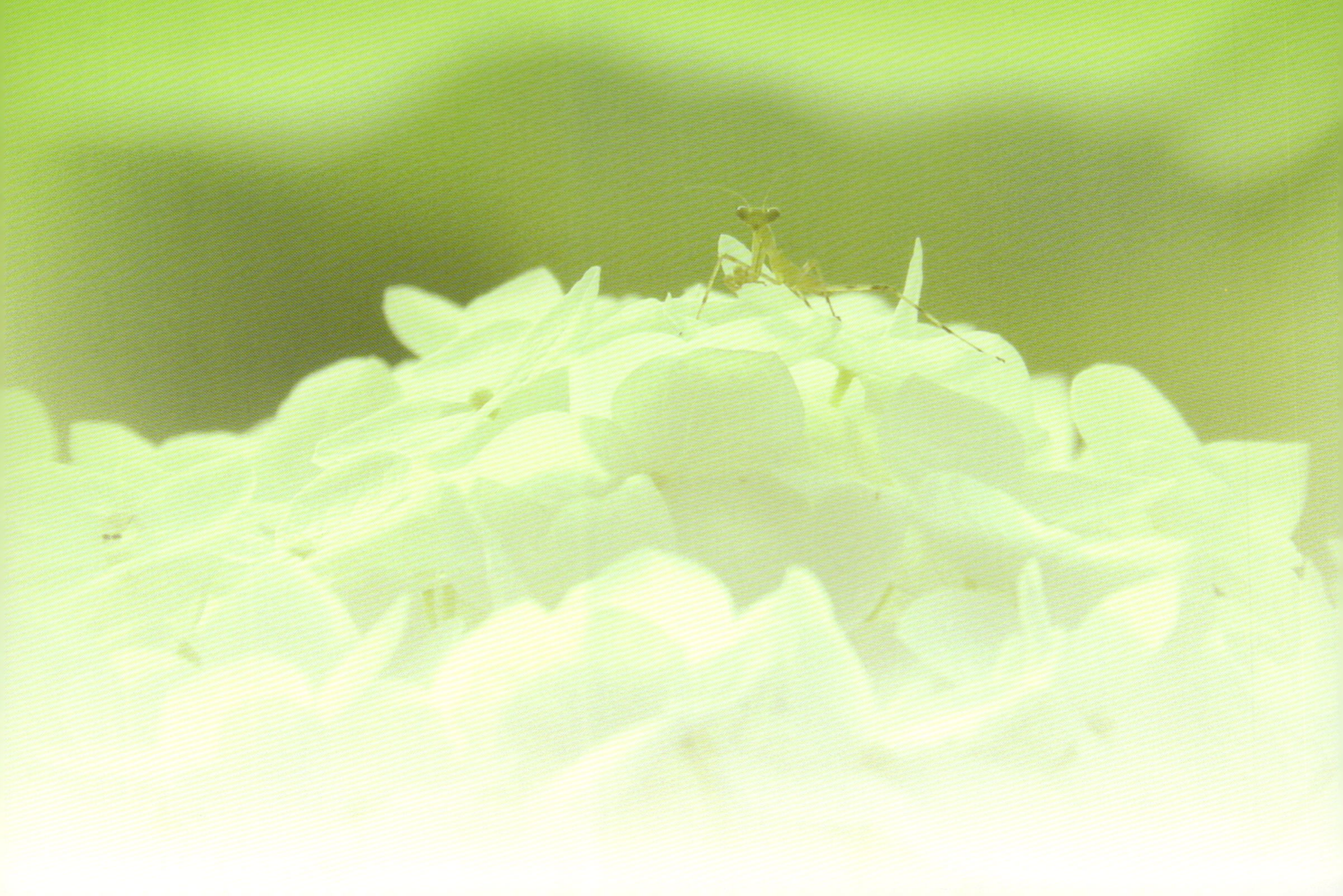

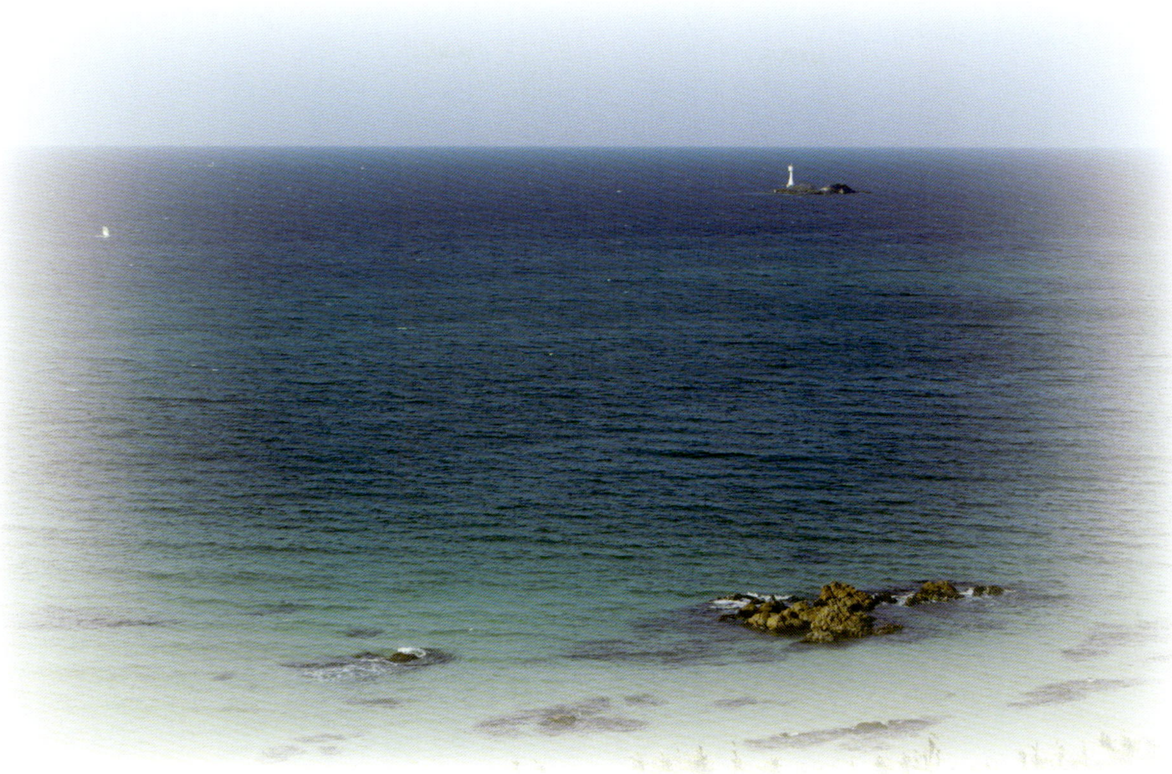

時は流れ続けます
海に、山に、森に、川に
植物や、動物の命にも
春、夏、秋、冬と……朝も、昼も、夜も

そして時は、人の
喜び、怒り、悲しみ、楽しみを、やさしく包みます
街角や、橋のたもとなどで

そうです
時の流れは、あなたの人生を
暖かく包んでくれます
今でなくても、いつか、どこかで

時の流れそのままの美しい景色
ひっそりと咲いている野草たち
みんな、みんな味方です

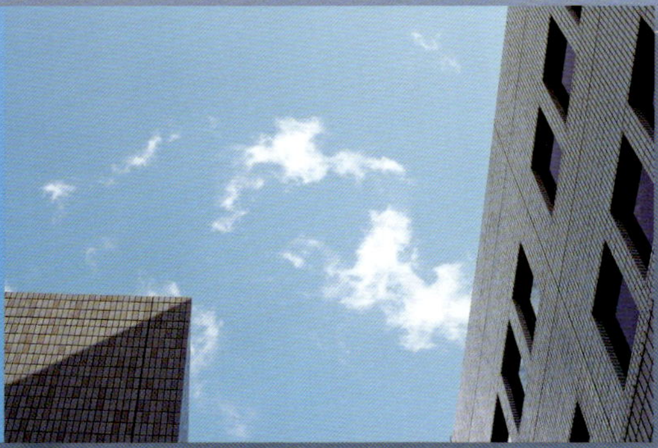
うきぐも

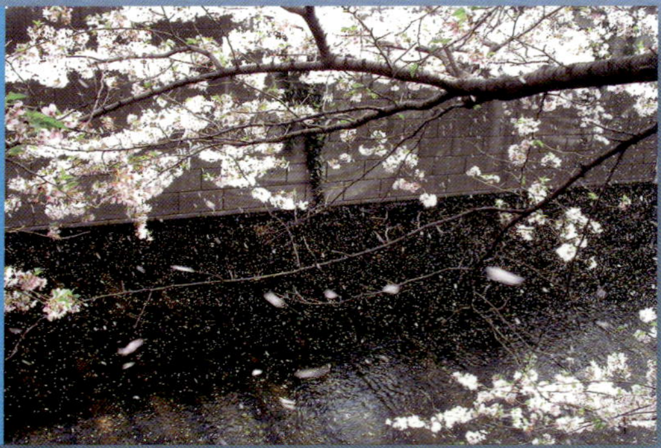
そよかぜ

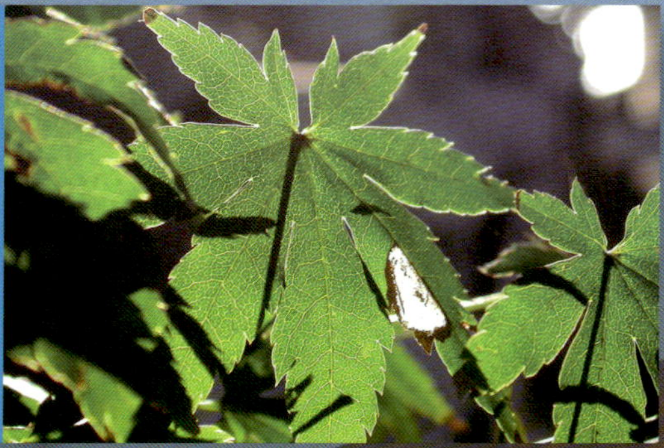
ひだまり

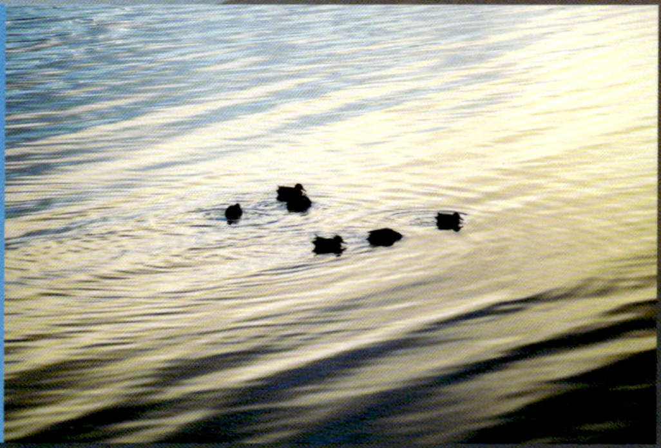
さざなみ

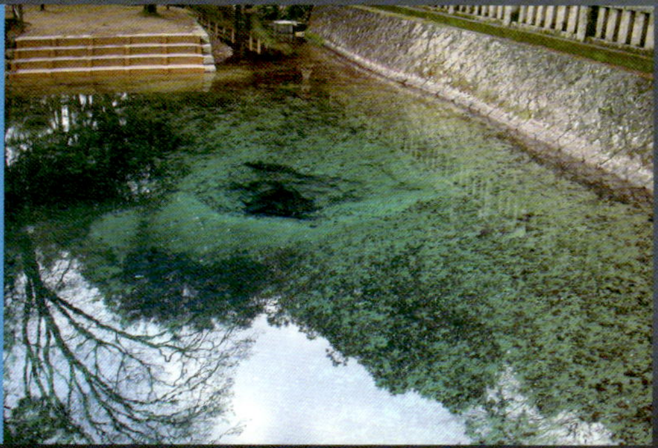
わきみず

人はそれぞれ、想い出深い「そよかぜ」や「さざなみ」などの風景をもっていることでしょう。温かい、甘酸っぱい、寂しいなどの気持ちとともに。

時には、目をとじて、息を整えて、皆さんの原風景を想い浮かべて下さい。

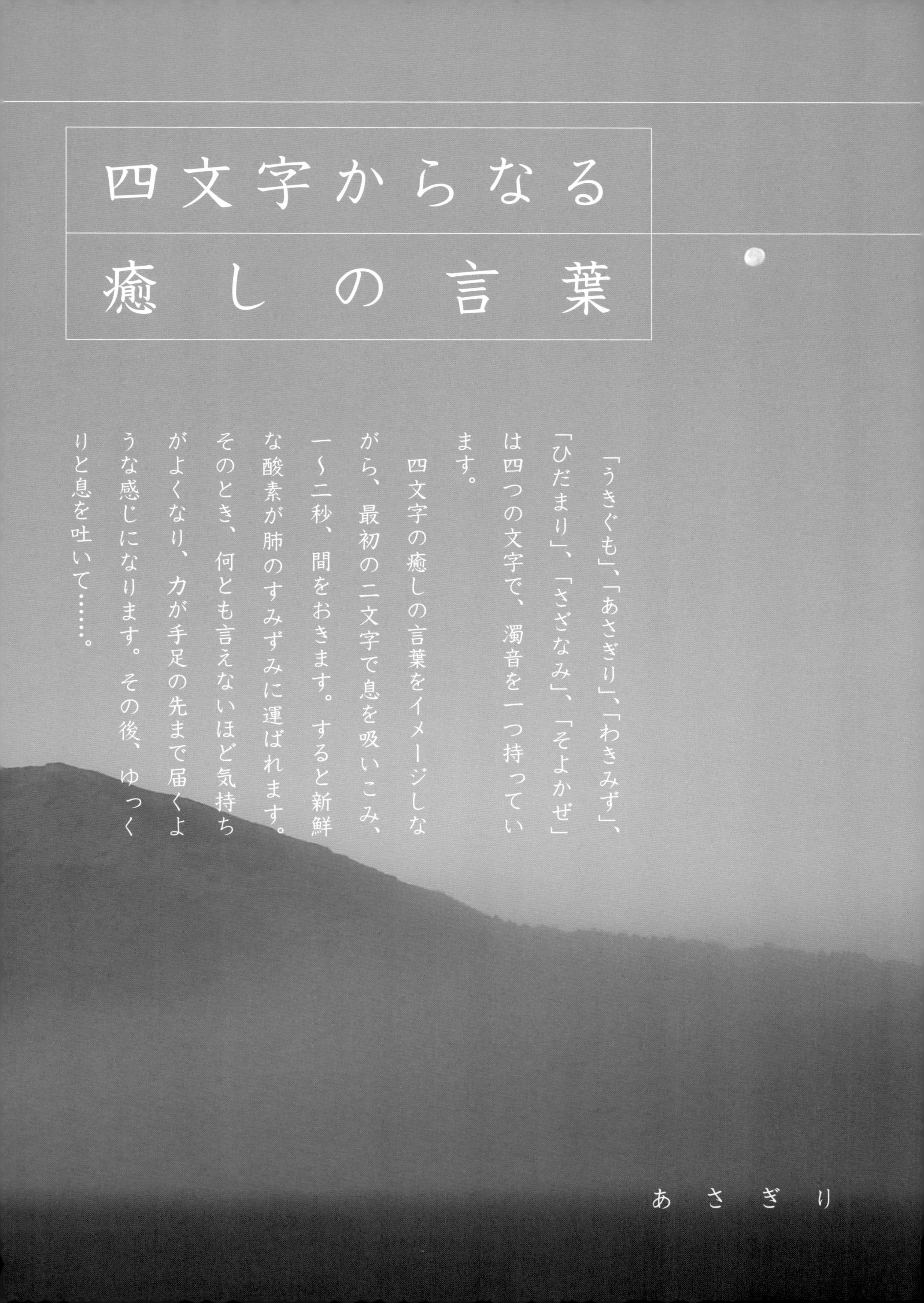

四文字からなる
癒しの言葉

「うきぐも」、「あさぎり」、「わきみず」、「ひだまり」、「さざなみ」、「そよかぜ」は四つの文字で、濁音を一つ持っています。

四文字の癒しの言葉をイメージしながら、最初の二文字で息を吸いこみ、一～二秒、間をおきます。すると新鮮な酸素が肺のすみずみに運ばれます。そのとき、何とも言えないほど気持ちがよくなり、力が手足の先まで届くような感じになります。その後、ゆっくりと息を吐いて……。

あ さ ぎ り

癒しの言葉とその風情

あけぼの

あけぼの

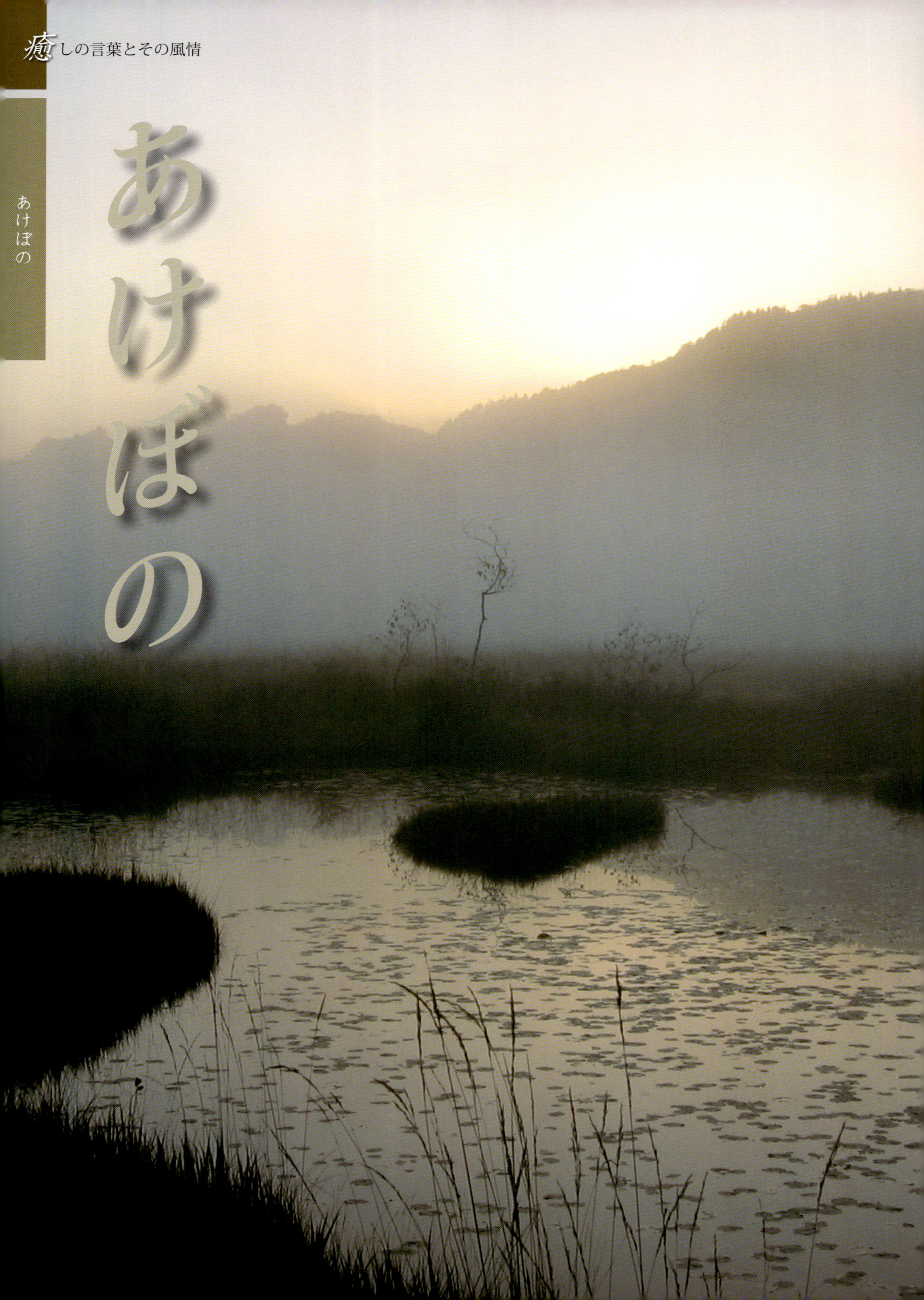

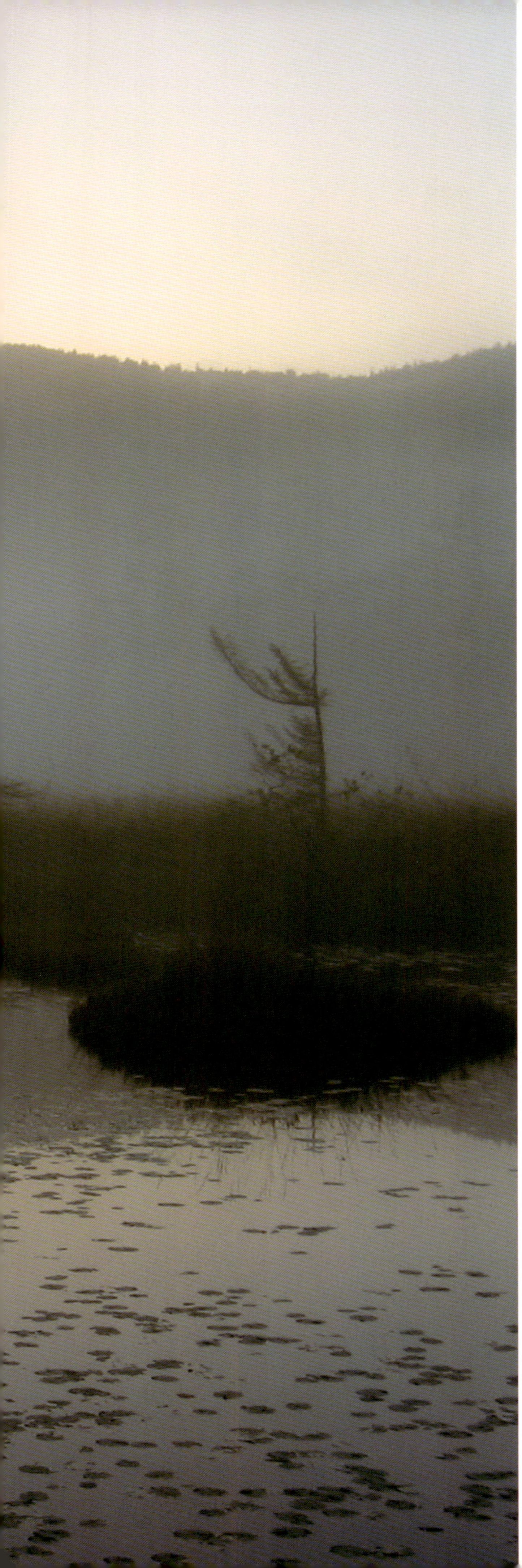

「あけぼの（曙）」という言葉は、
夜明けのころを表現したものです。
この時の移ろいゆく情景に、
日本人は希望を感じ、
心打たれるようです。

朝日が昇る前に、
紅く染まってゆく山際や山裾。
市街地や農村の空がオレンジ色に染まってゆく曙。
雲や水面もピンク色に……。
やがて朝の日が昇ってきます。

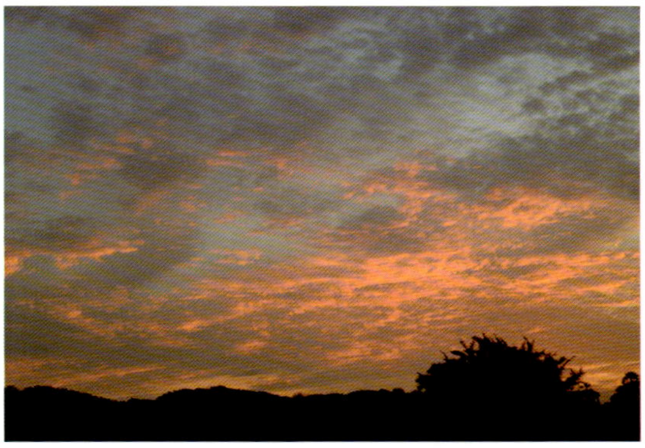

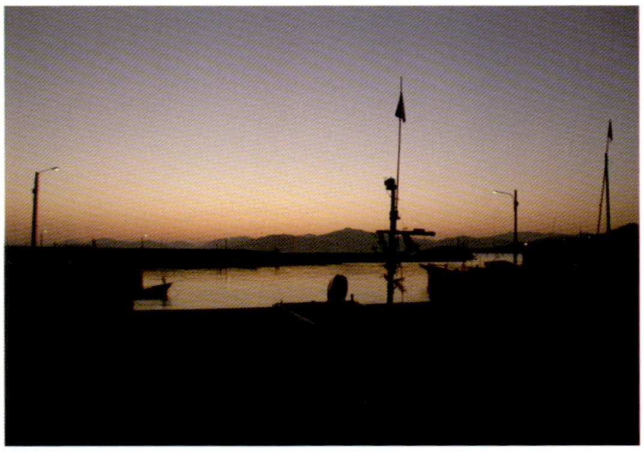

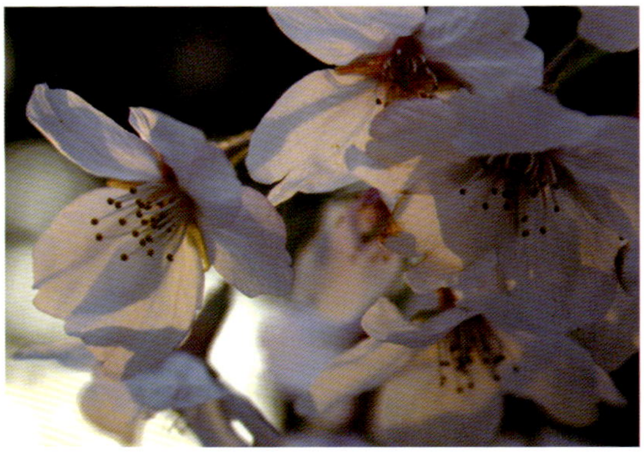

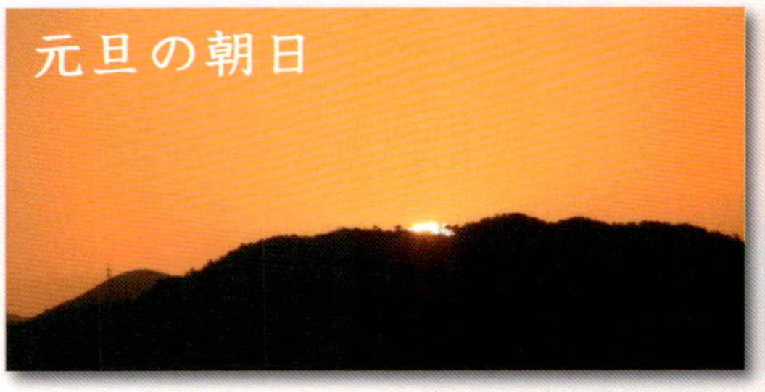

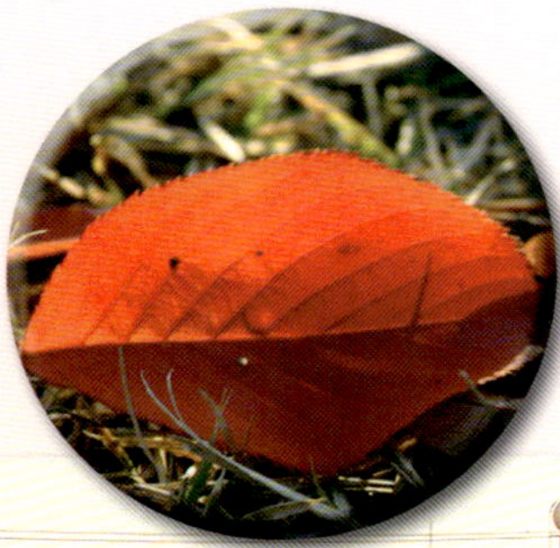

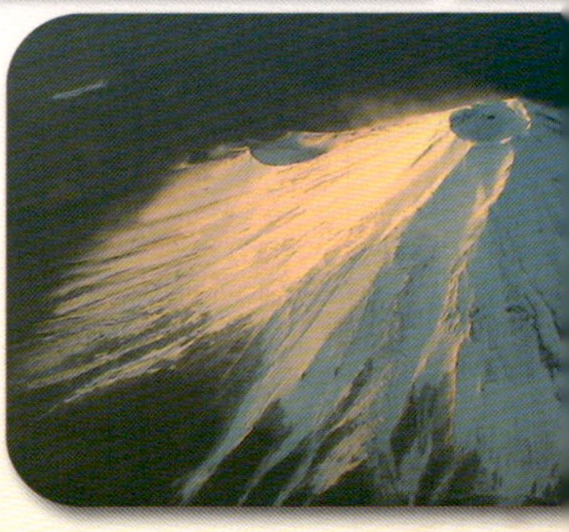

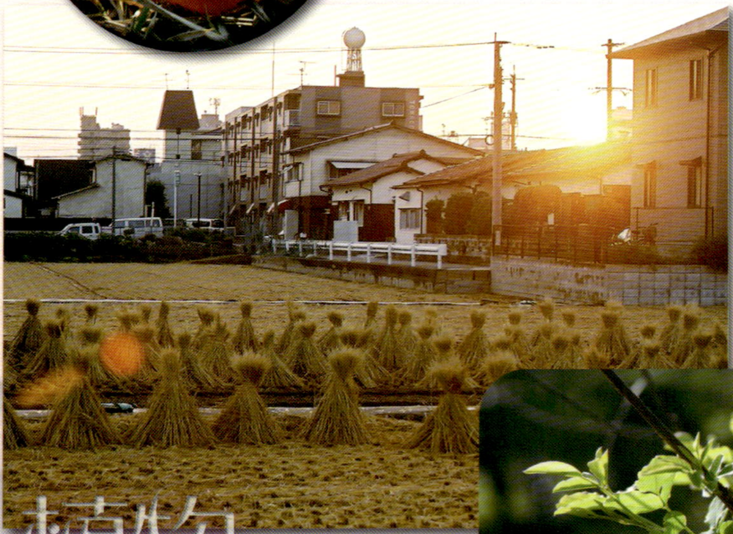

植物

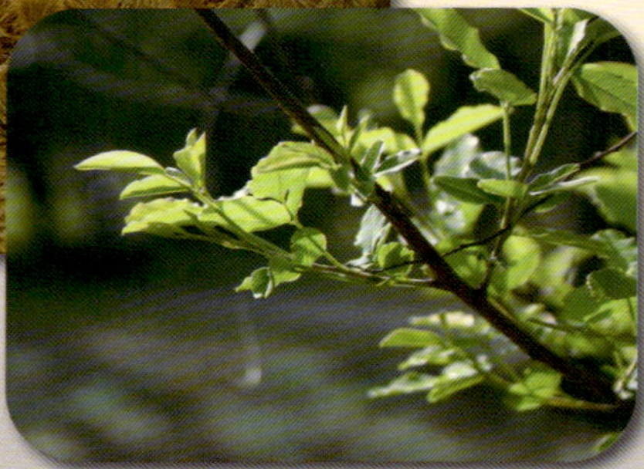

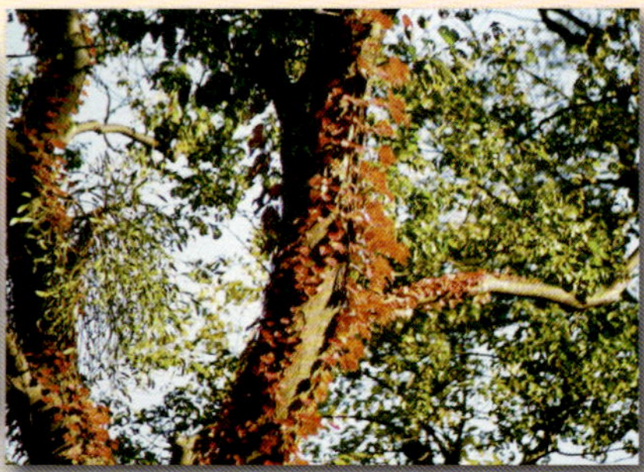

あけぼの

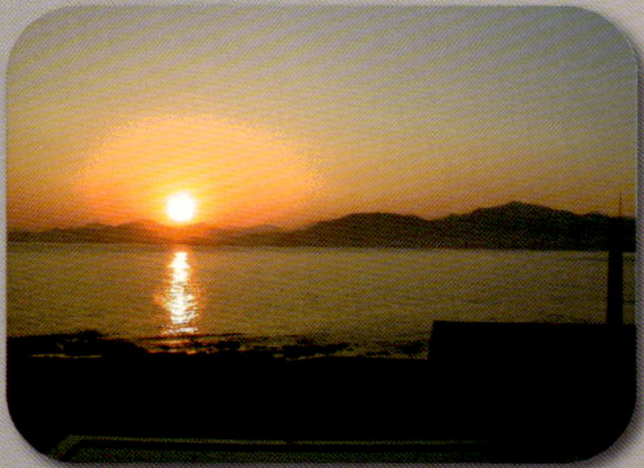

海岸

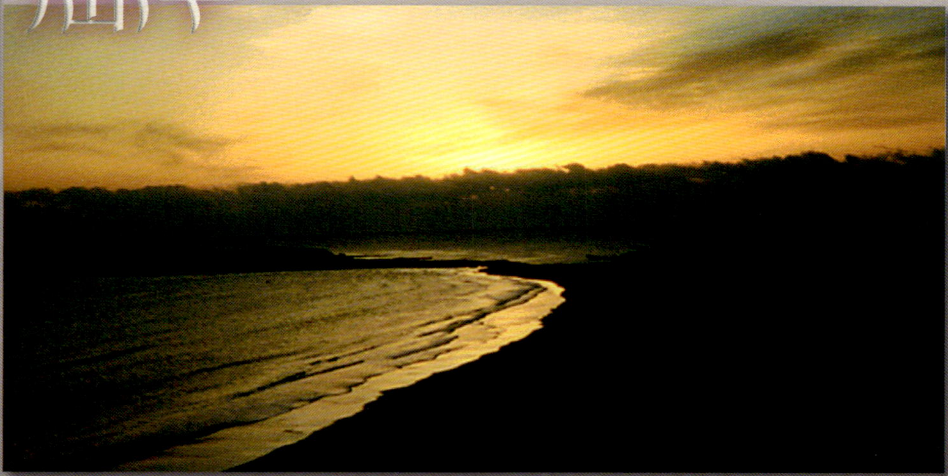

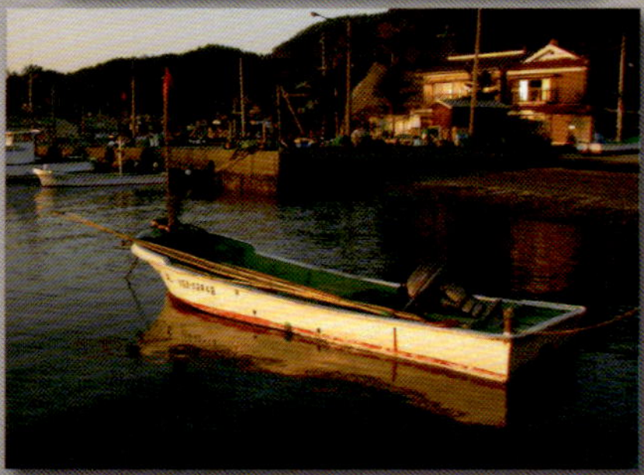

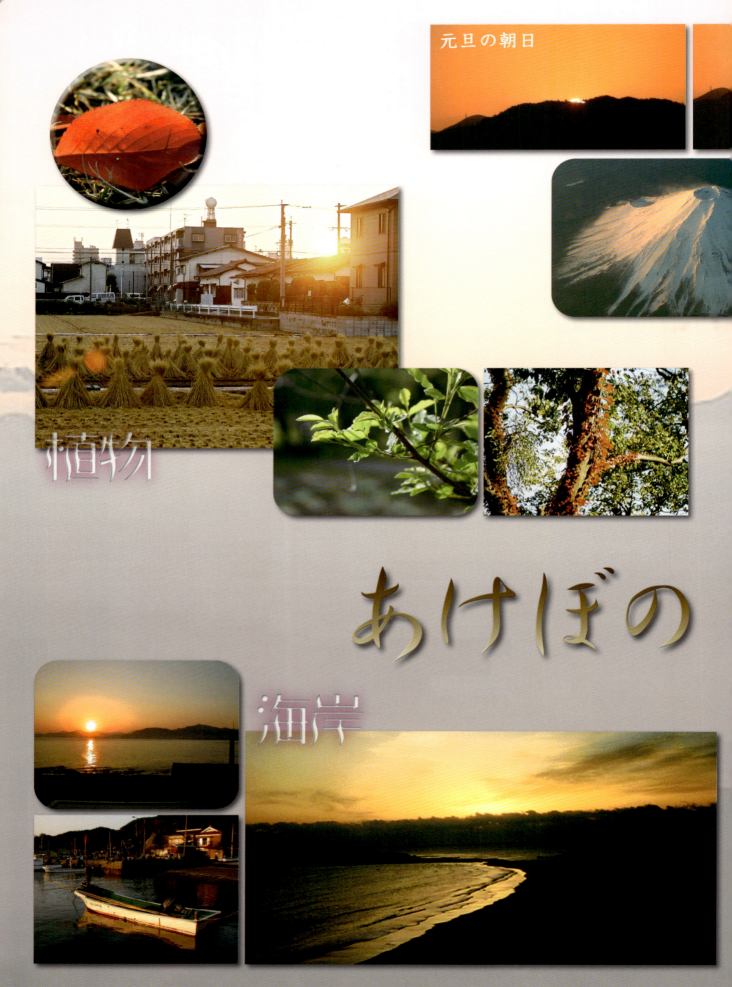

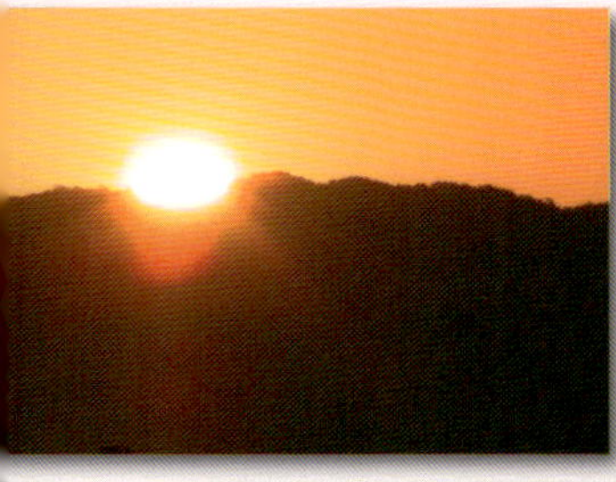
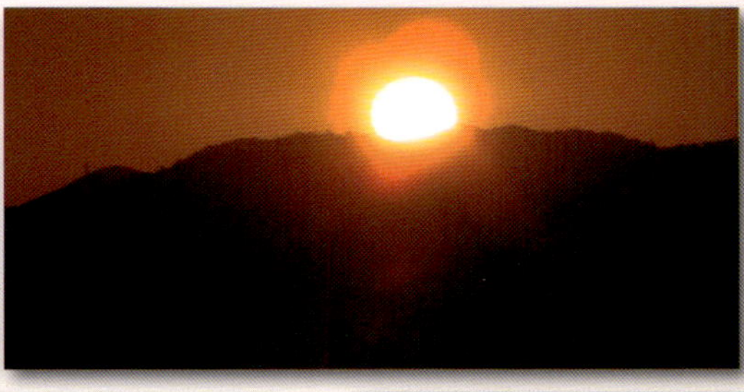
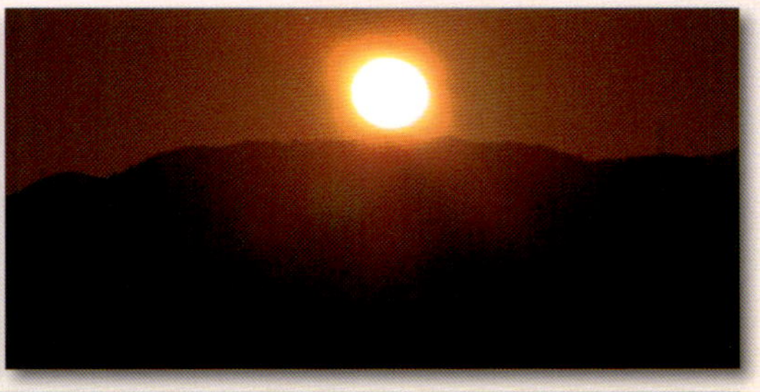
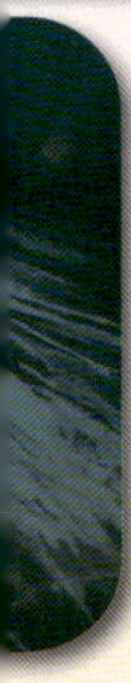
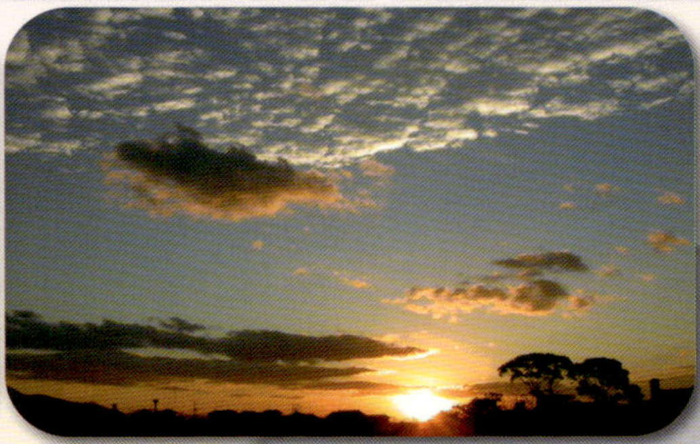
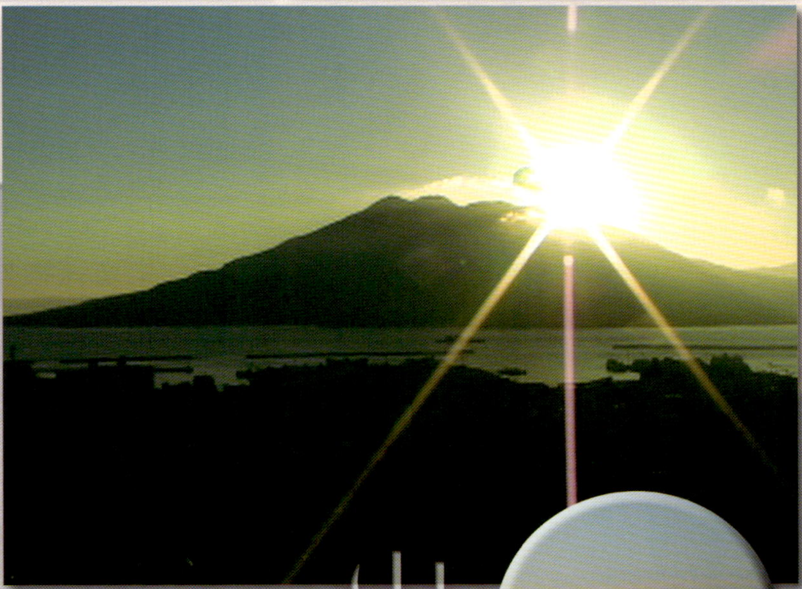
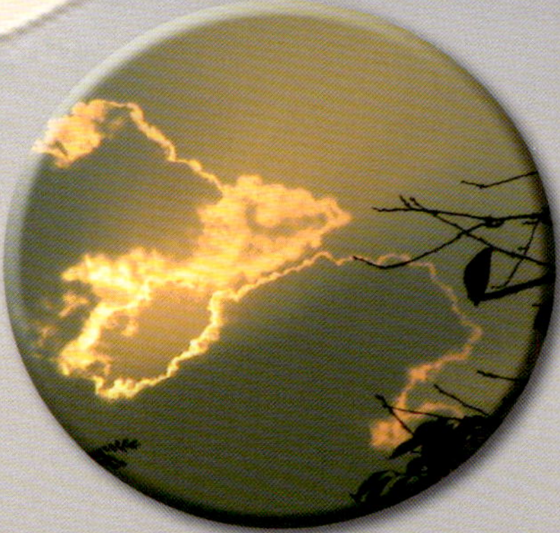

山

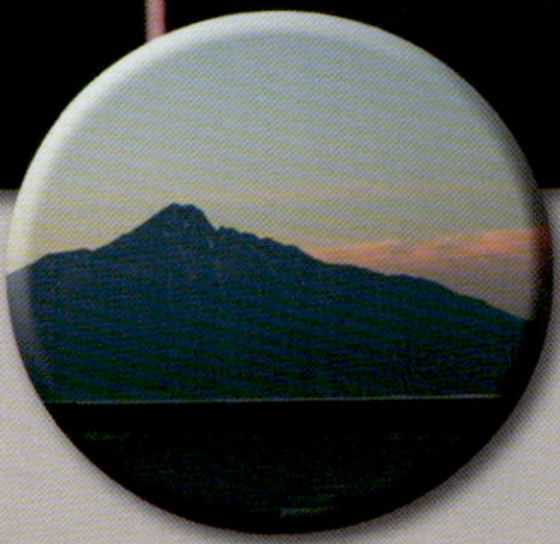

と朝日

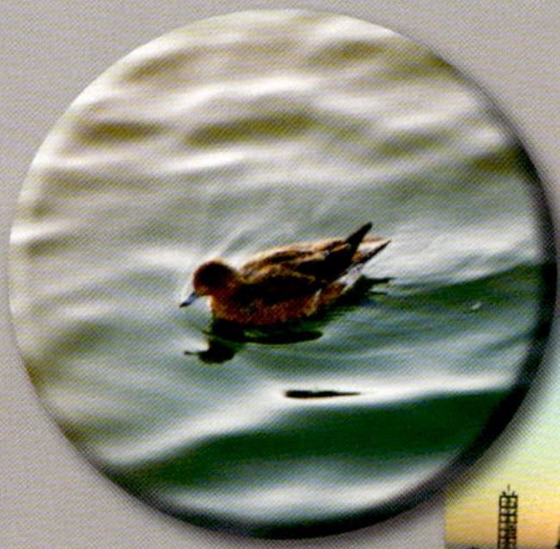

街

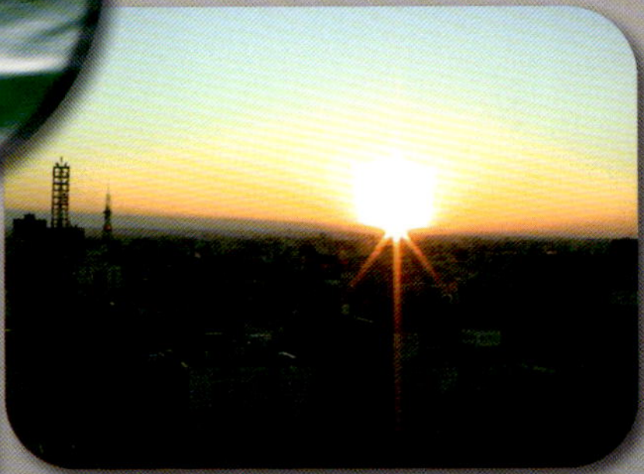
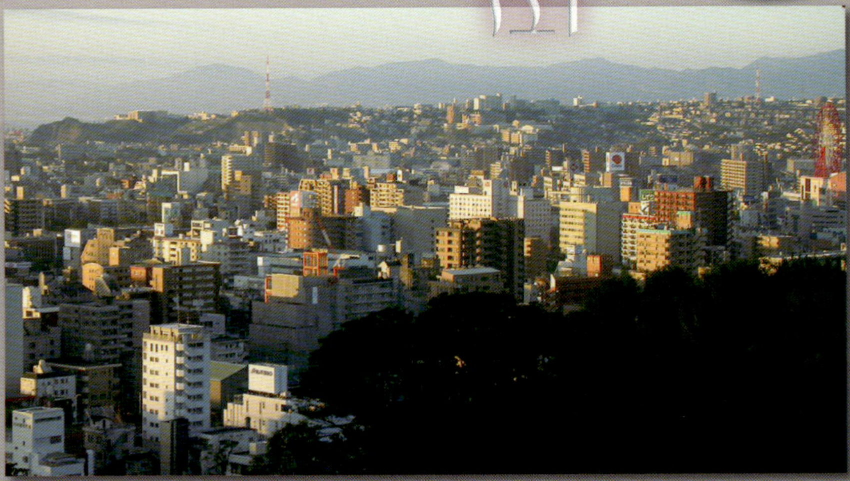
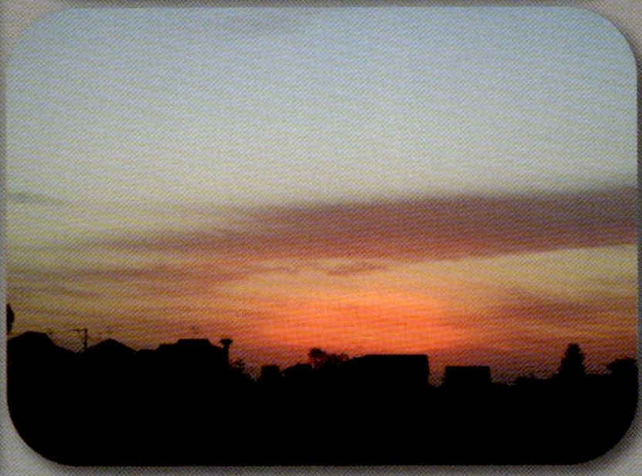

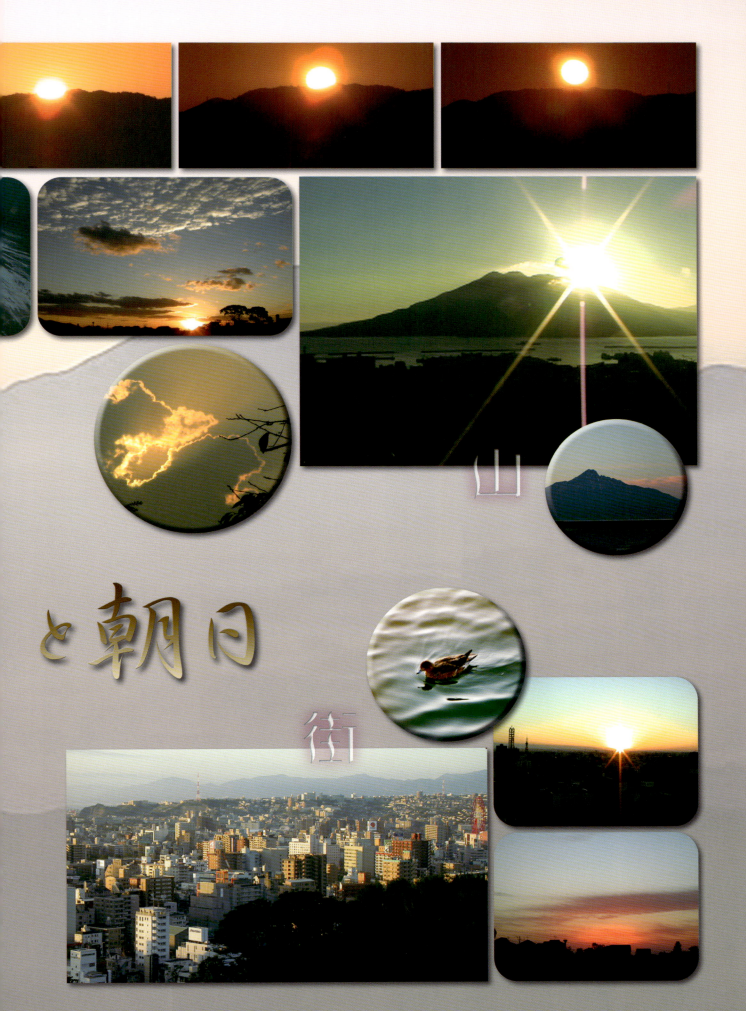

あまだれ

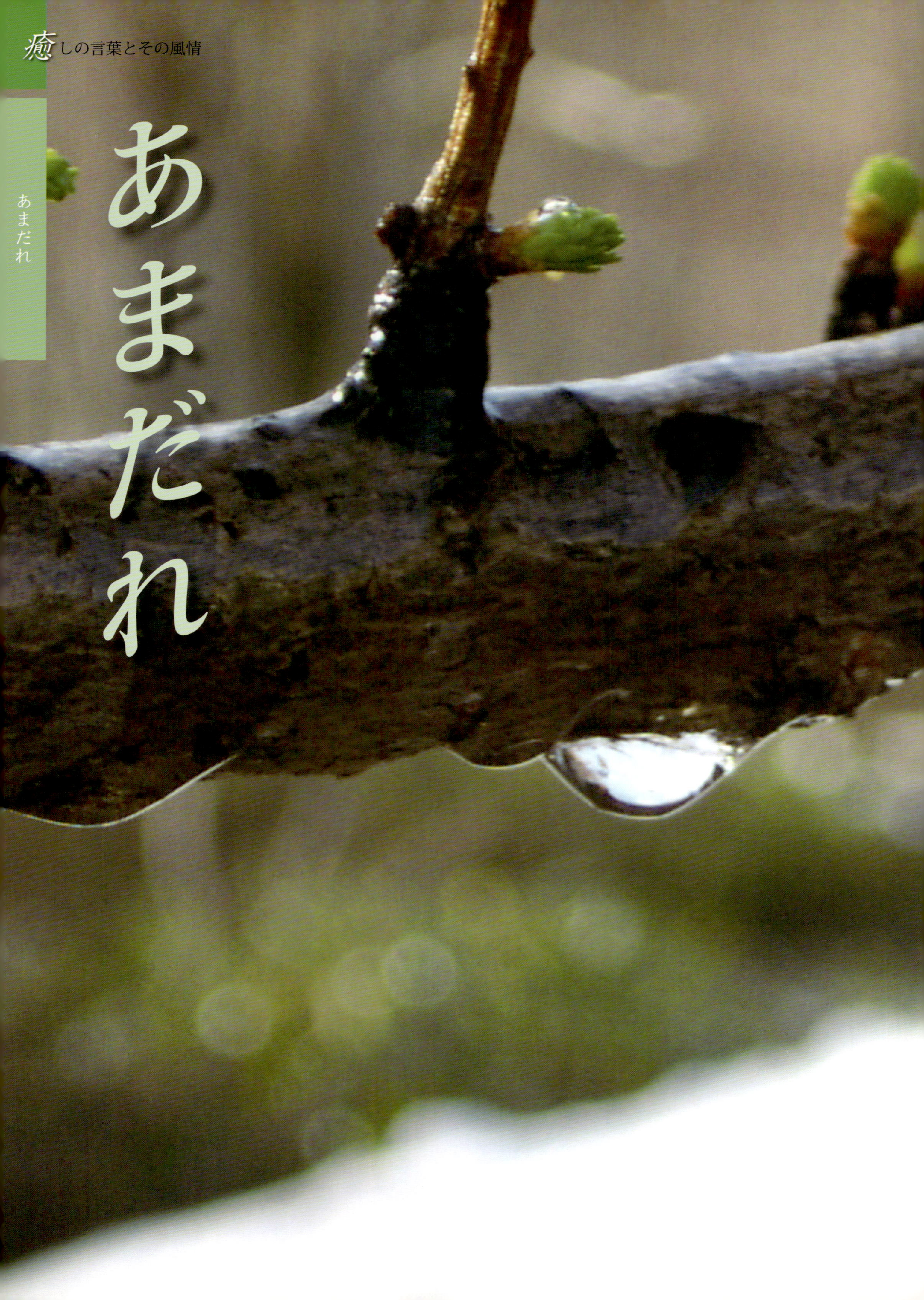

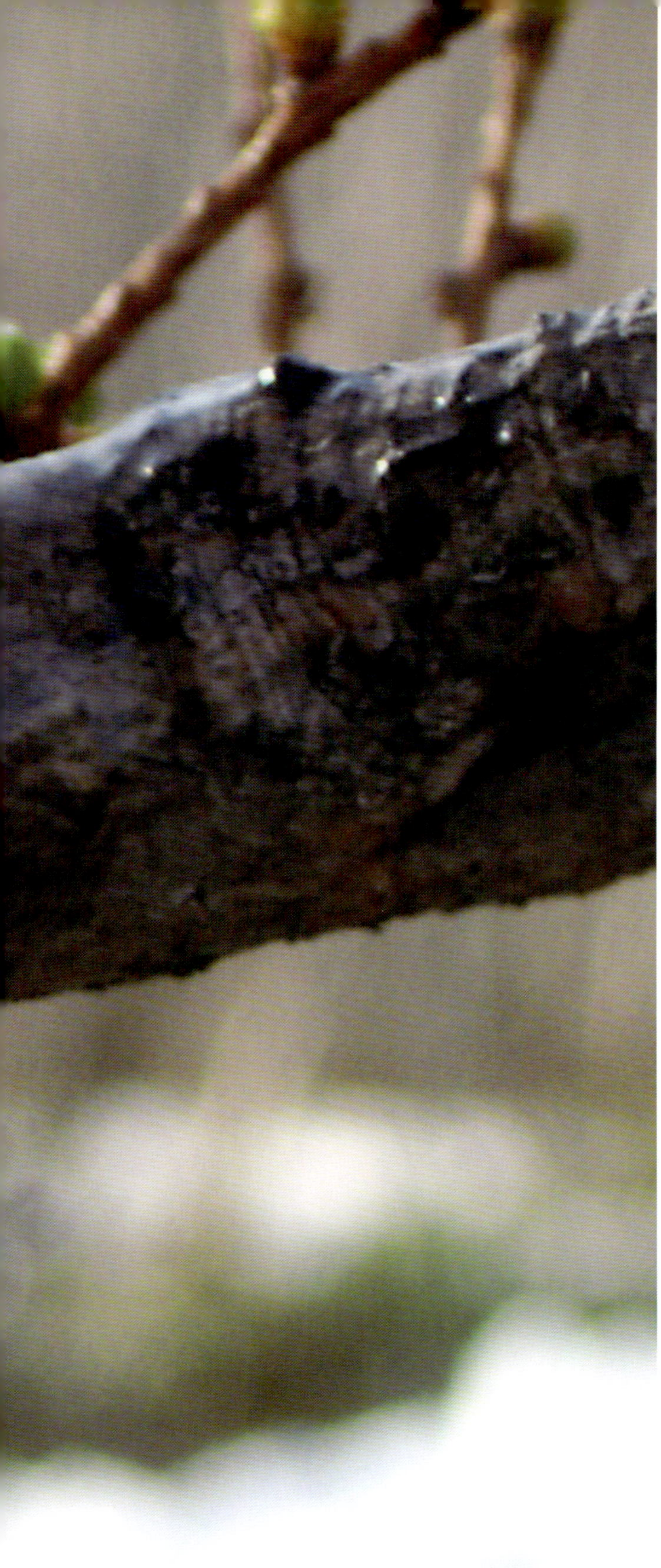

「あまだれ（雨だれ）」は、
見ても、聴いても心と響き合います。
ポタリ、ポタリと花や葉を揺らす雨だれ。
壁、窓ガラスや軒先をつたい下る雨滴、
水面に小さな輪をつくる雨だれ。

秋の夜、
静かな空間にかすかに聞こえる
水滴の音……。
一つひとつを聴きながら、
いつしか眠りに入ったものです。

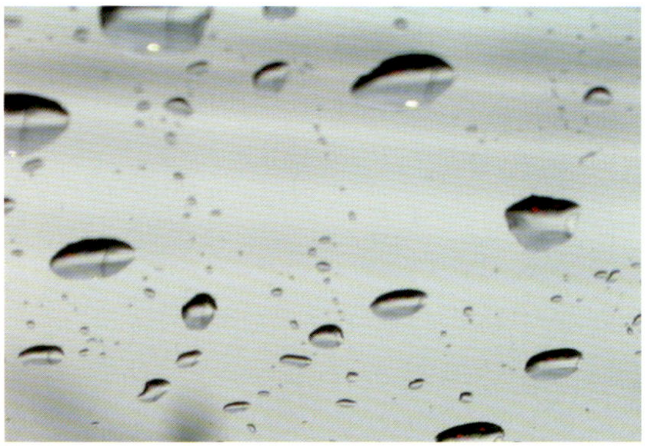

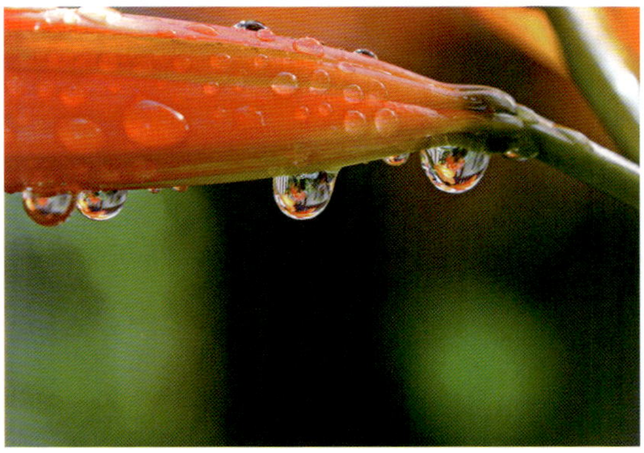

提供：中嶋須雅子さん

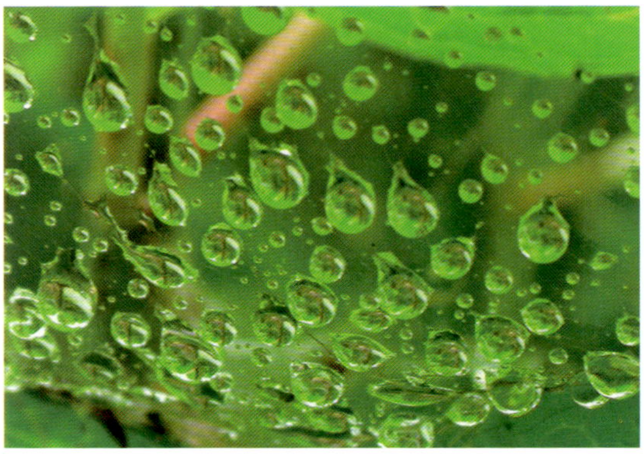

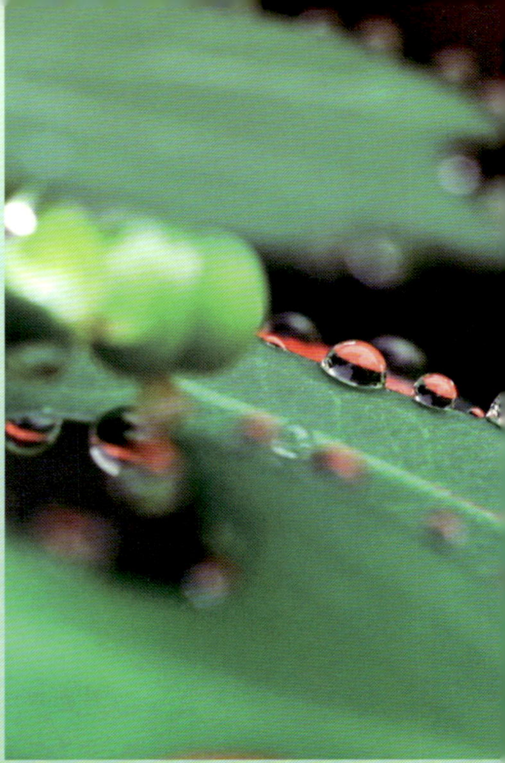

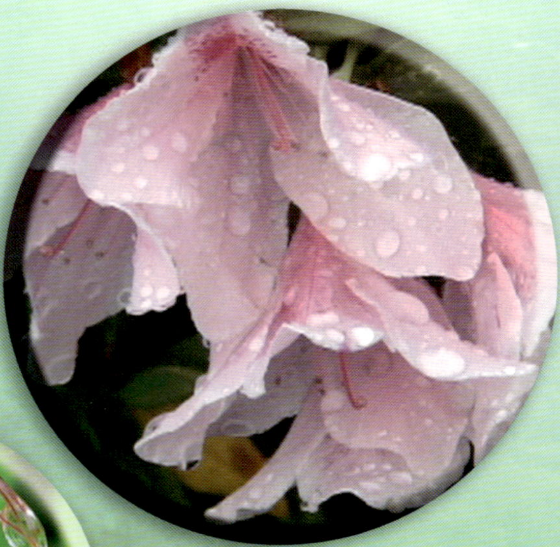

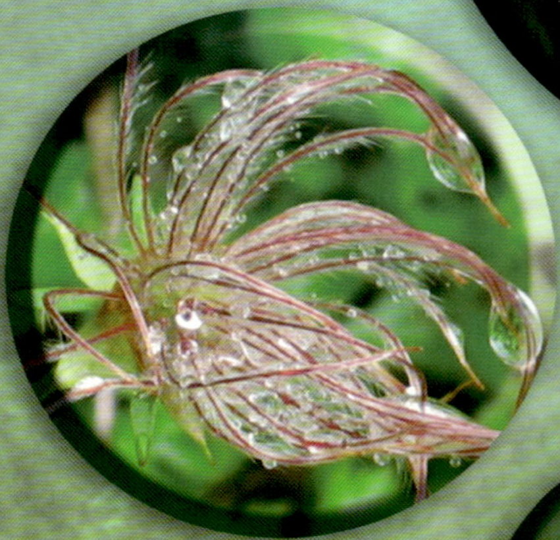

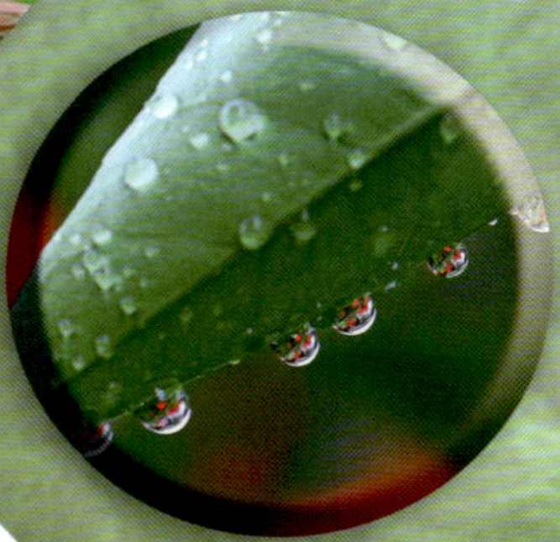

あま

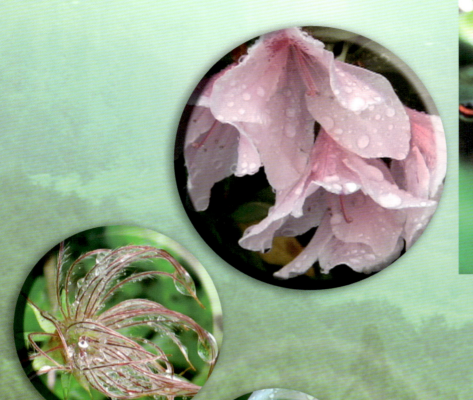

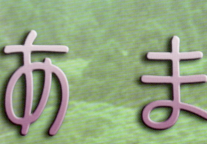

提供：中嶋須雅子さん

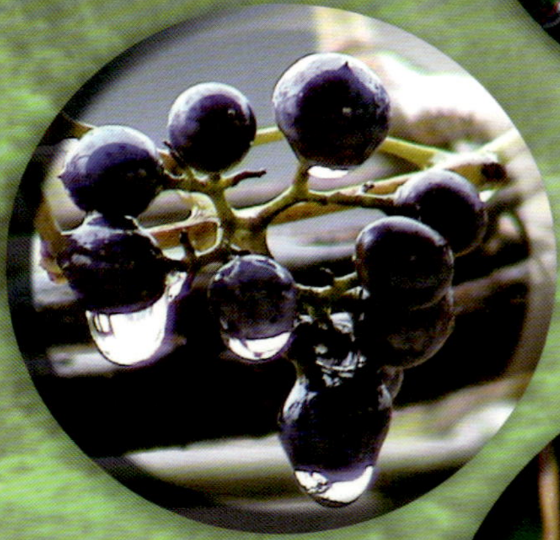

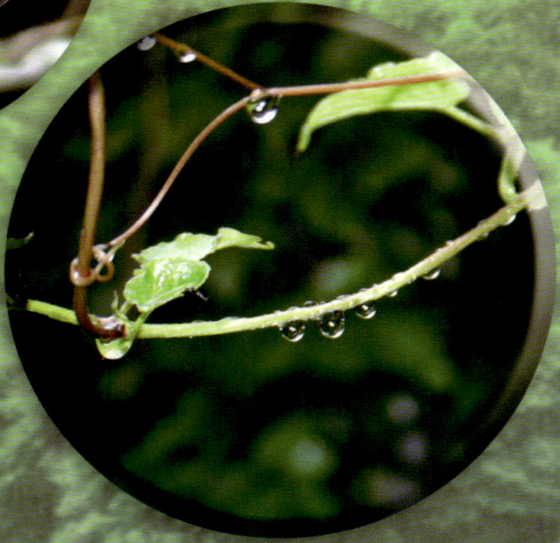

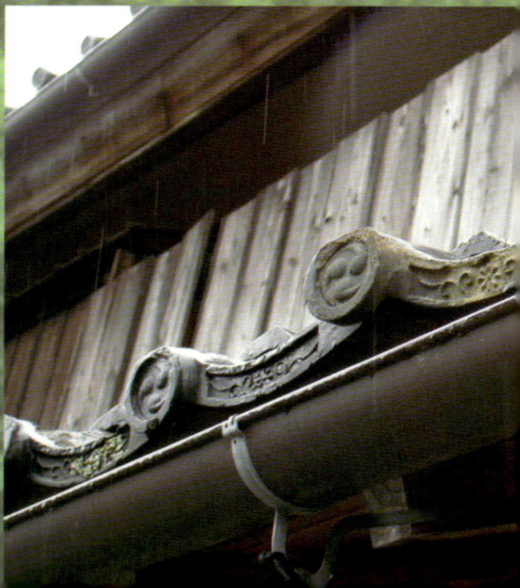

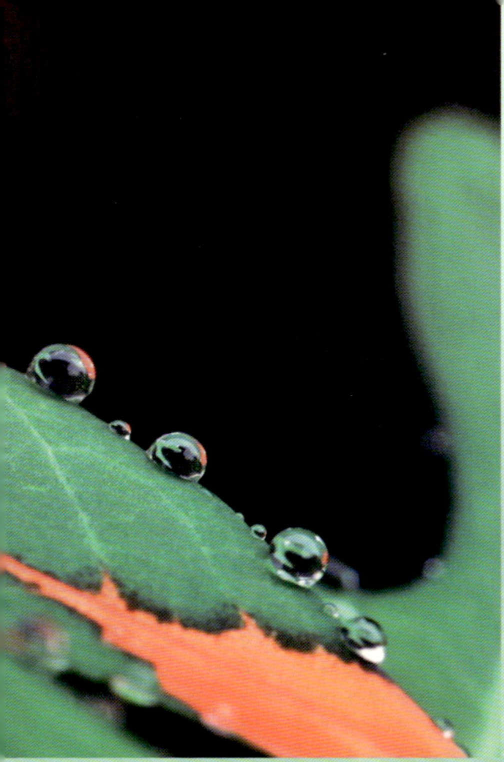

提供：中嶋須雅子さん

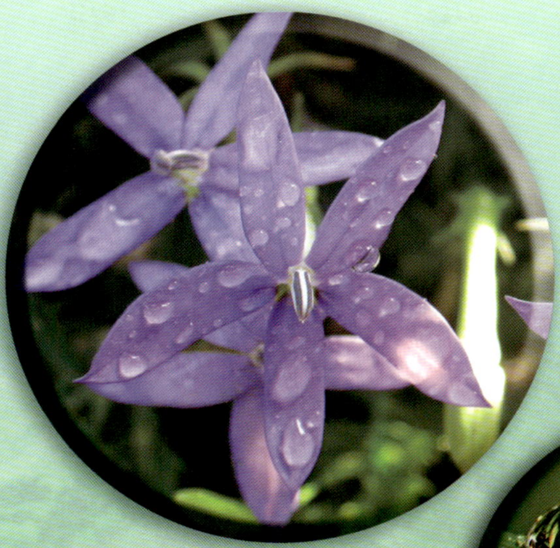

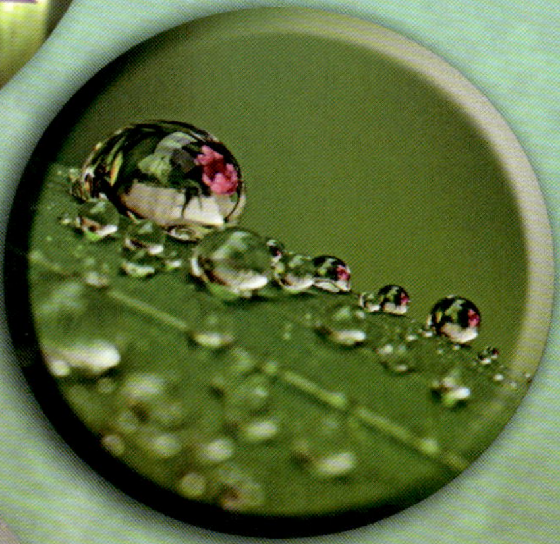

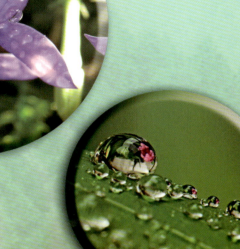

提供：中嶋須雅子さん

だれ

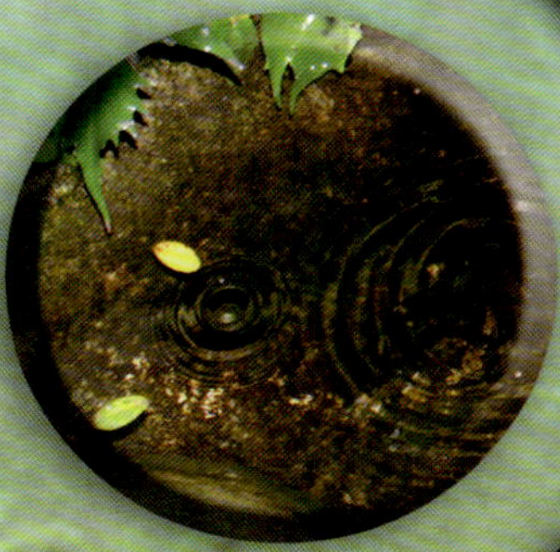

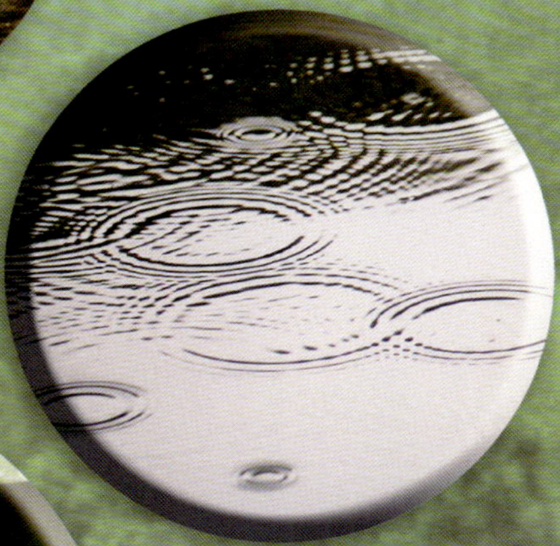

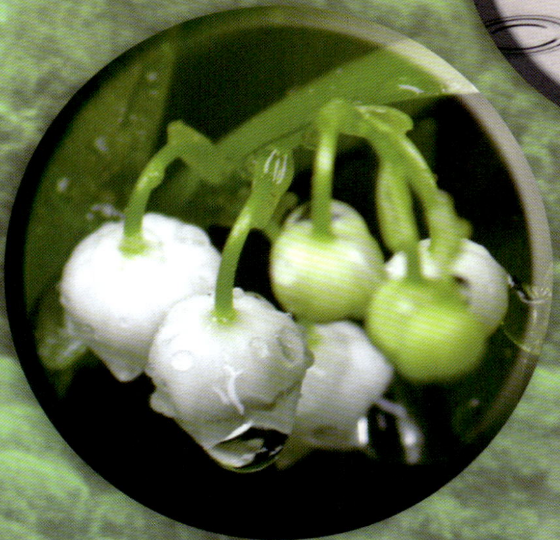

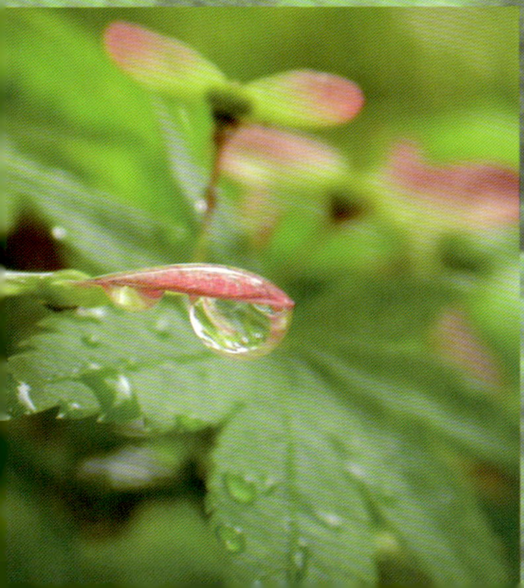

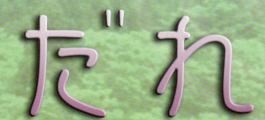

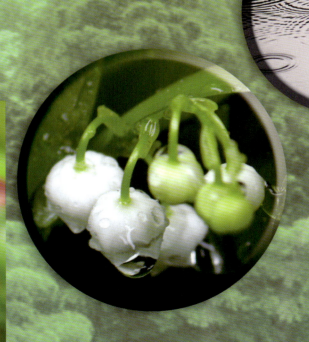

ボタニカルアート

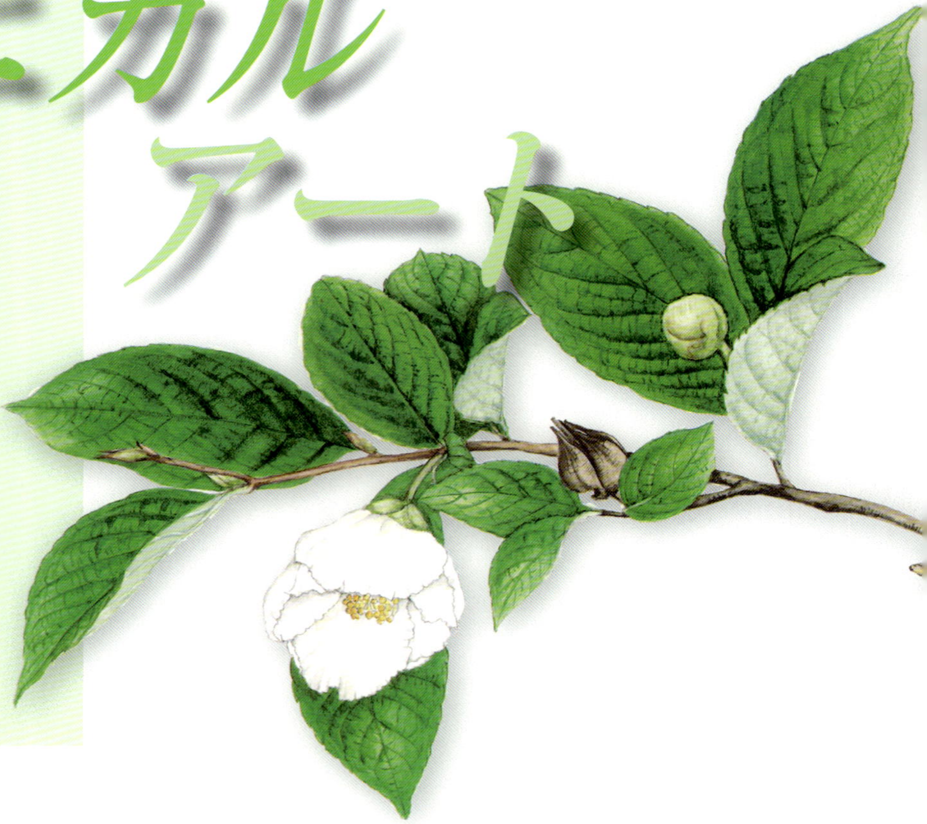

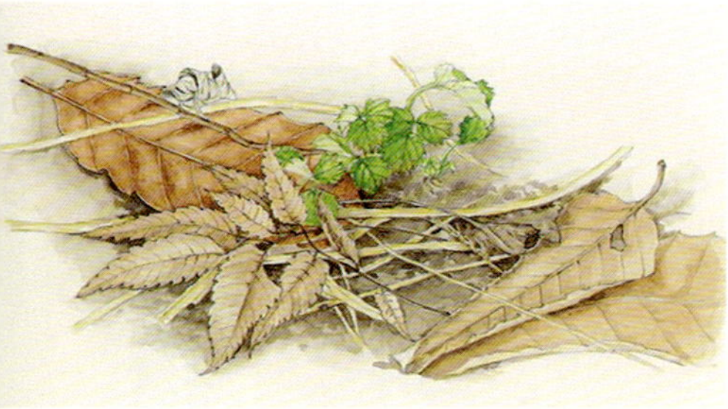

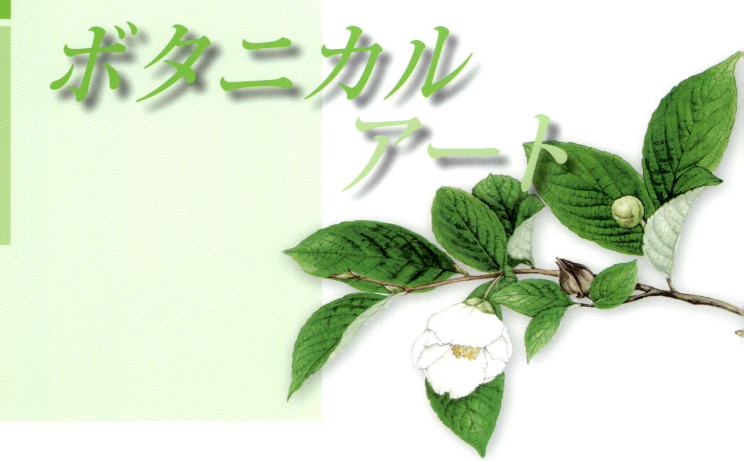

植物をありのままに描く絵を、ボタニカルアートといいます。花や葉、とげや茎、枯れた部分、虫が食べた跡まで、自然そのままに、丁寧に緻《ち》密に描き上げていきます。そこには植物を温かい目で見て、愛おしむように描く人の人柄が、にじんでいるようです。

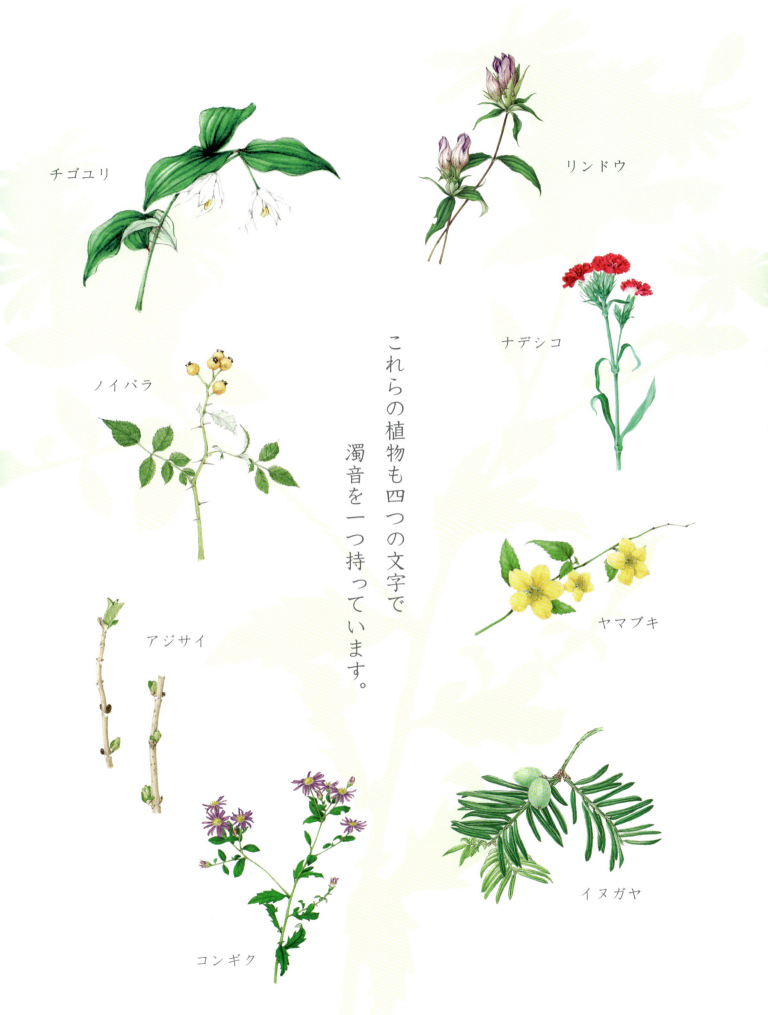

チゴユリ

リンドウ

ナデシコ

ノイバラ

これらの植物も四つの文字で
濁音を一つ持っています。

ヤマブキ

アジサイ

イヌガヤ

コンギク

せせらぎ

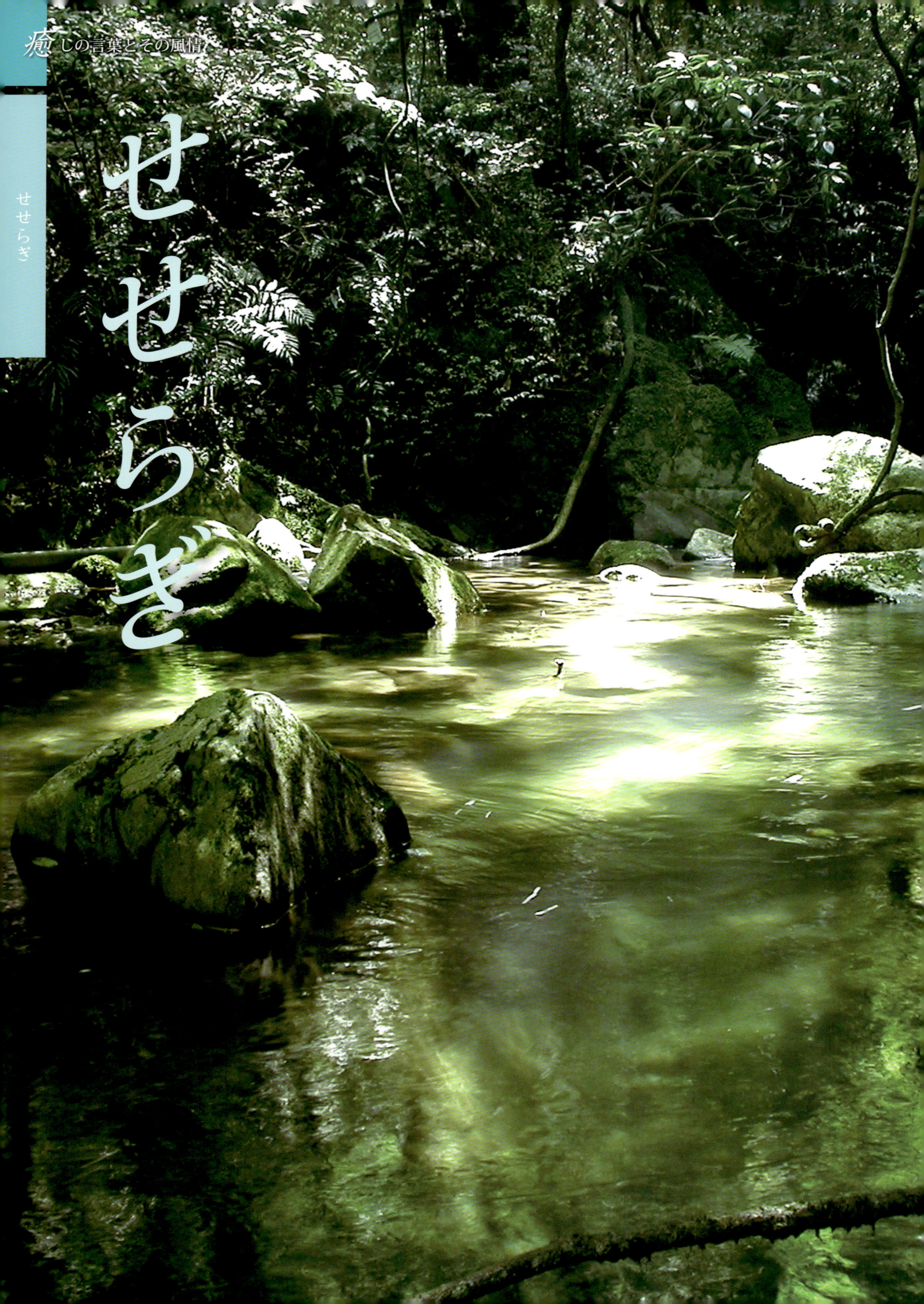

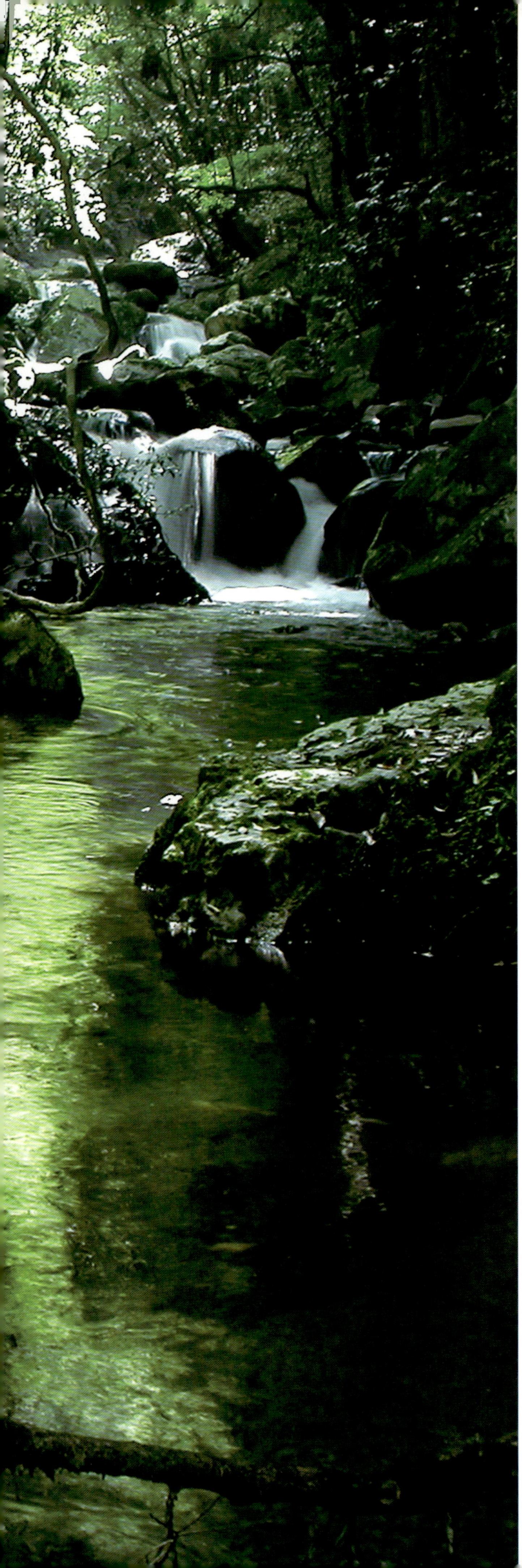

「せせらぎ」は、
浅瀬を流れる水の音や
小さな流れを表す言葉です。

森や渓谷など
静かな環境のもと、
規則正しく耳に入ってくる
せせらぎの音。
そばの濡れた岩や苔、
揺れる草花なども
気分を落ち着かせてくれます。

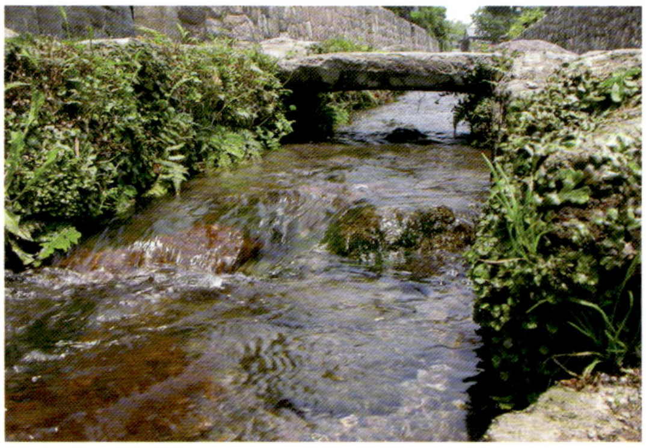

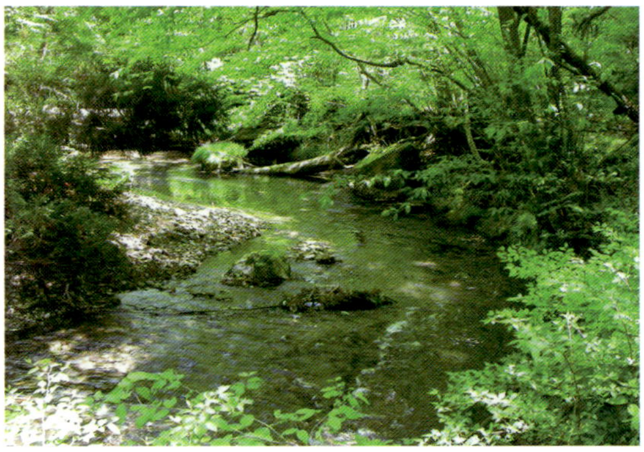

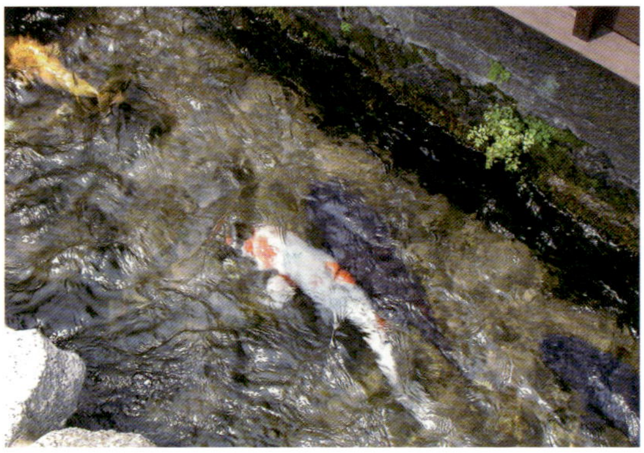

せせらぎ

東北

青森・石ヶ戸の瀬

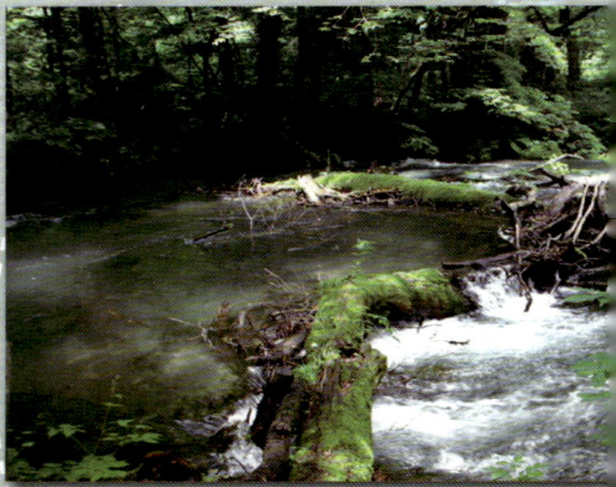

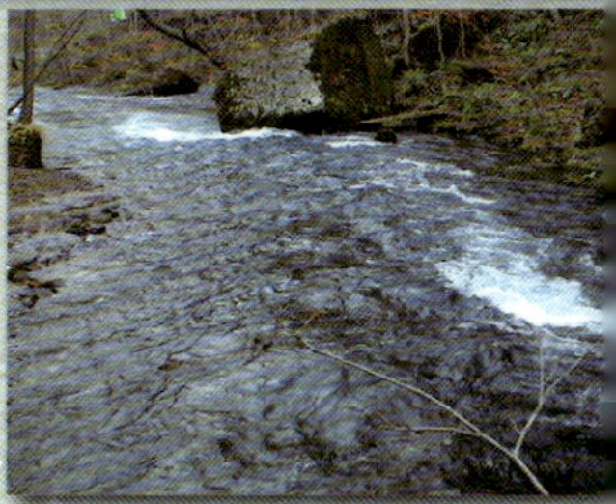

青森・奥入瀬渓流

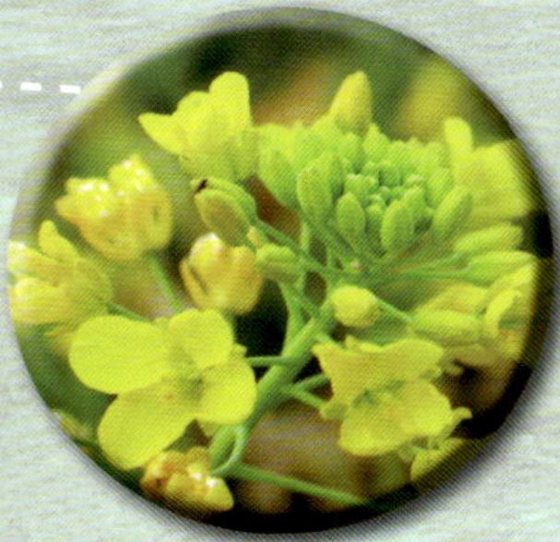

大分・男池

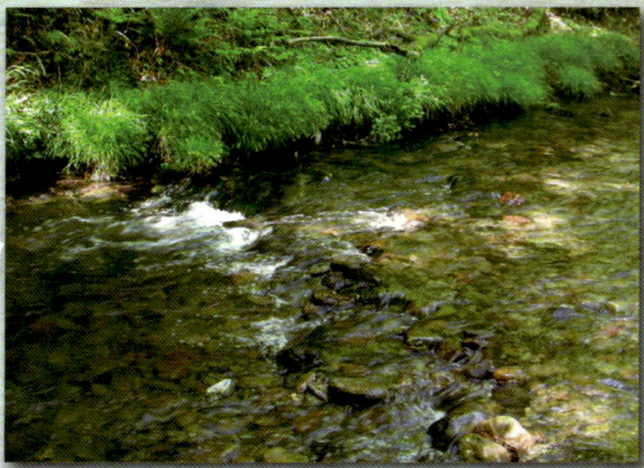

福岡・秋月

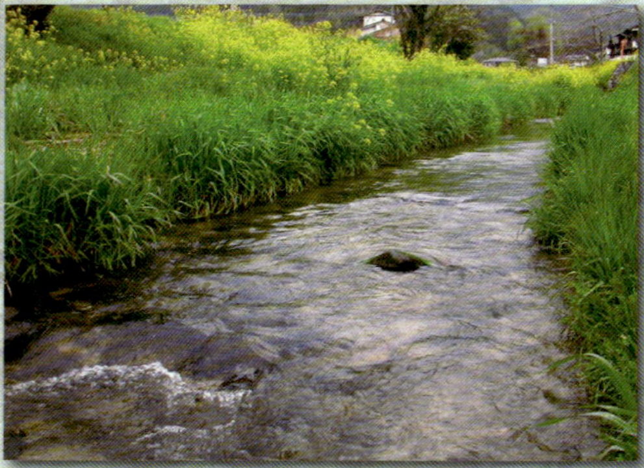

九州

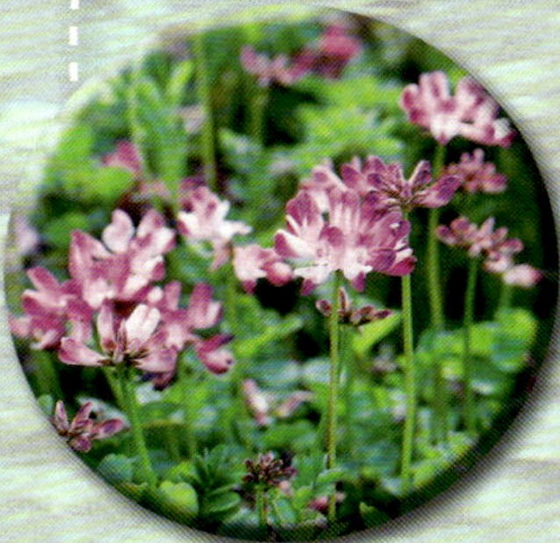

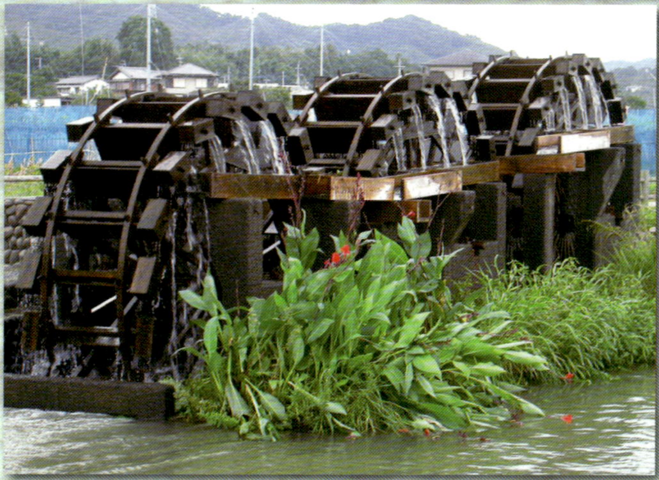

福岡・朝倉三連水車

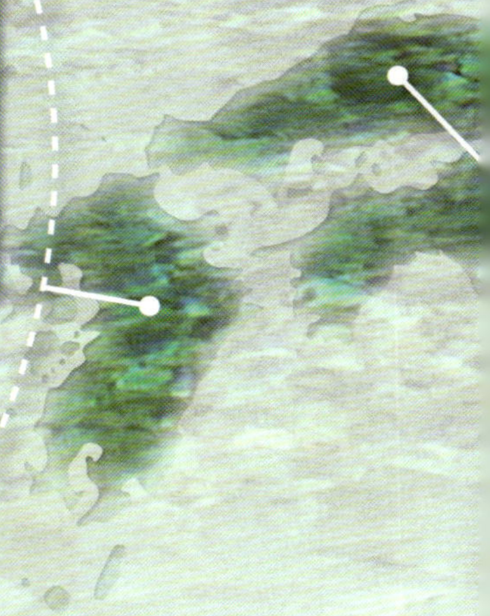

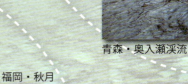

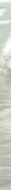

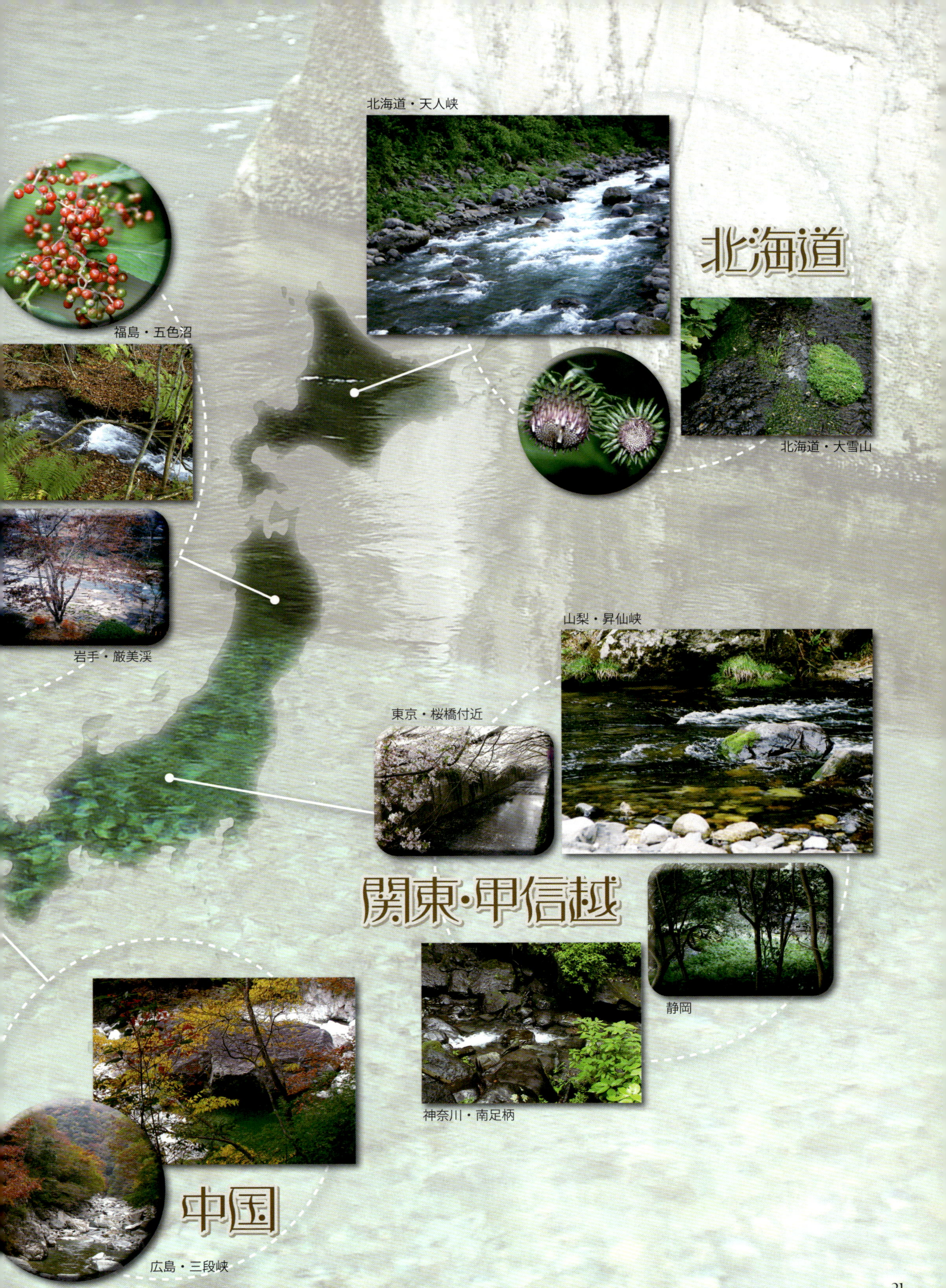
北海道・天人峡
北海道
福島・五色沼
北海道・大雪山
岩手・厳美渓
山梨・昇仙峡
東京・桜橋付近
関東・甲信越
静岡
神奈川・南足柄
中国
広島・三段峡

こもれび

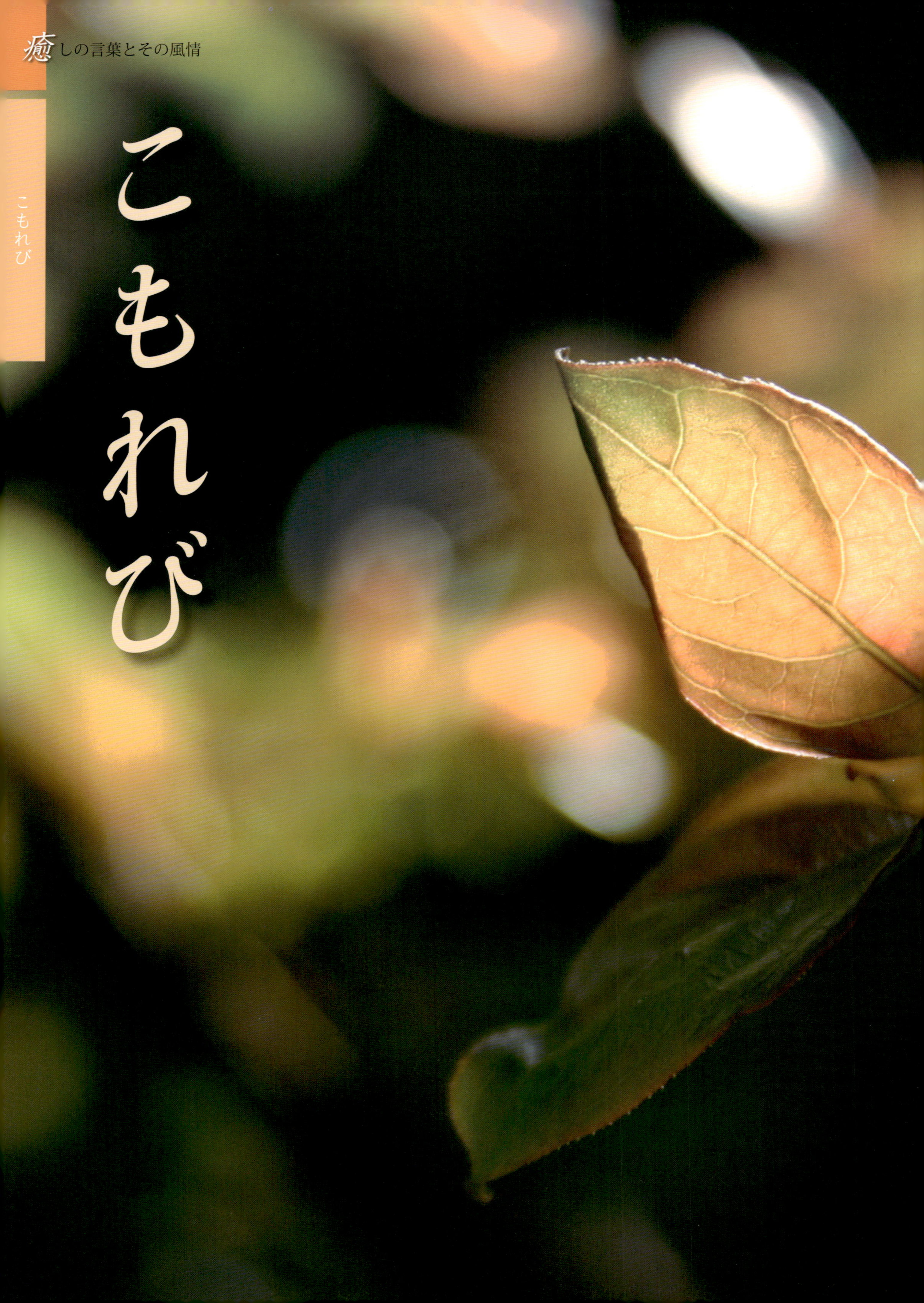

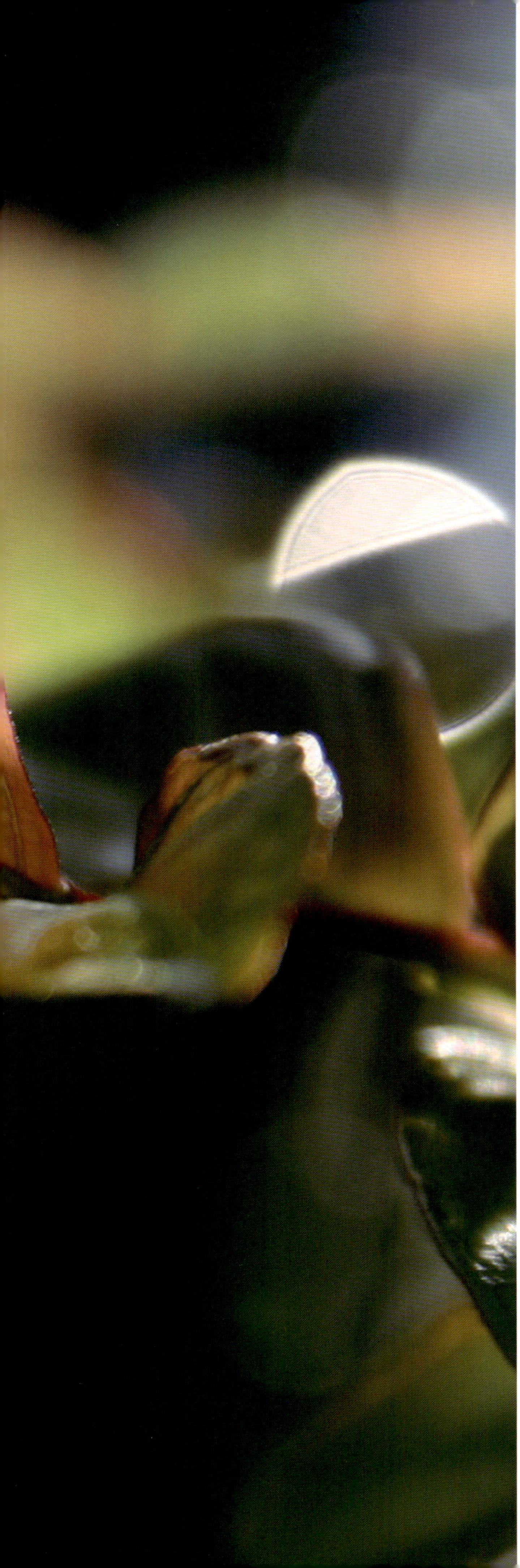

木の葉の間から
ひそやかに漏れてくる日の光。
「こもれび（木漏れ日）」は、
そよ風に揺られながら
はかなげな光で
木々や花、実、落ち葉、土などを
温かく照らします。

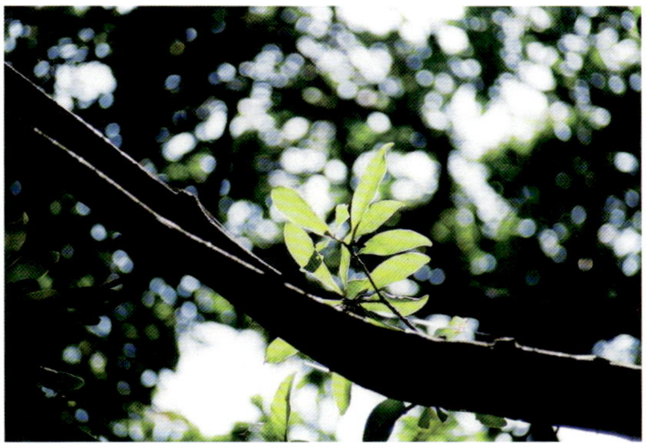

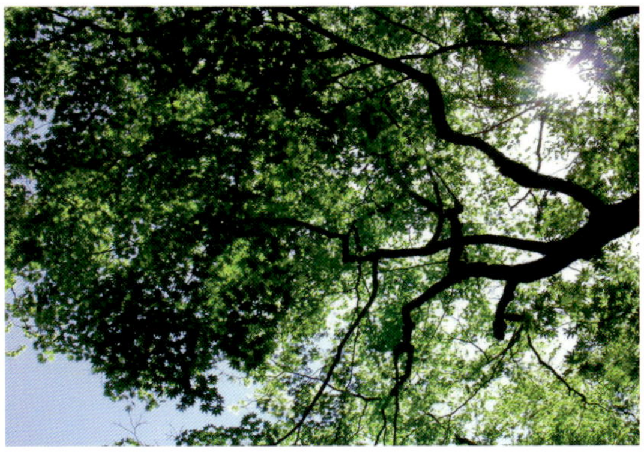

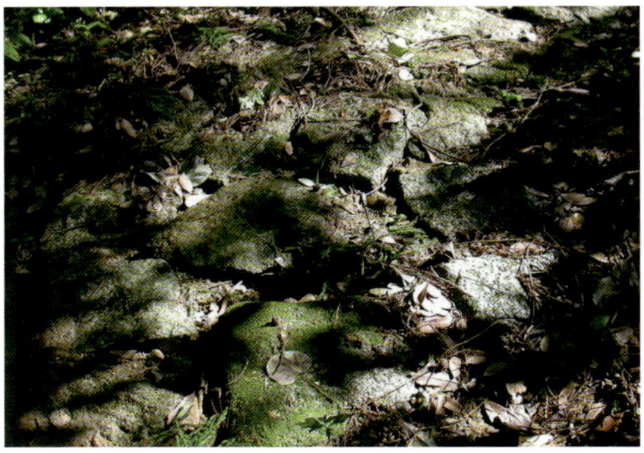

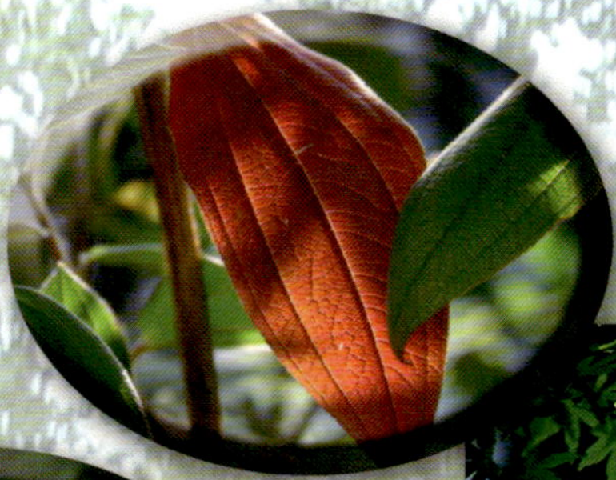

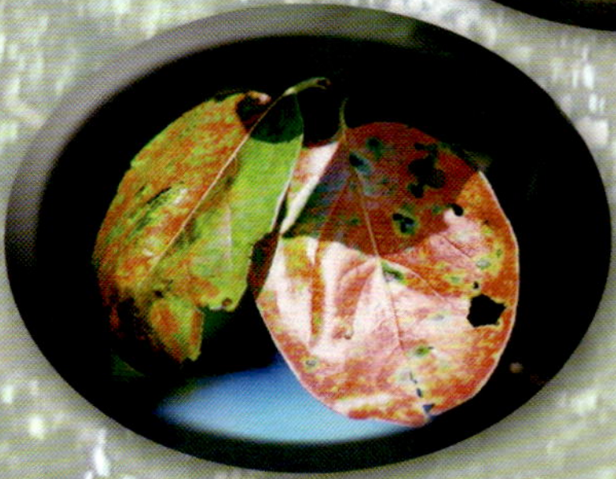

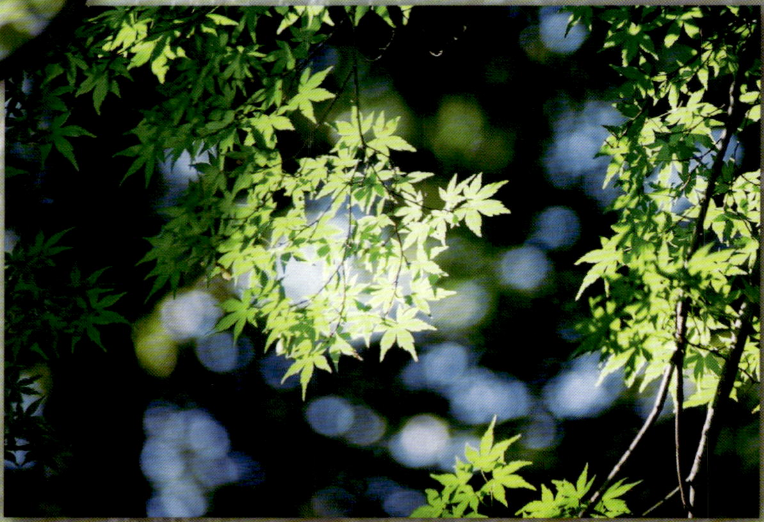

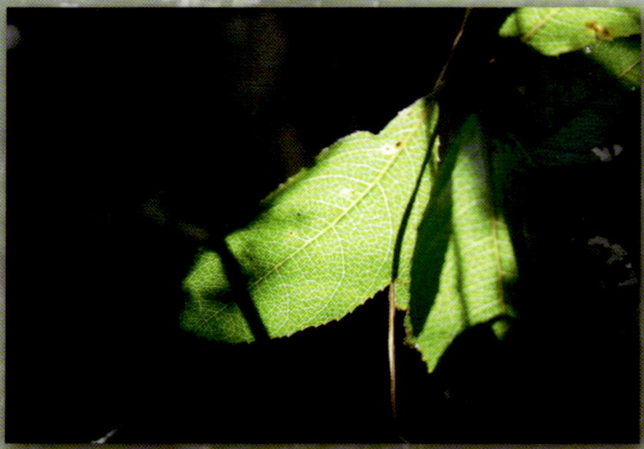

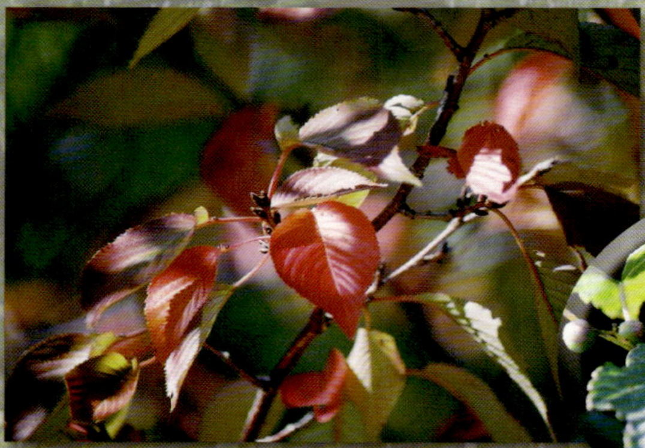

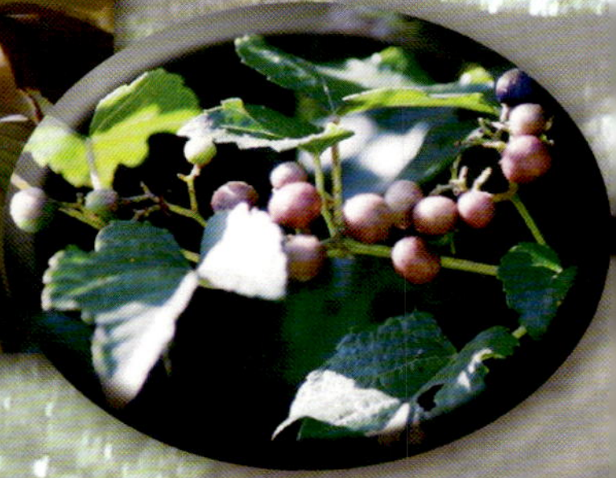

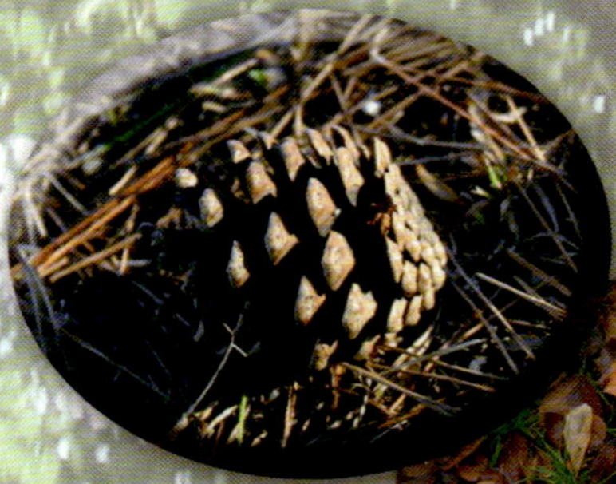

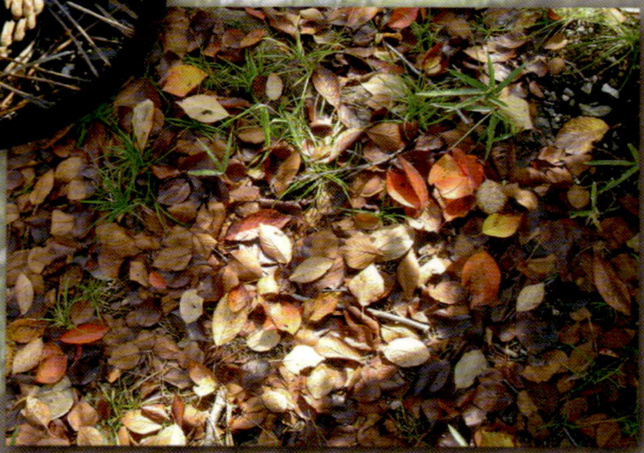

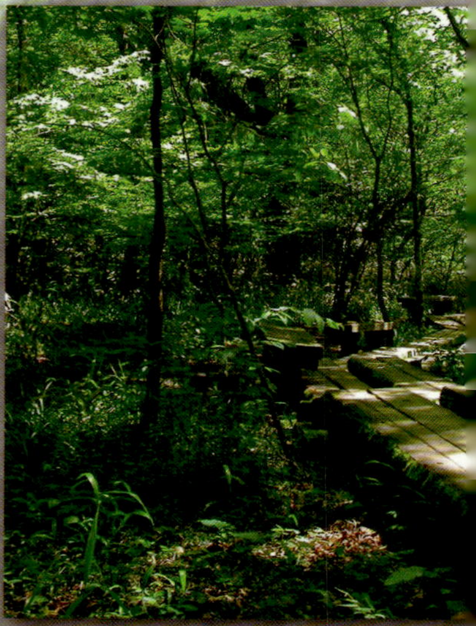

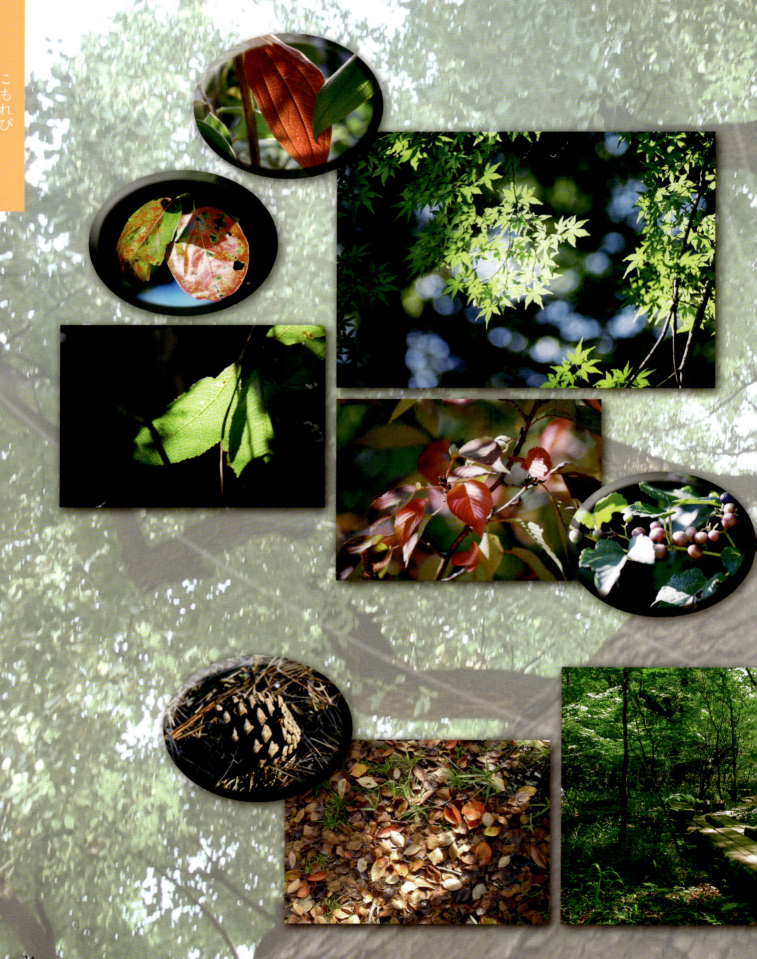

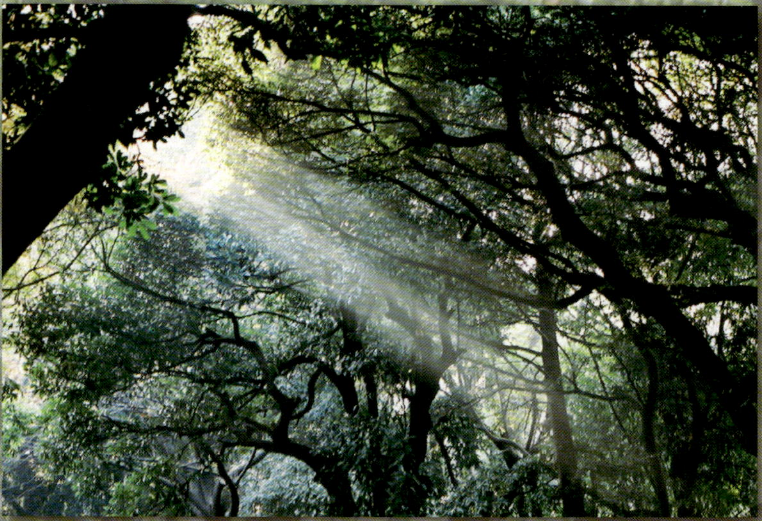

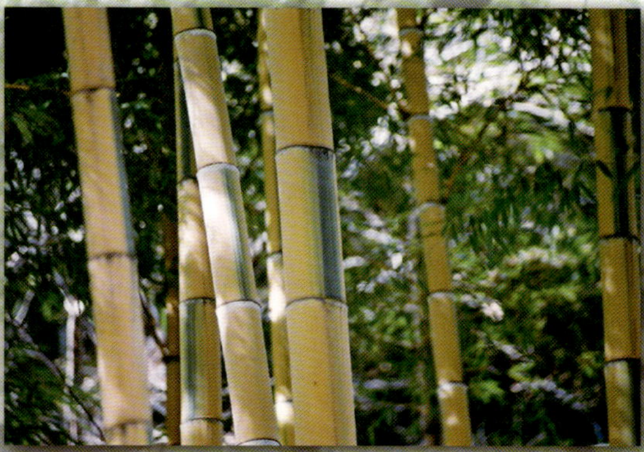

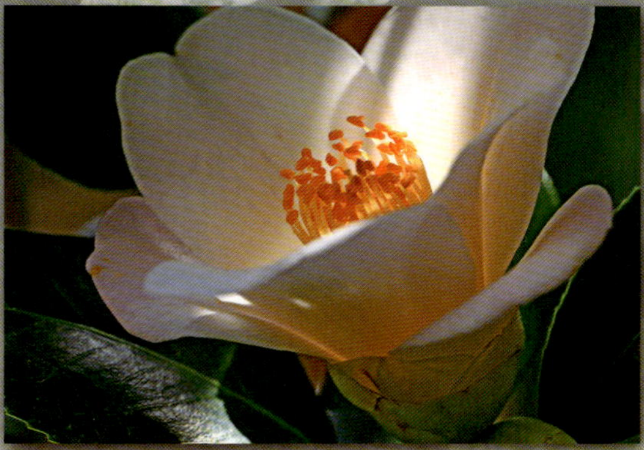

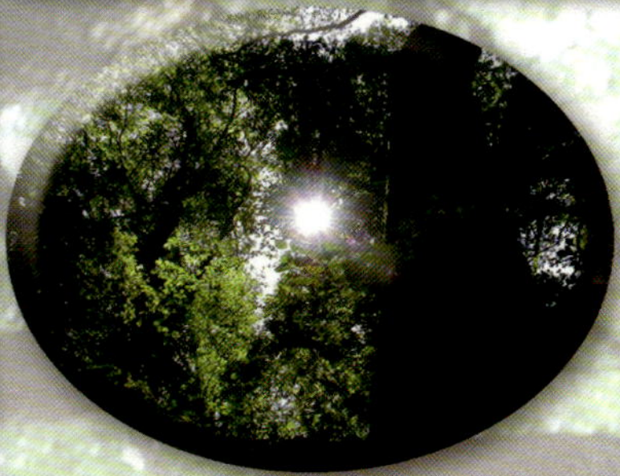

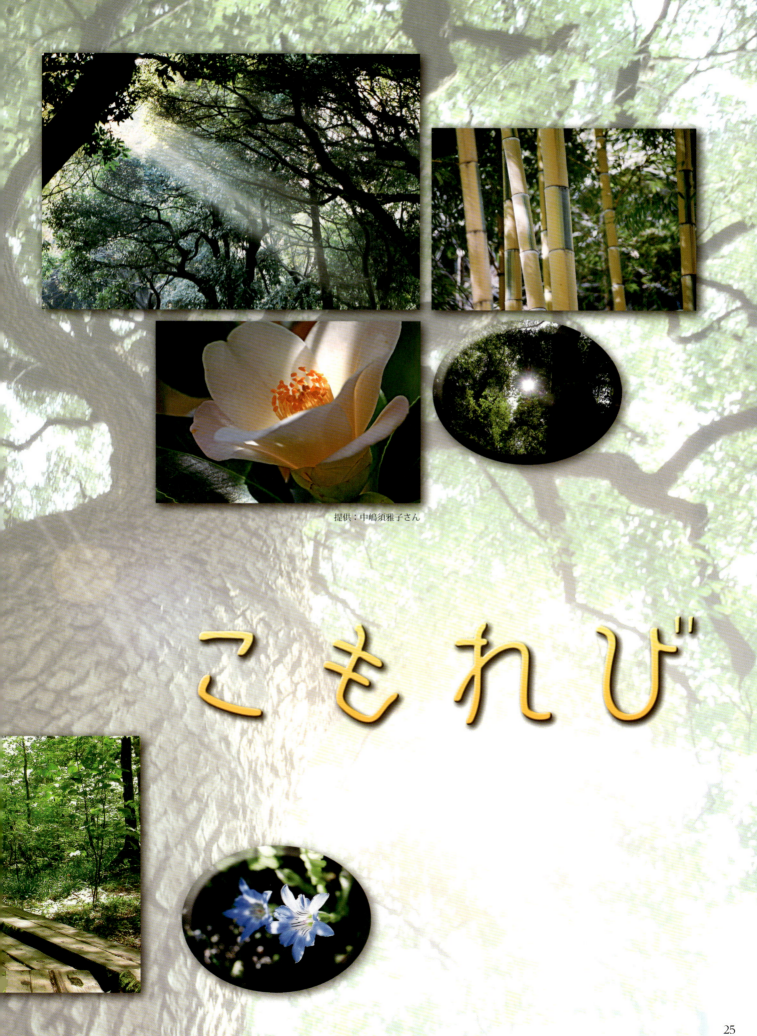

提供：中嶋須雅子さん

こもれび

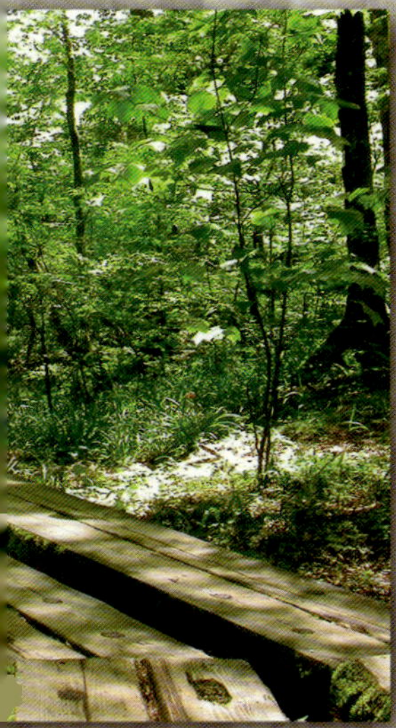

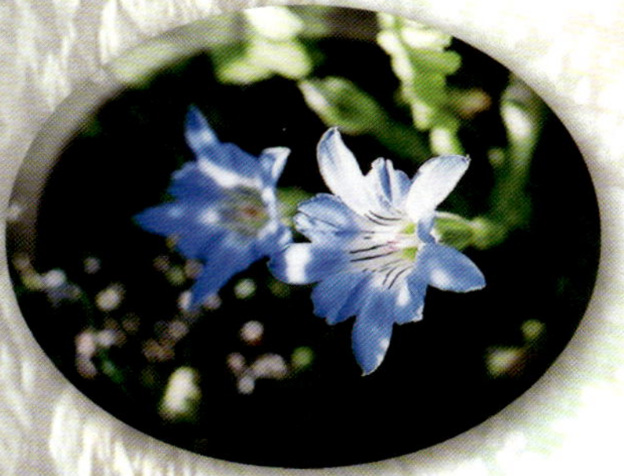

言葉に紡ぐ、癒しの情景

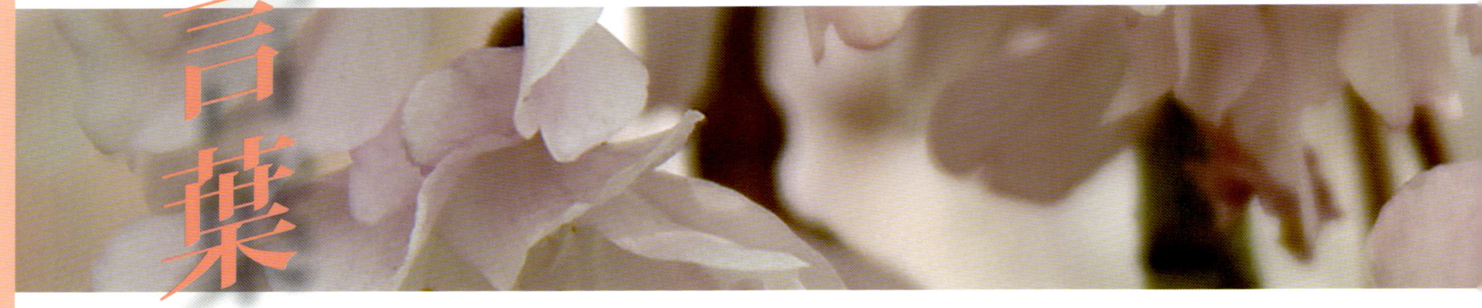

昔から日本人は、自然が醸《かも》し出す風情に、心を引かれてきました。その中でも季節、年月の移ろい、日々や朝夕の境目など時の流れに敏感で、風情と優美さを感じてきたようです。そこには、日本に特有な文化が息づいています。

木漏れ日　そよ風　夕映え

朝霧　夕霧　さざ波

夕月　五月雨　夕暮れ

雨だれ　せせらぎ

など、とくに四つの文字からなる言葉に、風情と余韻を感じます。

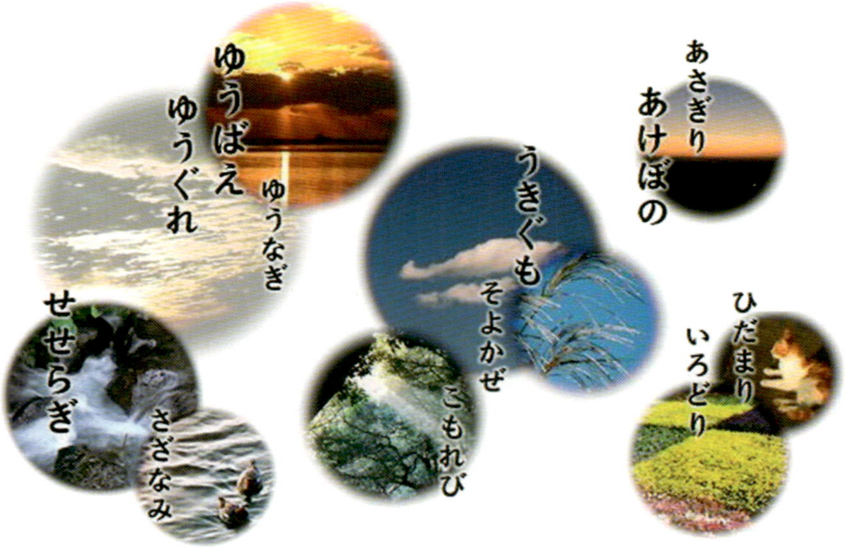

私たちはなぜ、これらの言葉に
「癒し」や「憩い」を
感じるのでしょうか？

四つの文字における「癒し・憩い」の言葉

先に述べたように四つの文字からなる言葉を聞いて、なぜ「癒し」や「憩い」を感じるのか、医学的な見方から以下のように考えました。

1. 生理的な呼吸の時間に適合している

呼吸との調和

「こもれび（木漏れ日）、そよかぜ（そよ風）、ゆうばえ（夕映え）、さざなみ（さざ波）、あまだれ（雨だれ）、せせらぎ、こがらし（木枯らし）、さみだれ（五月雨）」などの言葉は、いずれも四つの文字から成りたっています。これは、人が呼吸時に息を吸って吐く時間に最も適していると考えられます。息を吸って吐くまでの間に、酸素はからだのすみずみに届くような気がします。すなわち、四文字を発声するリズムが、生理的に安定しているためと思われます。

2. 一文字の濁音をもっていて、余韻を与える

濁音による余韻

また、これらの「癒しの言葉」は、濁音を一つもっています。日本人は清音より濁音のほうに余韻を感じるのではないでしょうか？たとえば西洋の鐘はカーン、カーンと鳴ります。一方、東洋の鐘（梵鐘）はゴーンと、全身にしみわたるように響きます。また、和太鼓のほうが西洋の太鼓に比べて、低い音で五感に余韻を残します。「こもれび（木漏れ日）、そよかぜ（そよ風）、ゆうばえ（夕映え）、さざなみ（さざ波）」などは、濁音を一文字もっているので、余韻があり風情を感じるのではないでしょうか？

3. 自然現象で、季節の変わり目、朝夕など時間による変化を表している

時間の移ろい

これらの言葉は、時の流れを感じさせます。「こがらし（木枯らし）」や「さみだれ（五月雨）」は一年の間での季節の移り変わりを、「あけぼの（曙）、あさぎり（朝霧）、ゆうばえ（夕映え）、ゆうなぎ（夕凪）」などは、一日の時間が流れゆくさまを示しています。

4. 淡く、かすかで、ひかえめな言葉が多い

淡く、かすかに

「そよかぜ（そよ風）、さざなみ（さざ波）、こもれび（木漏れ日）」などは、かすかで淡く、控え目であいまいなものです。また、はかなさ、かよわさ、つつしみ深さなどを感じさせます。そこには余情を共感するという、わが国に特有な文化が息づいていて、その文化は脈々と受け継がれているように感じられます。

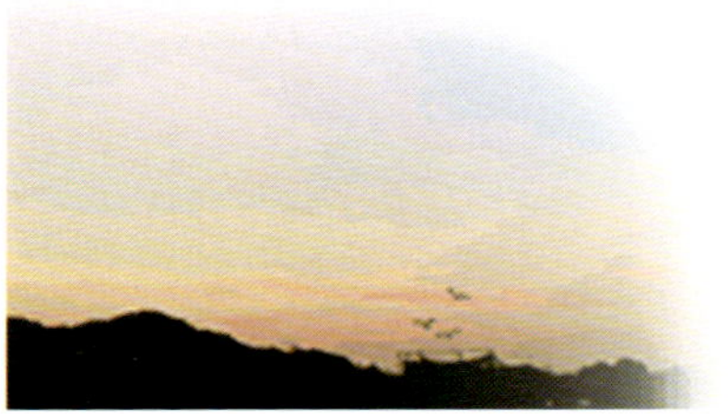

童謡にみる癒しの情景

有名な童謡である“夕焼け小焼け”で、「夕焼け小焼けで日が暮れて、山のお寺の鐘がなる。おててつないでみなかえろ、からすといっしょにかえりましょう」を聞くと、人は夕映えのなか、煙たなびく山里やほんのりと赤い山際を見て、寺院の鐘のゴーンと響きわたる音を聞きながら、家族のことを考えます。同時に人は時間や自然の移り変わりを感じるのではないでしょうか？

ゆうばえ

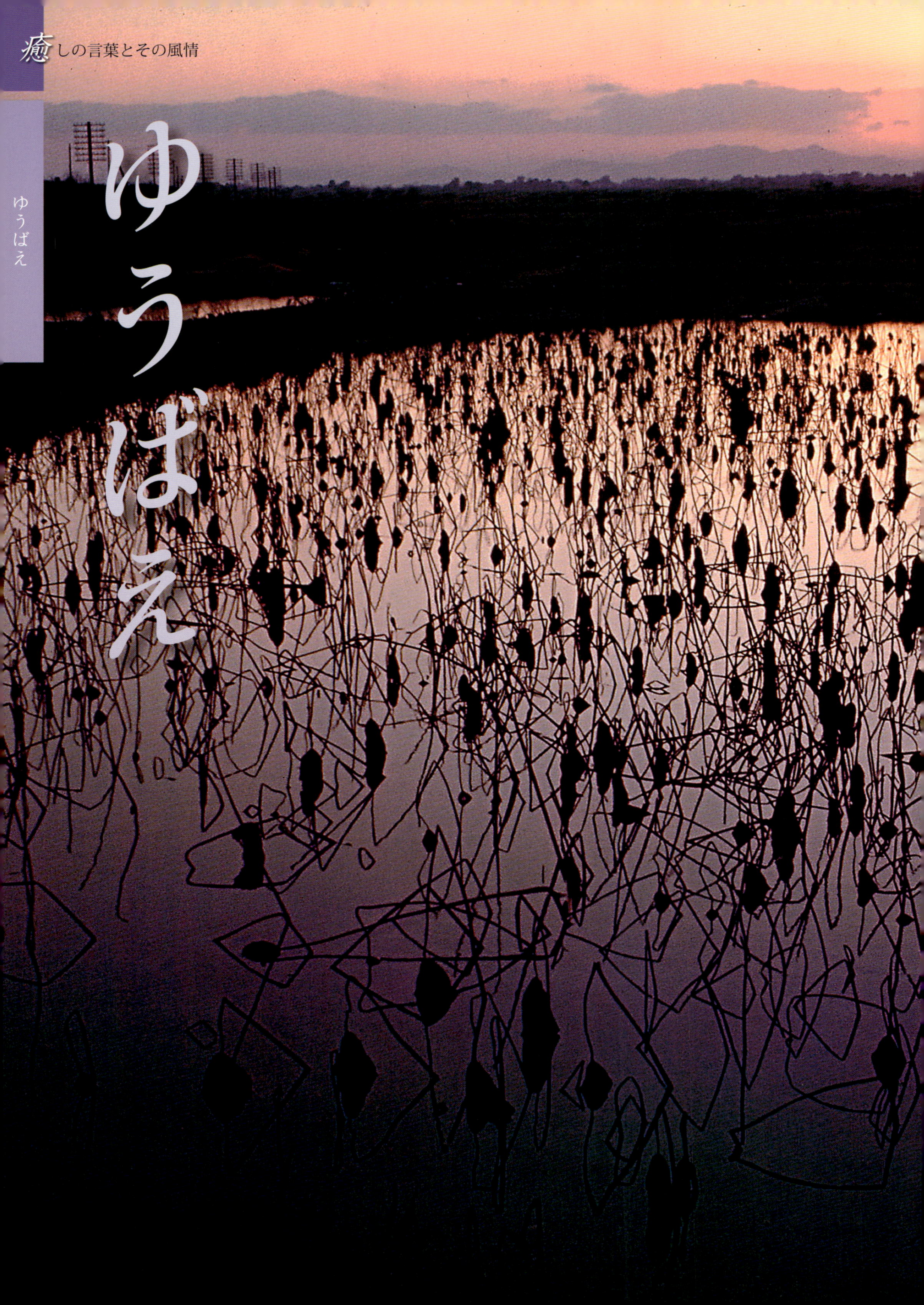

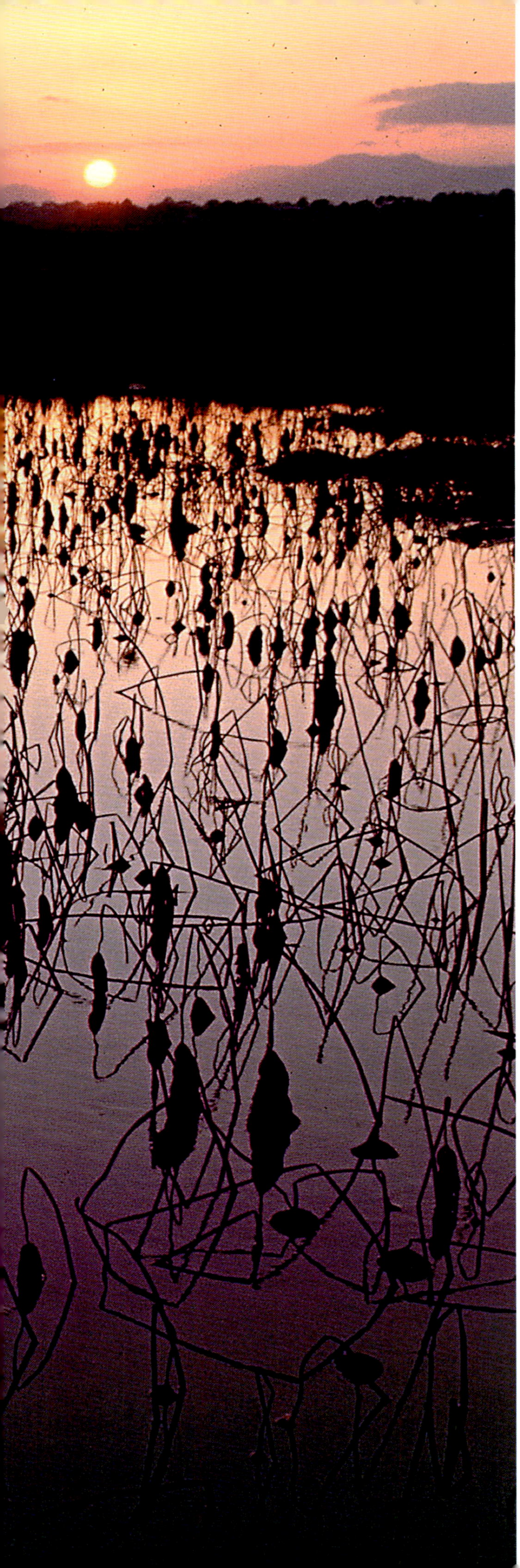

提供：黒岩和夫さん

「ゆうばえ（夕映え）」は、
夕日に反映して
物の色が照り輝くことで、
夕焼けとも言います。

夕日（陽）が海に、
山に沈みながら、
空や雲、海面、橋、植物などを
茜色に染めてゆく風情は、
いつまで見ていても飽きません。

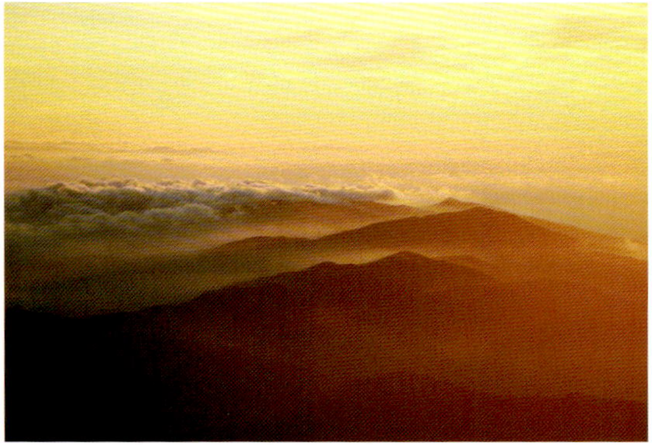

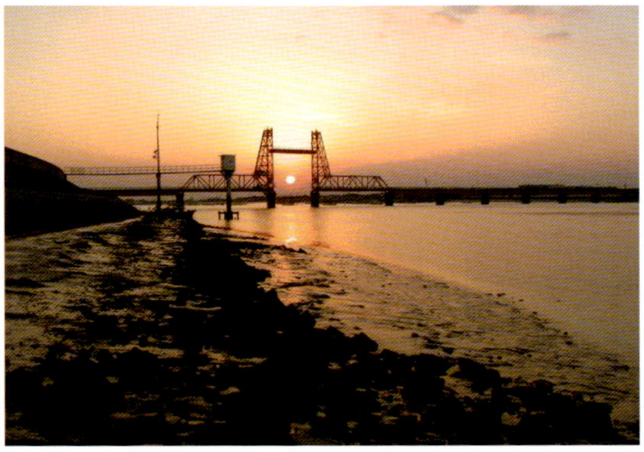

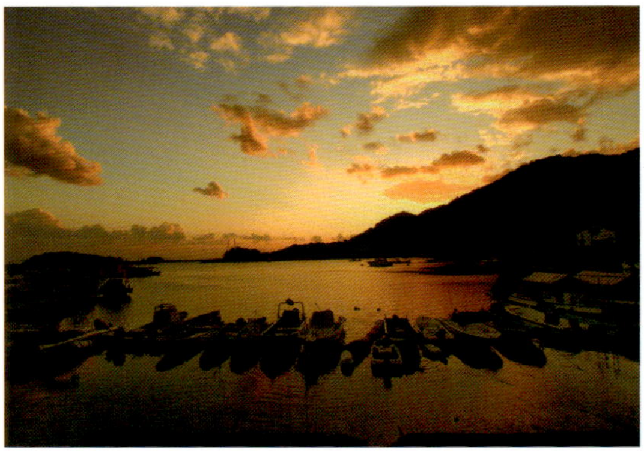

ゆうばえ

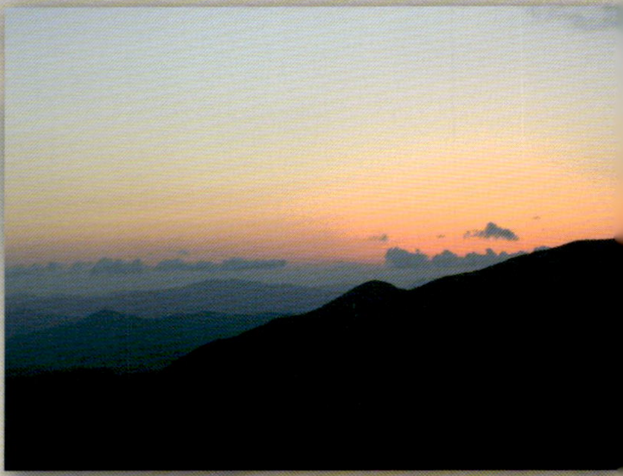

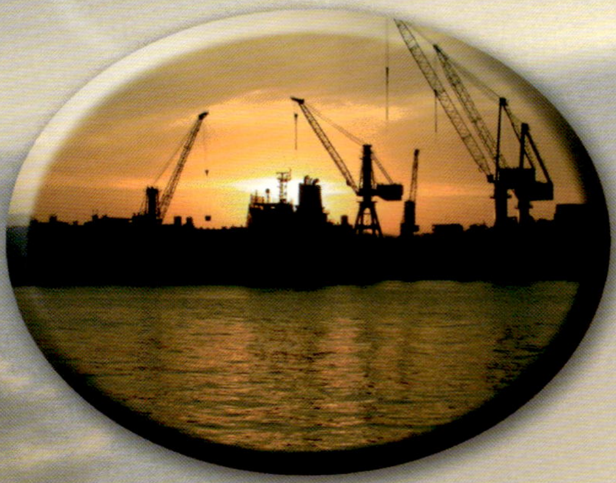

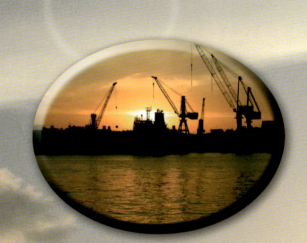

提供：黒岩和夫さん

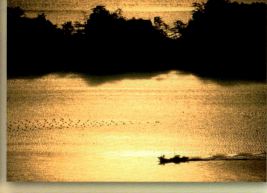

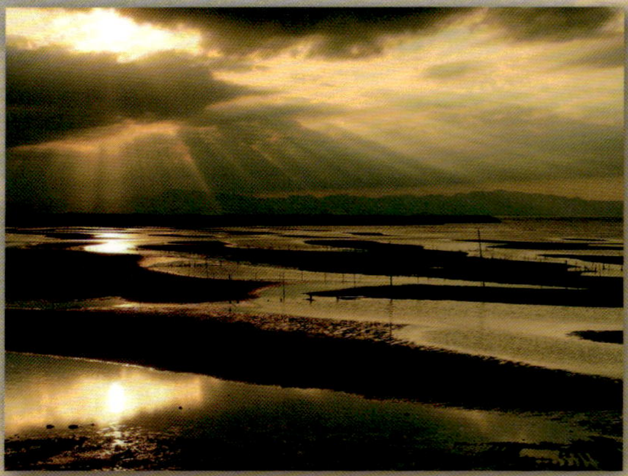

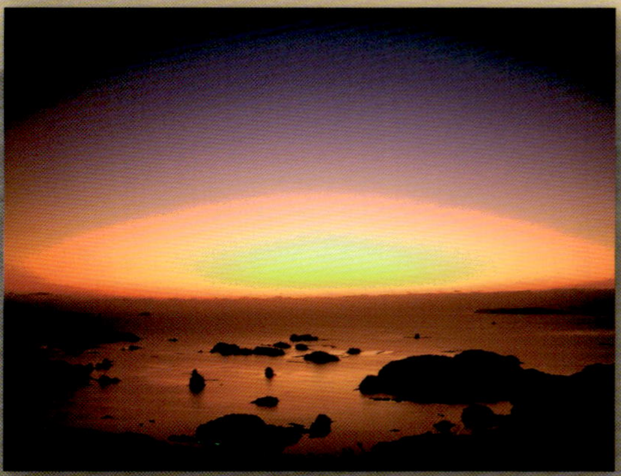

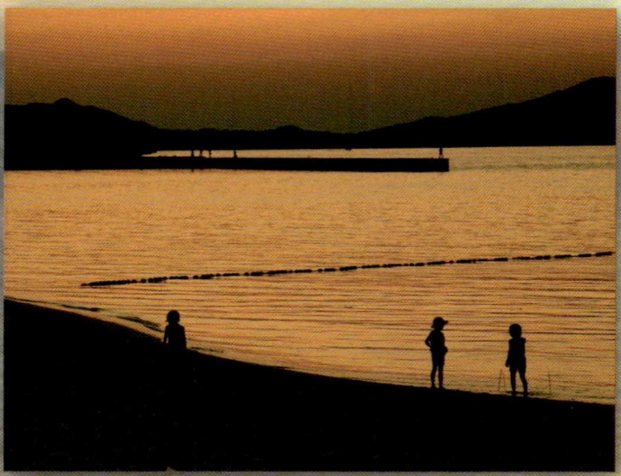

提供：黒岩和夫さん

提供：黒岩和夫さん

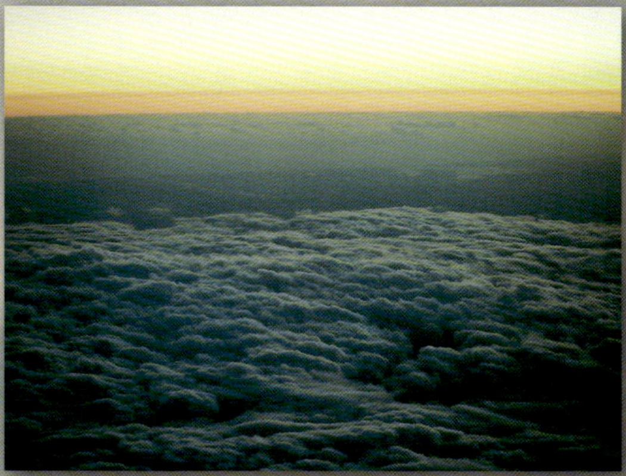

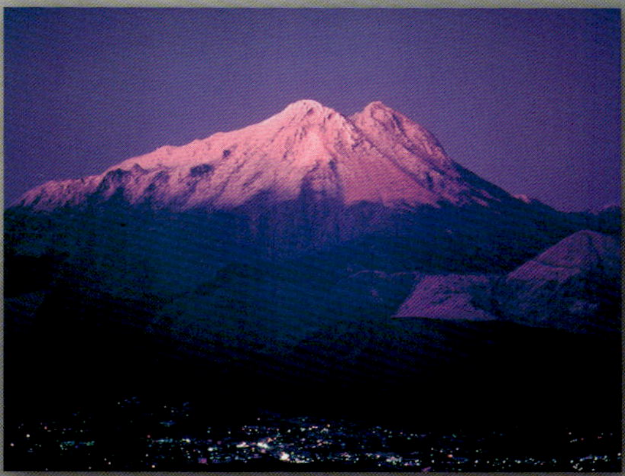

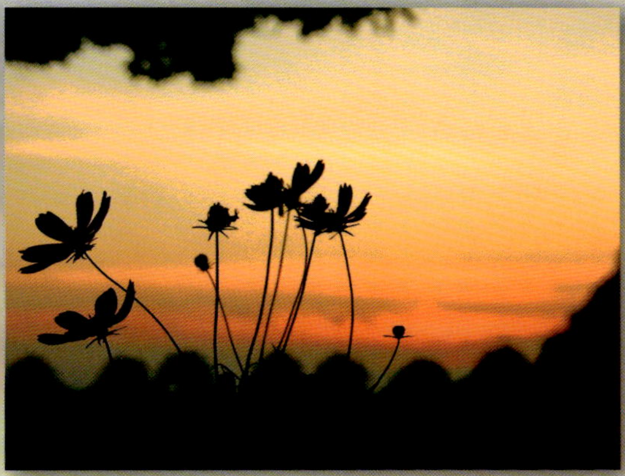

ゆうばえ

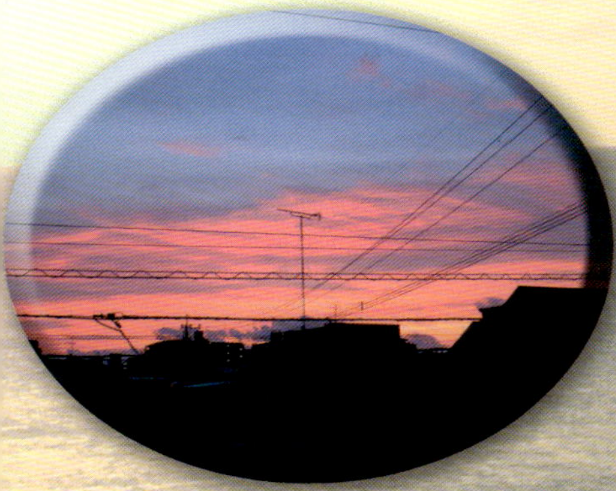

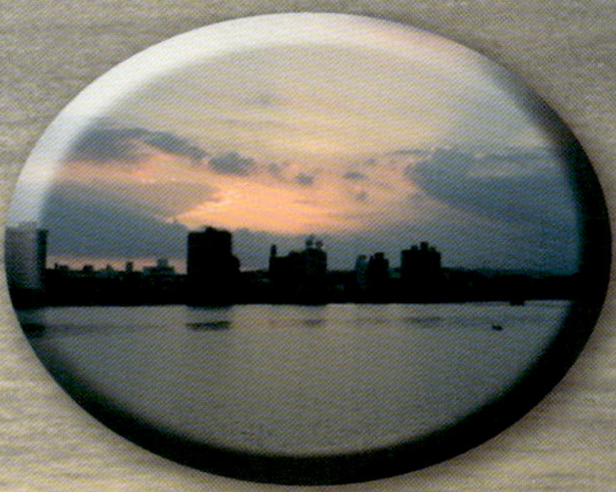

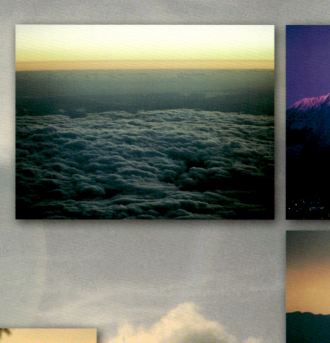

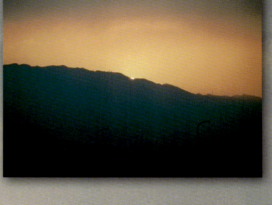

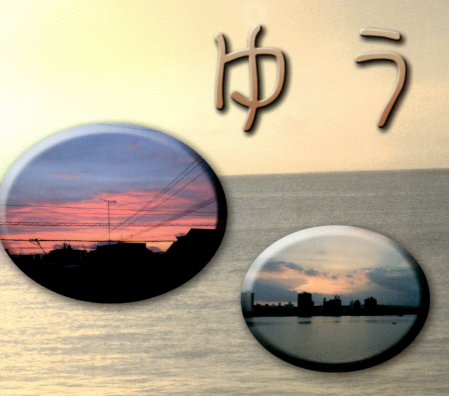

ボタニカルアートと四季

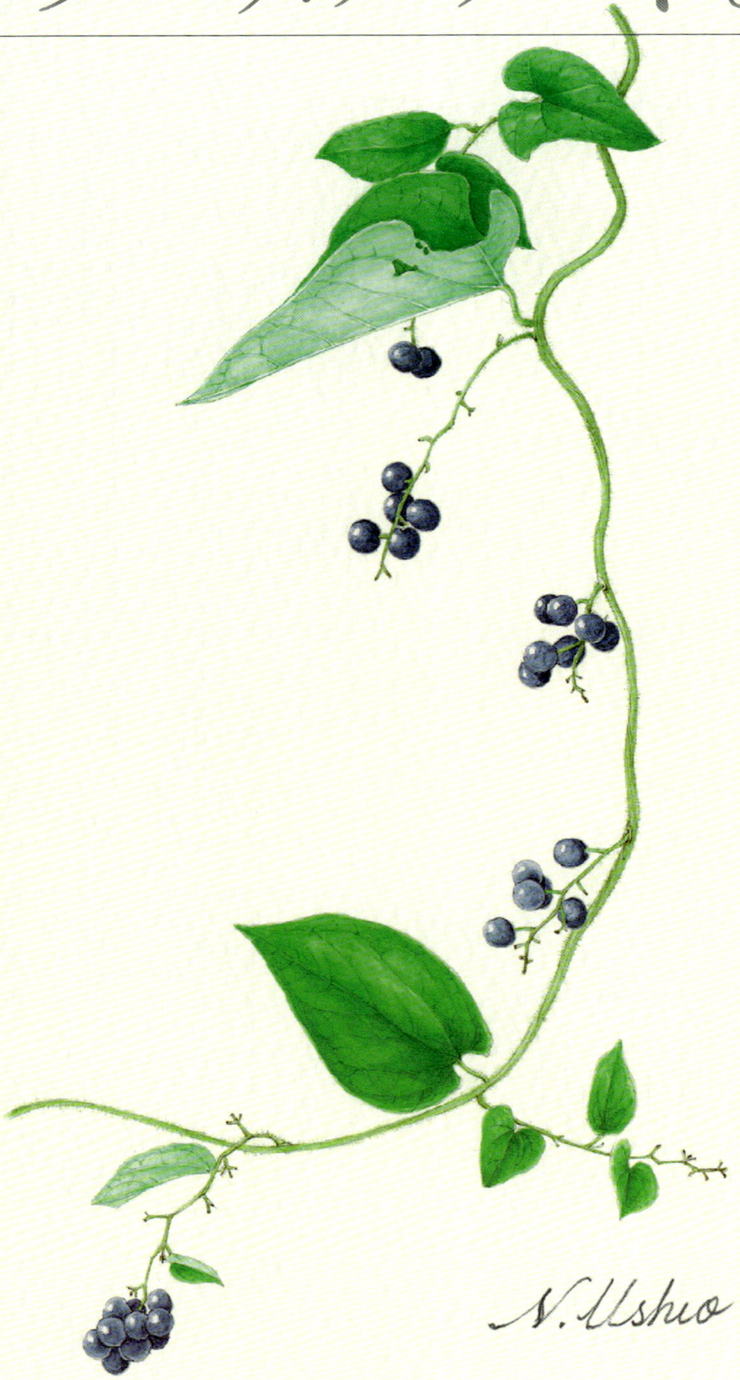

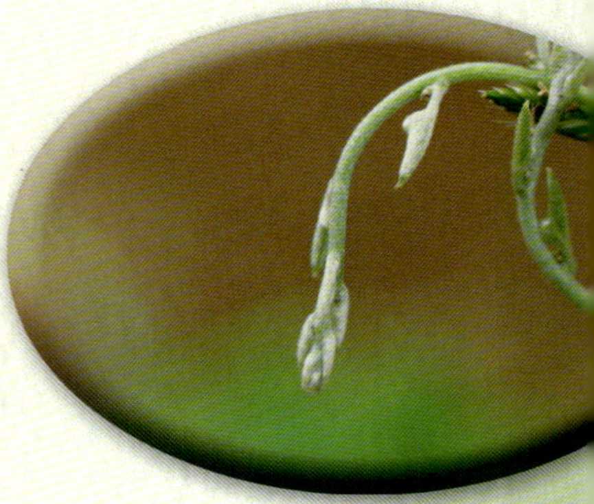

そして、次の春再び…

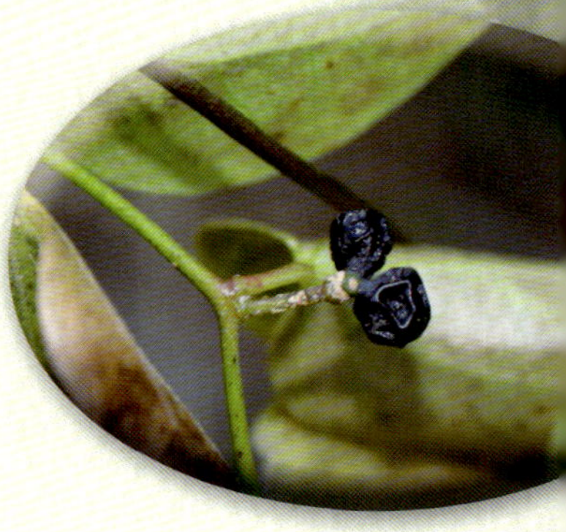

アオツヅラフジは山野の草地や林の縁あたりに生えます。
巻き付く茎や葉が青々（鮮やかな緑色）して、清い感じがする植物です。

葉のわきから並んで出る黄白色の控え目だけれど可憐な小花。
そして淡い緑色から薄紫色をへて、黒紫色へと変化する実。
それは白い粉を身に付け、ブドウによく似た房状の実です。

野山の小径を少し気を付けて散策すると、
他の植物の間からアオツヅラフジが顔をのぞかせているのに気付きます。
茎、葉、花、実、それぞれ清涼感を与えてくれます。

アオツヅラフジ

Cocculus orbiculatus

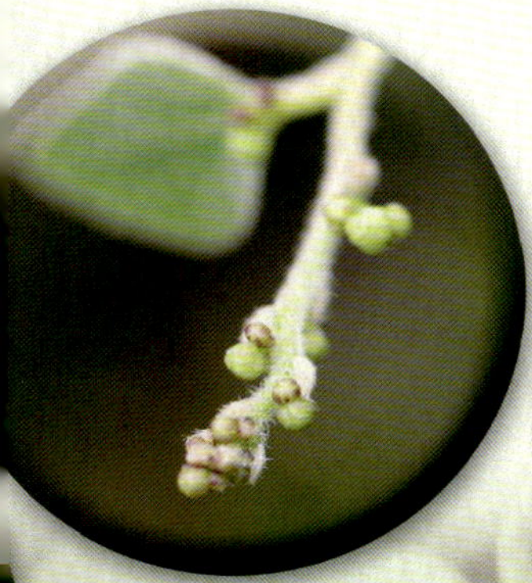

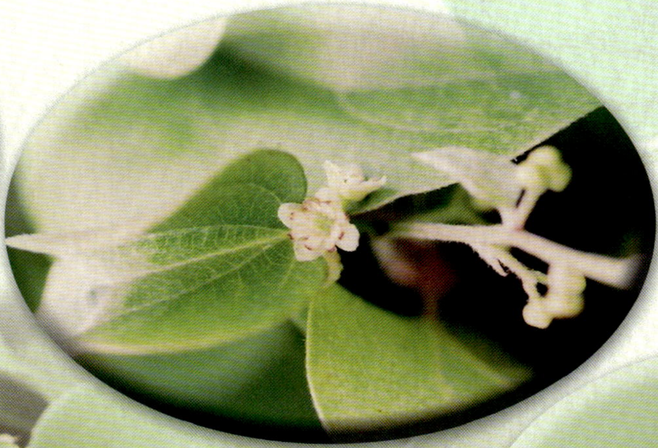

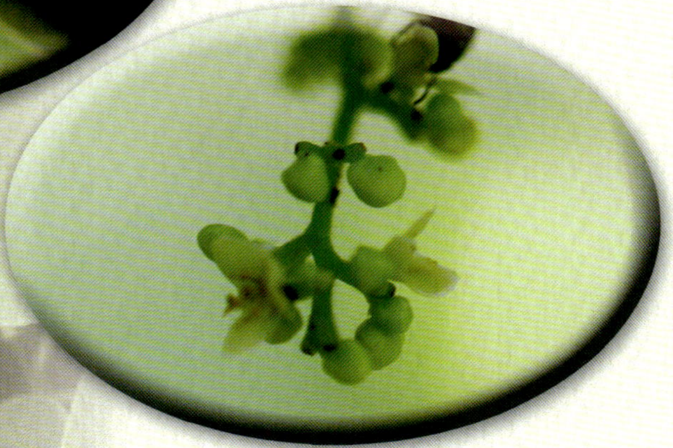

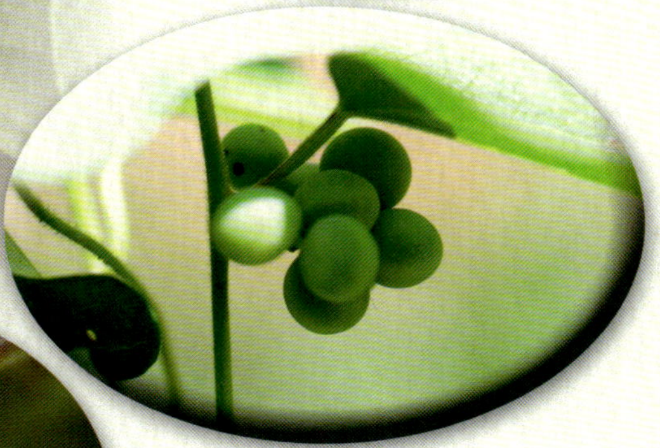

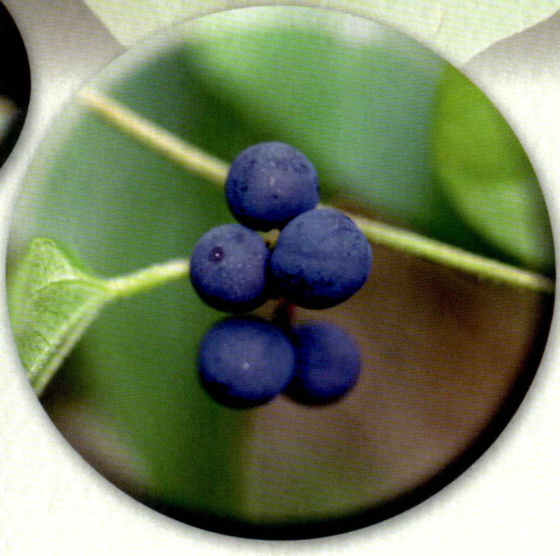

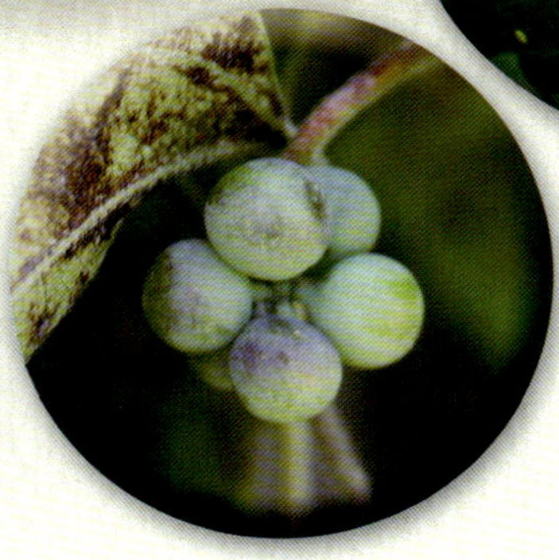

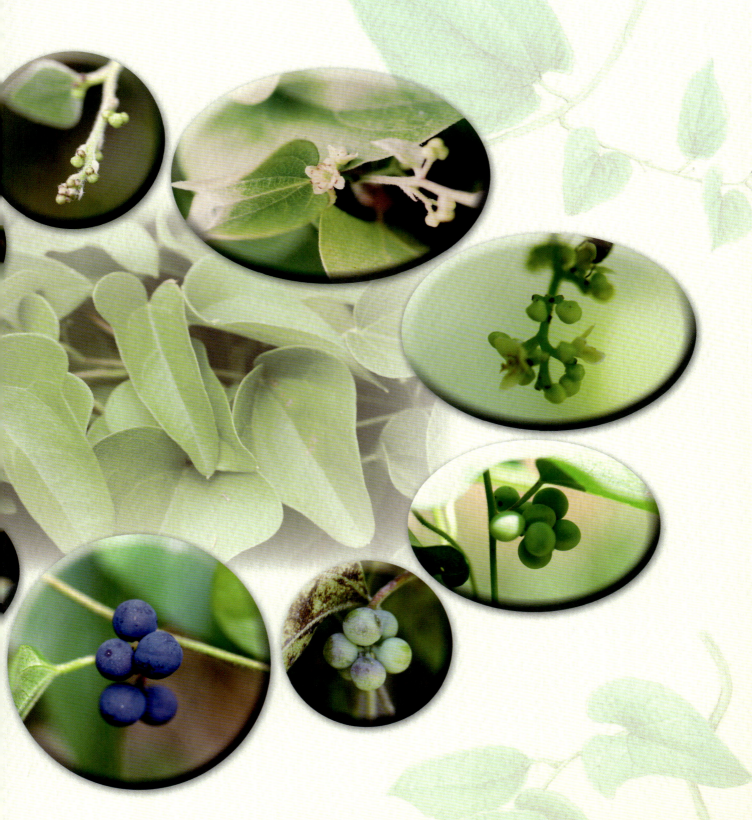

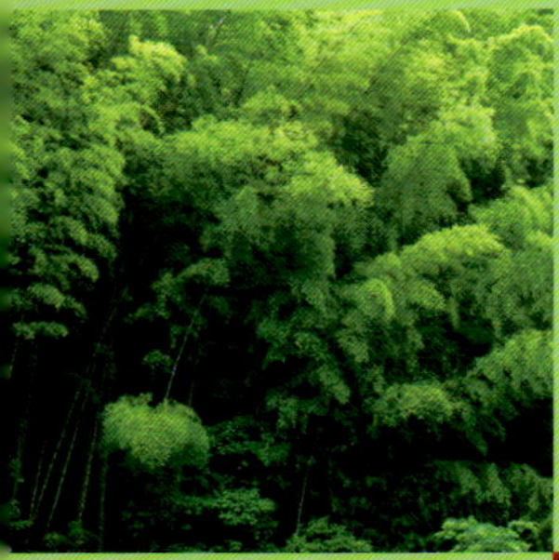

木々のささやき

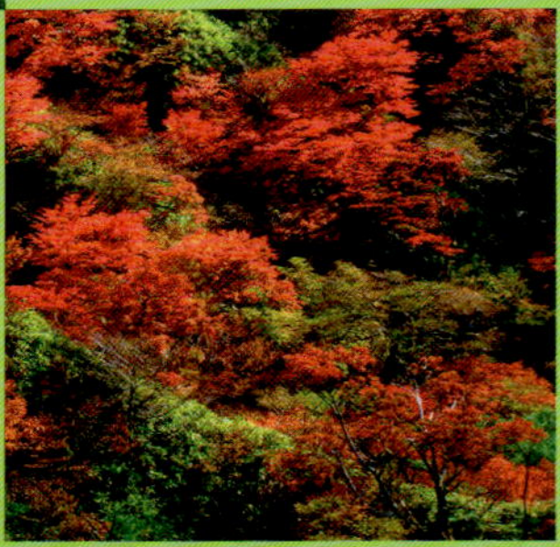

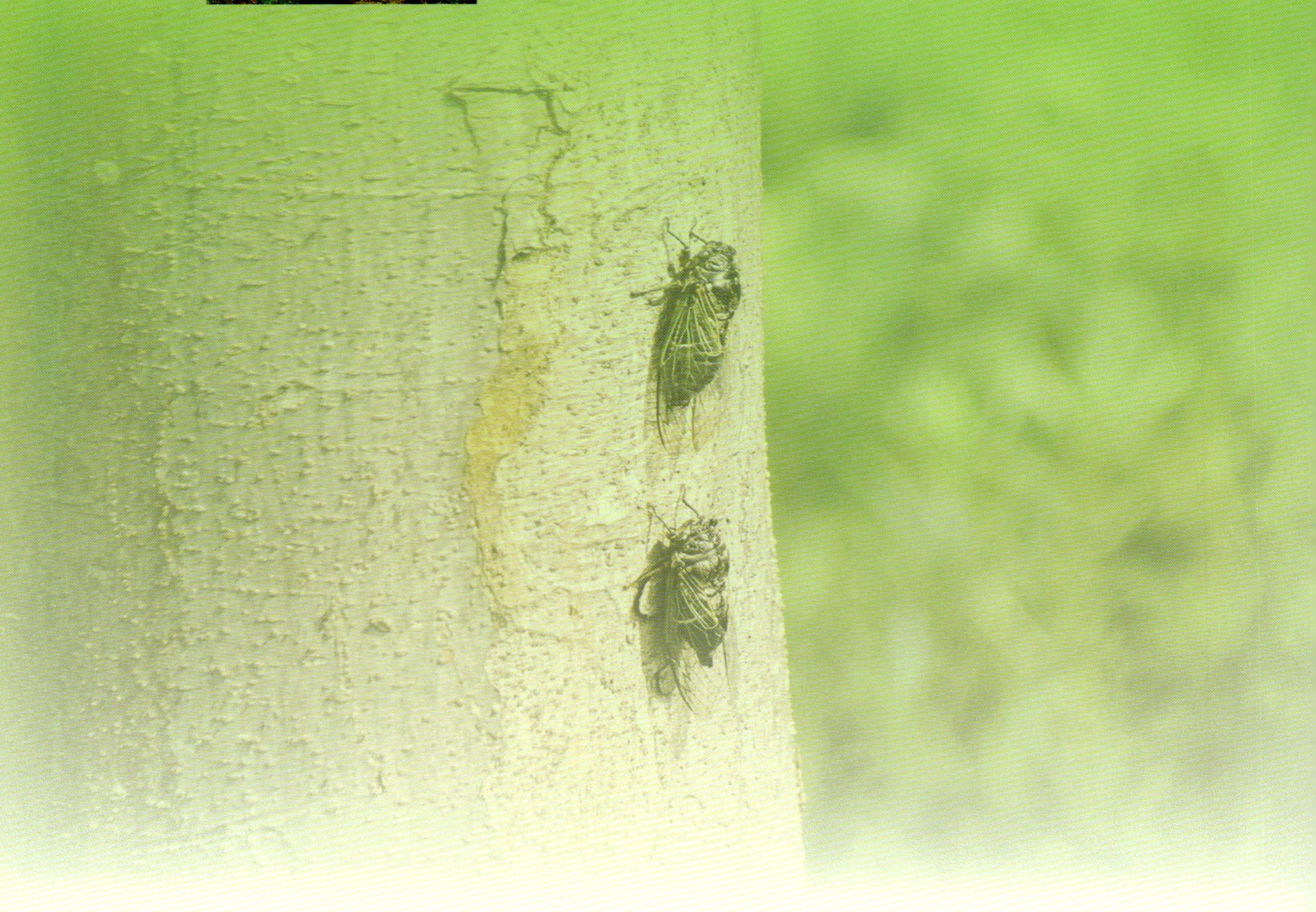

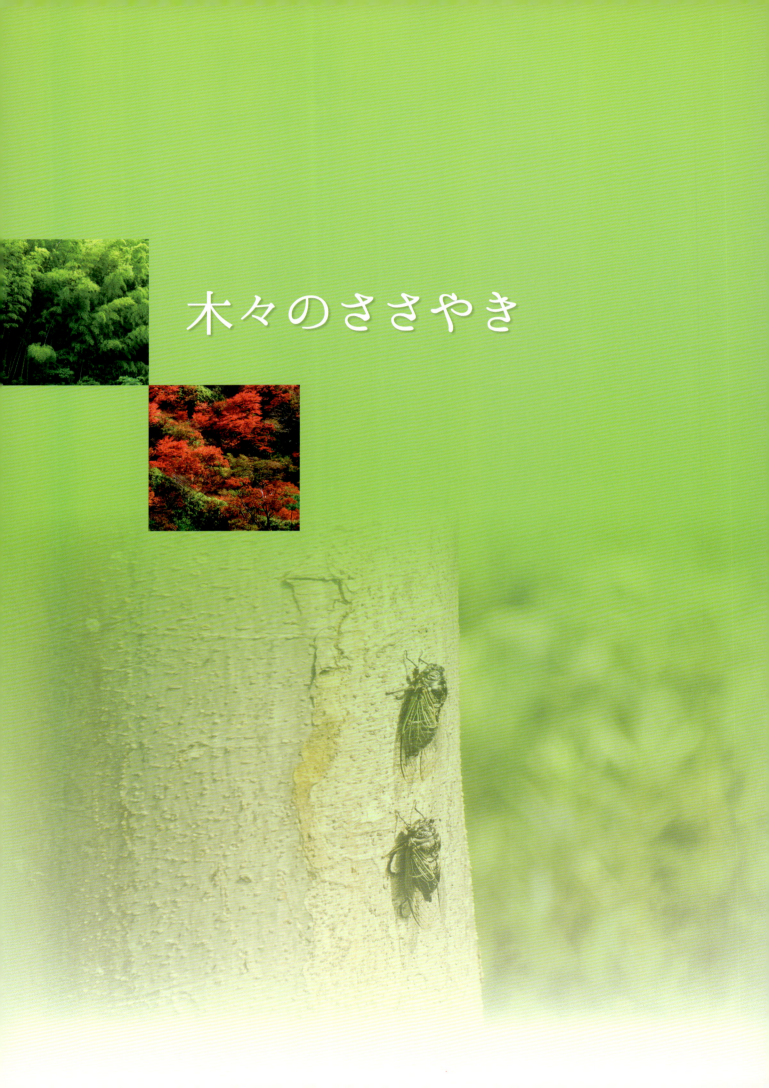

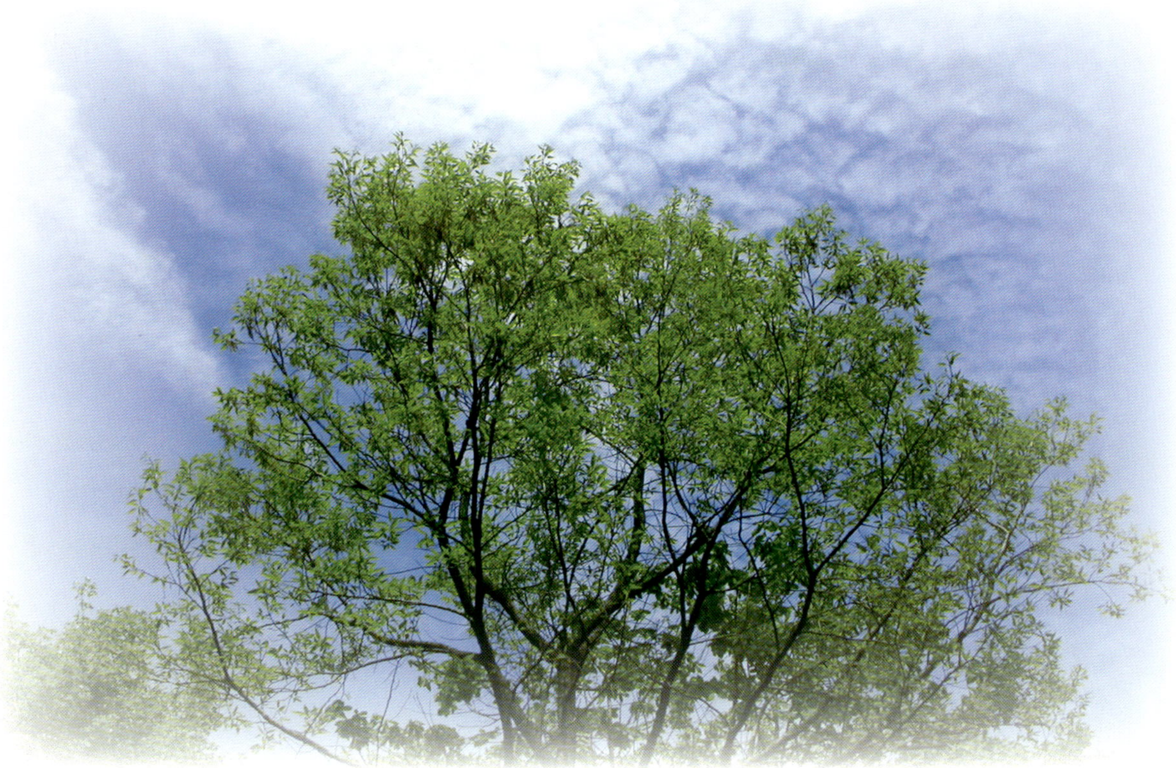

木よ、樹木よ、君たちは強いですね
しっかりと大地に根をはって
季節の風、雨、雪を友にして
日を受けながら空に向かって伸びてゆきますね
君たちは、本当に強いですね

木よ、樹木よ、君たちは優しいですね
鳥や虫たちを大切に育んでいますよ
森や林をつくって、中を歩く人たちを
清々しい空気や香りで、元気にさせてくれますね
君たちは、本当に優しいですね

木よ、樹木よ、君たちは本当に
本当に素晴らしいですね

ユリノキの四季

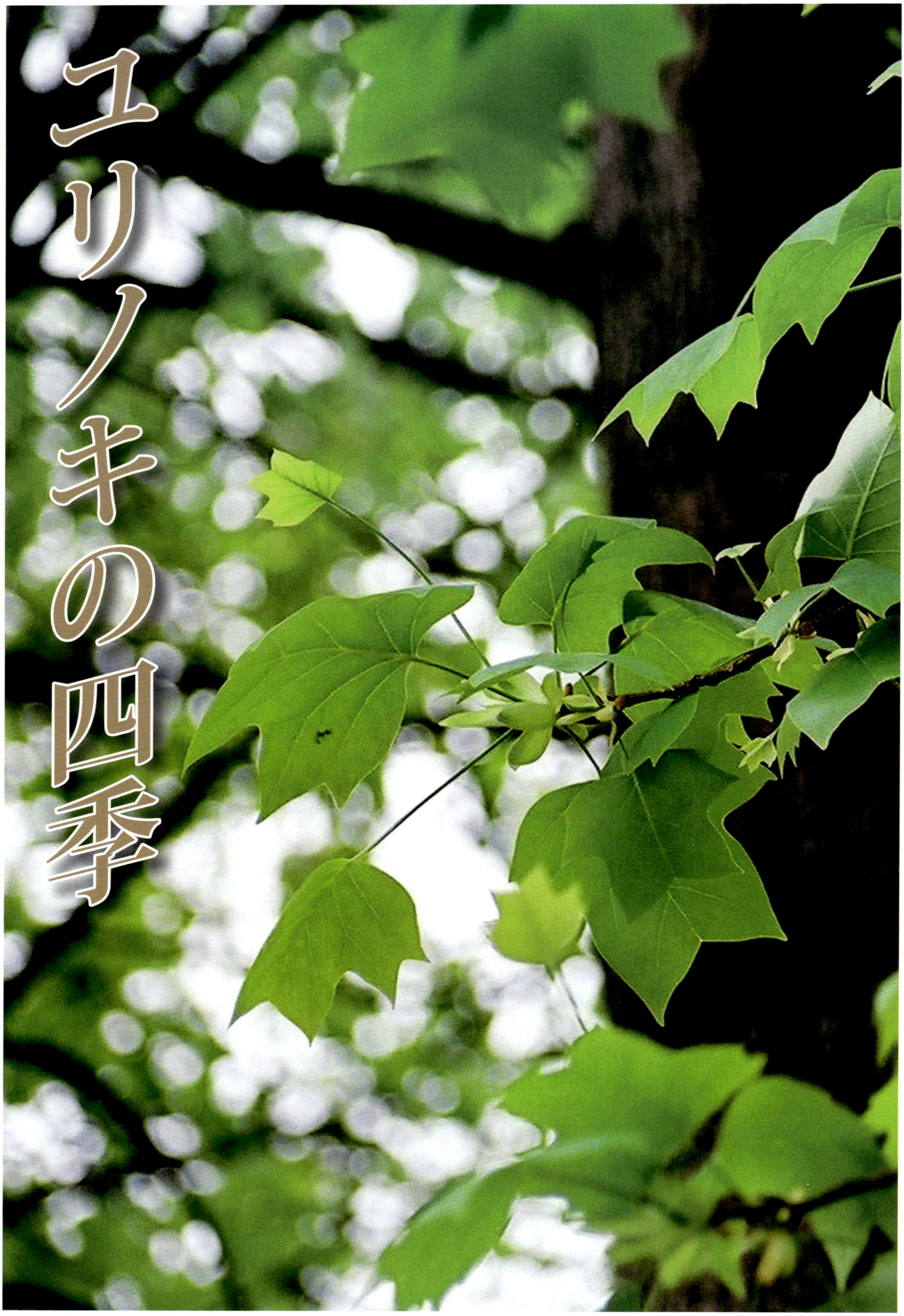

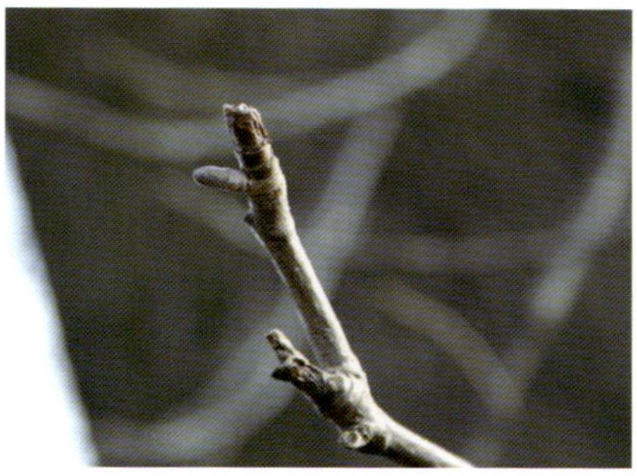
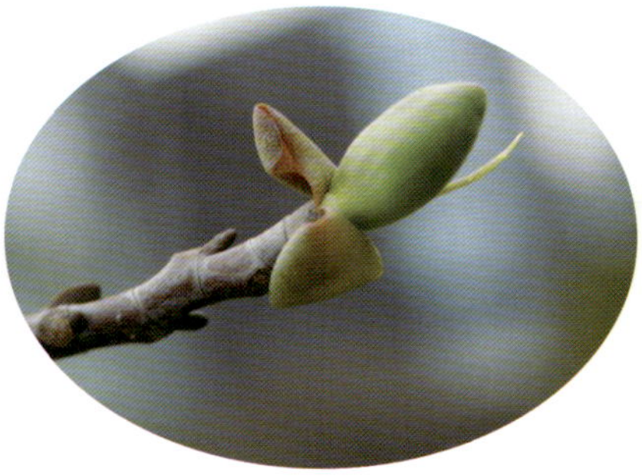
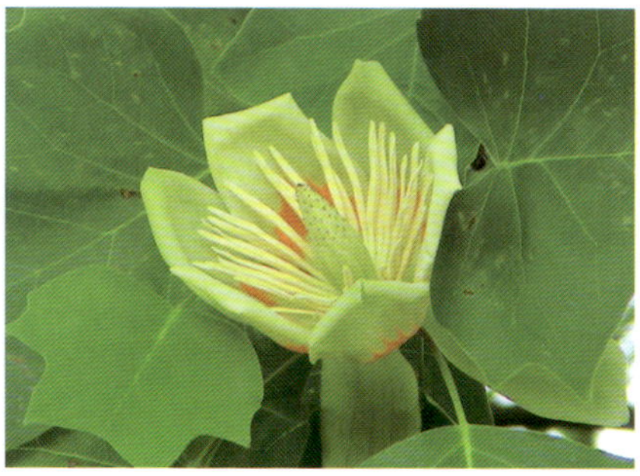

大きな樹木となり、青空に映える姿は、安定感と風格をもっています。そして四季それぞれ、人々を誘います。みずみずしい若葉、はんてんの形をした葉、目立たない蕾、お椀のような花、尖った帽子のような実、短冊のような種子……。

とくに花は、黄、緑、ピンクの色が淡く混じり合い、上品で清い姿を見せてくれます。

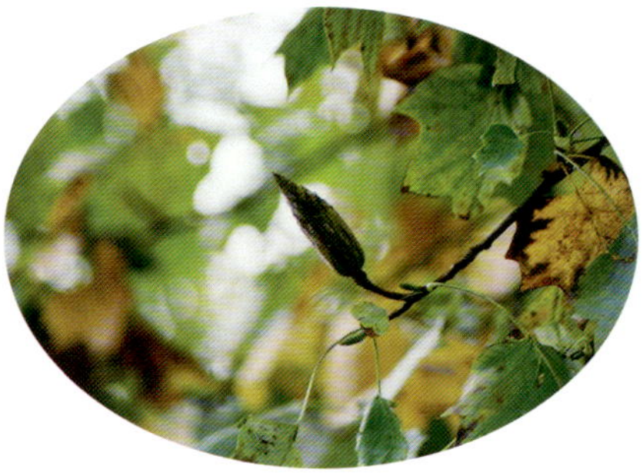
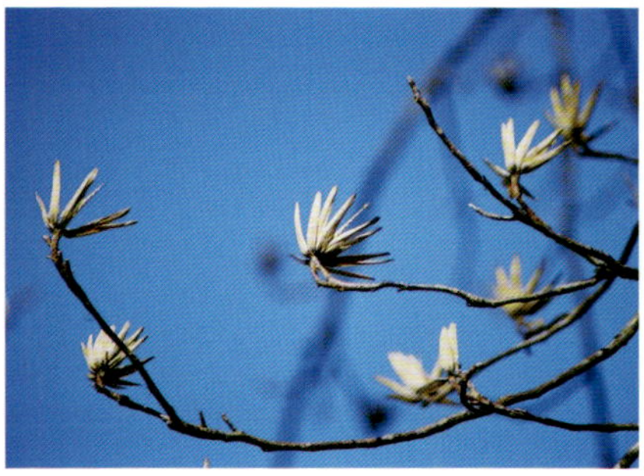
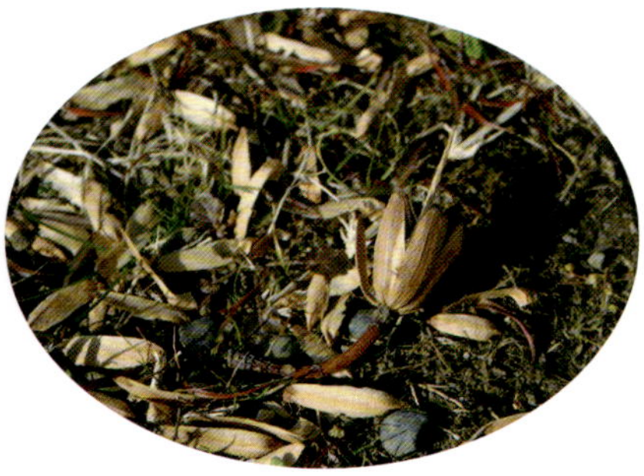
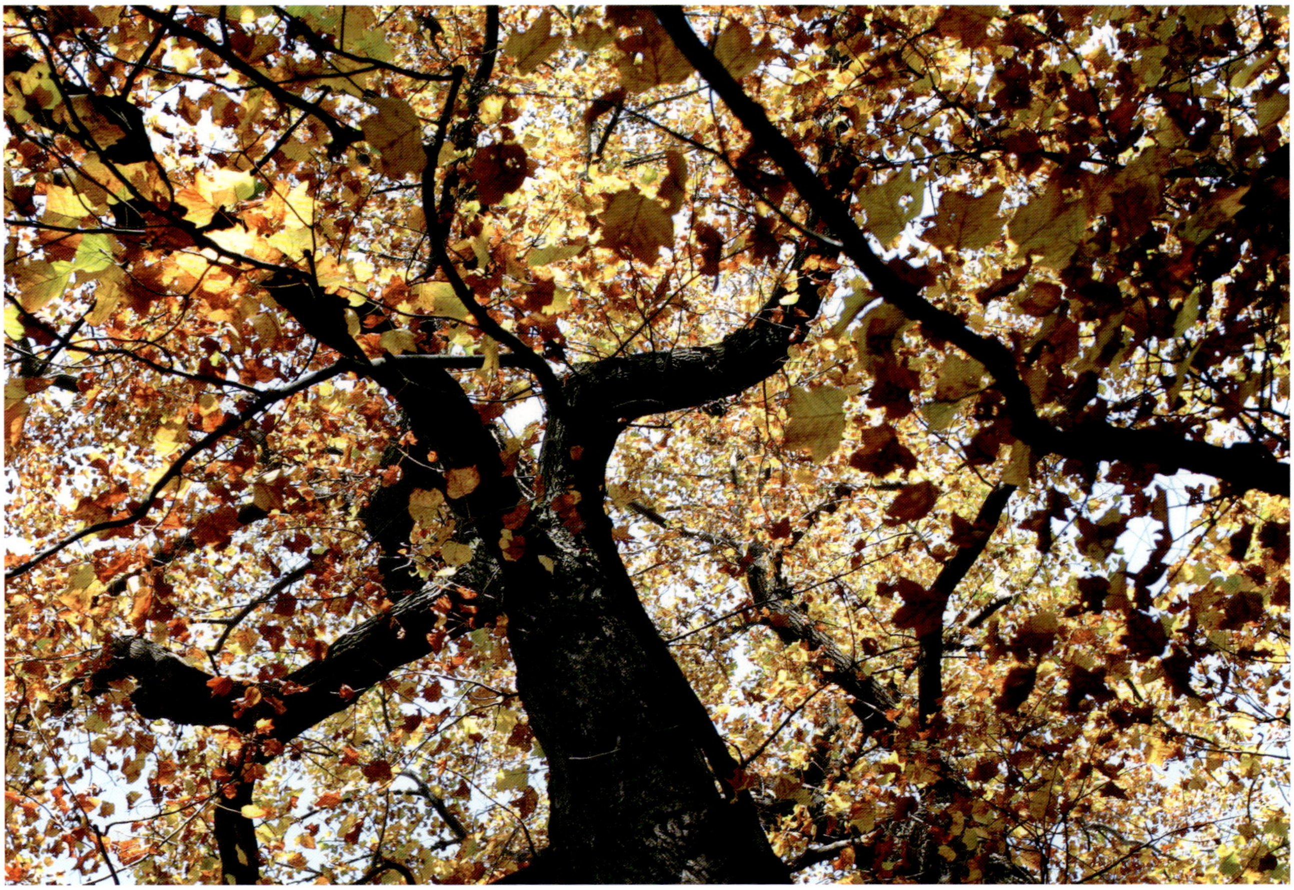

カンレンボクの四季

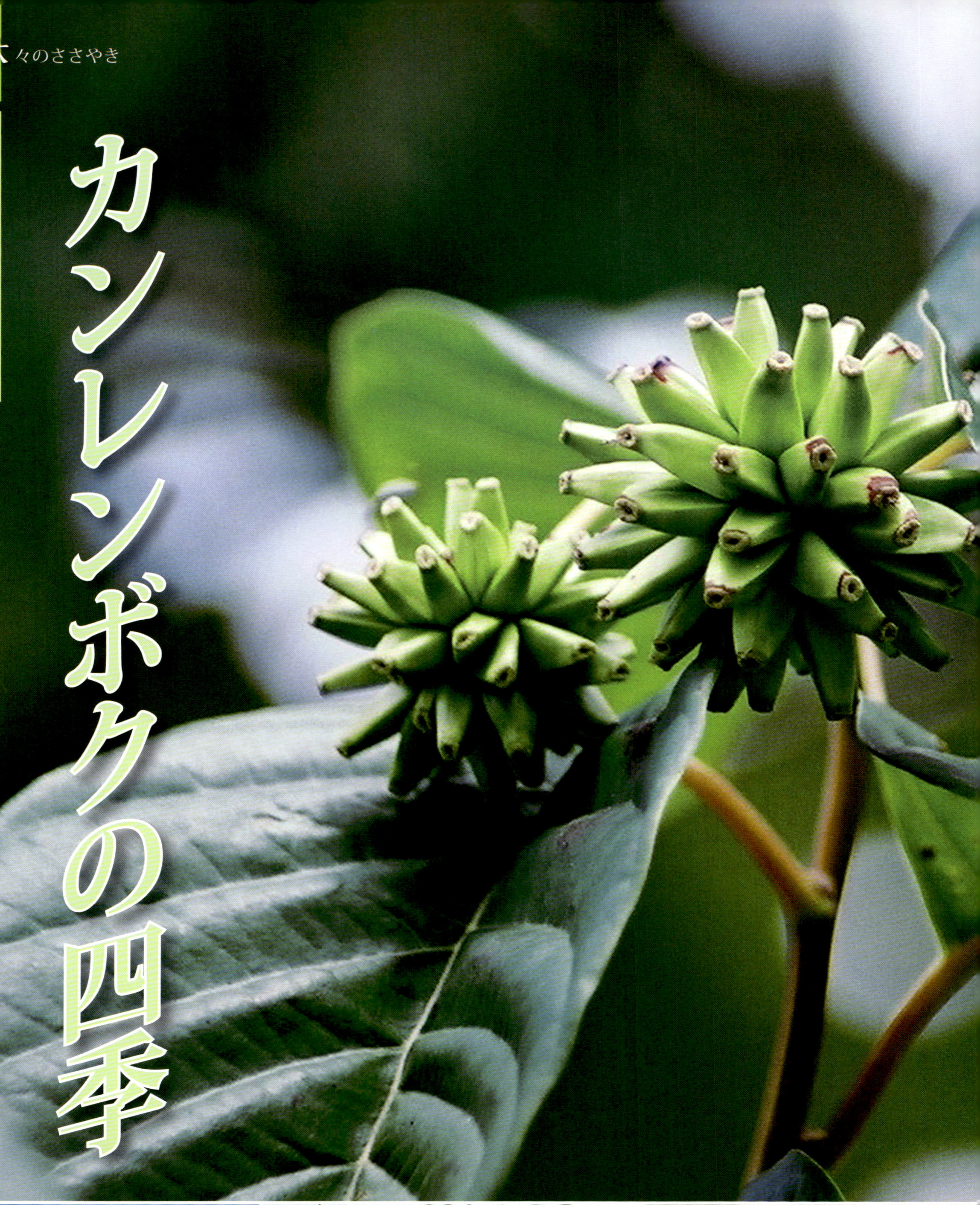

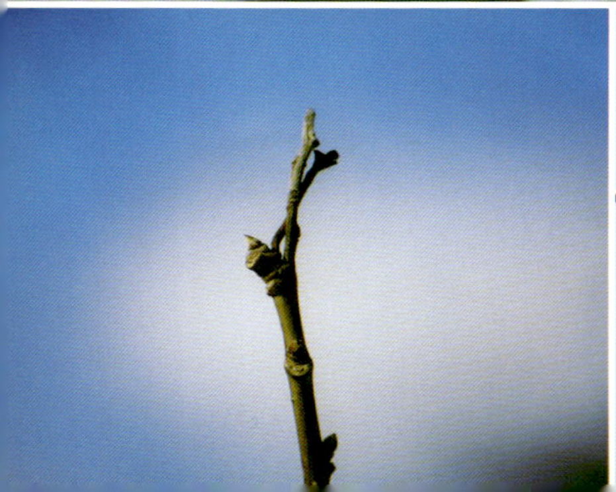

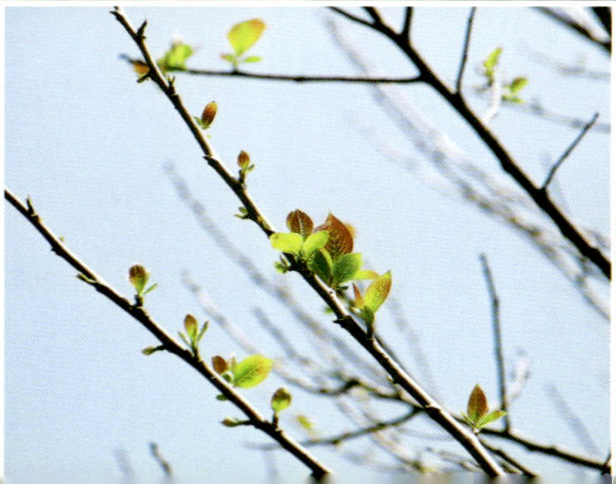

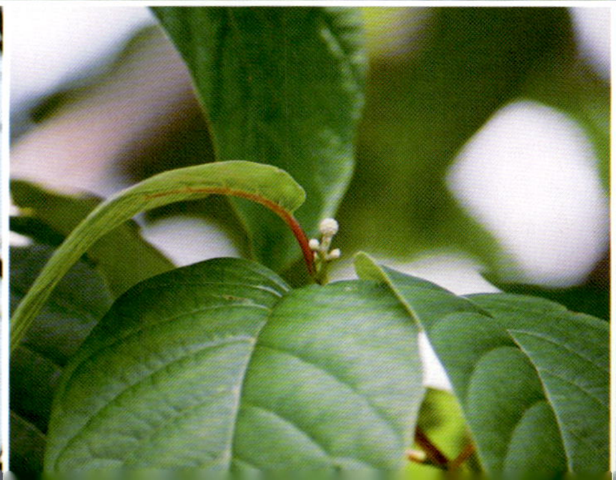

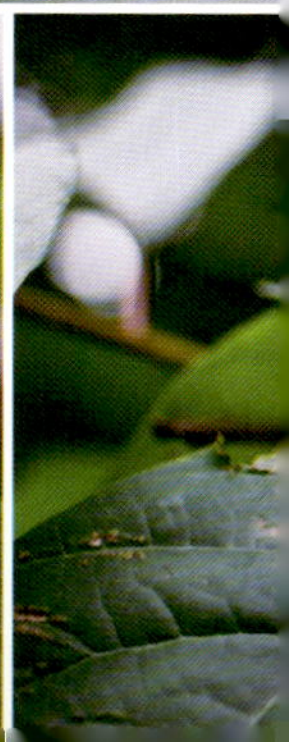

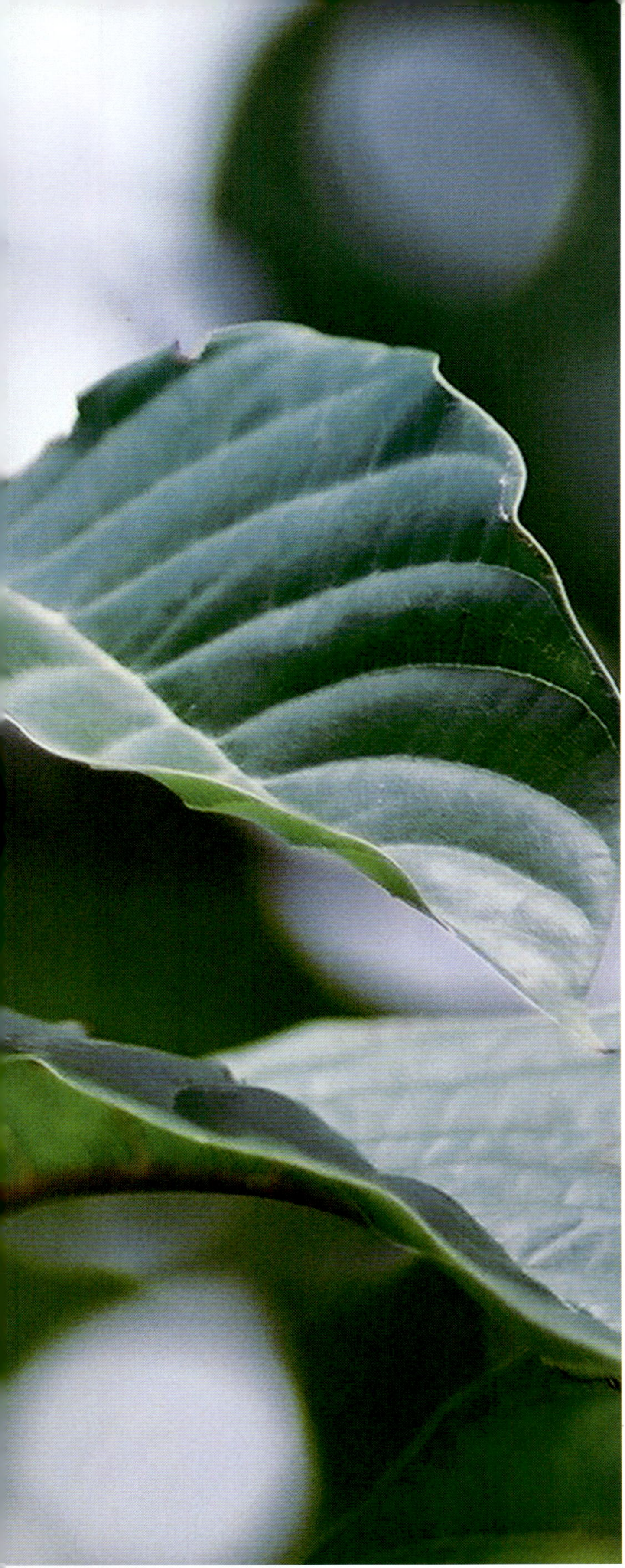

中国が原産の落葉する高木で、
別名キジュ（喜樹）とも呼ばれます。
小さなバナナを集めたような実が、
そよ風に揺れる姿は風雅です。

この木の根などから
アルカロイドの一種である
カンプトテシンが採れます。
これは制がん作用があり、よく使われていて、
医学に貢献している木です。

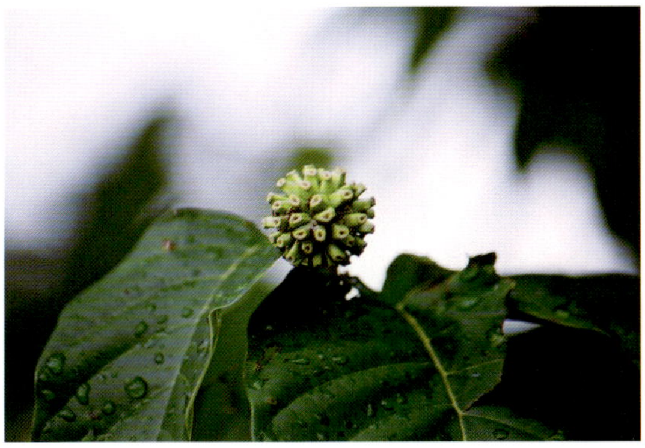

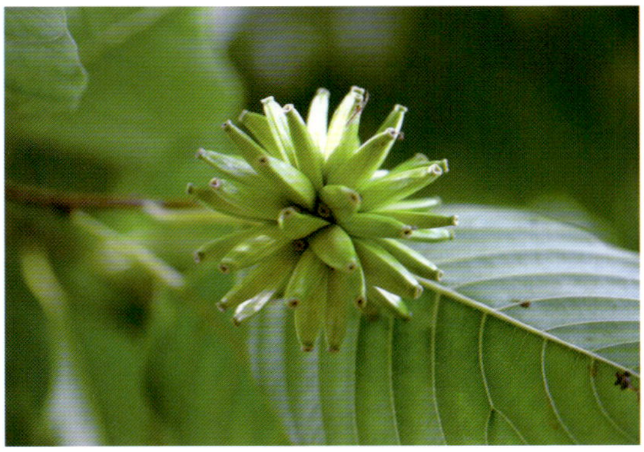

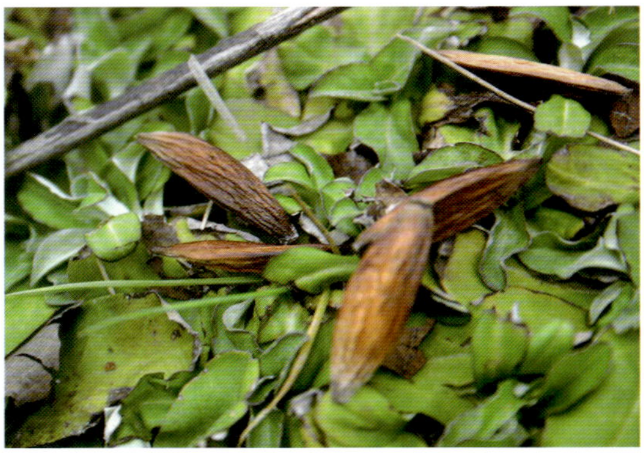

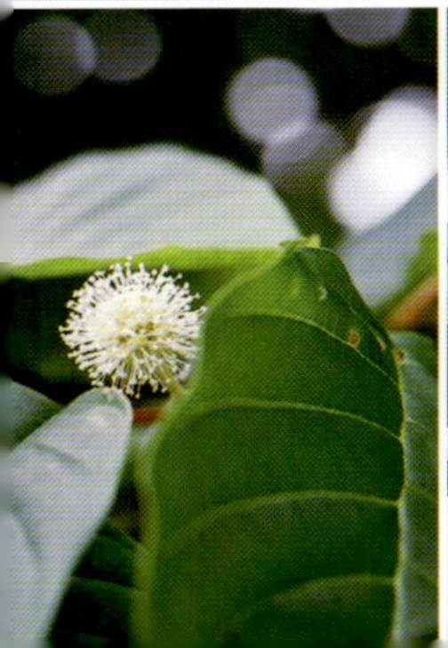

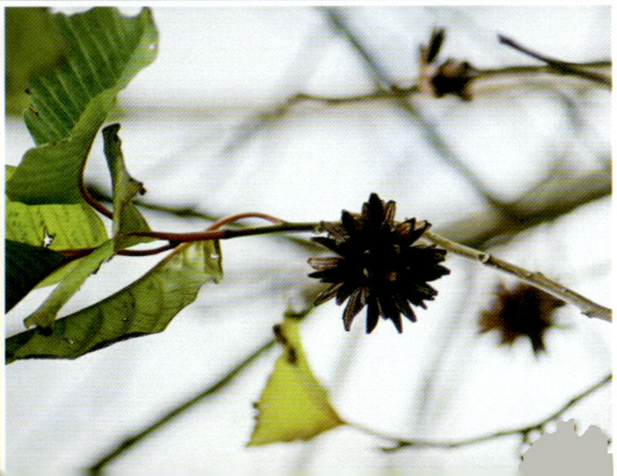

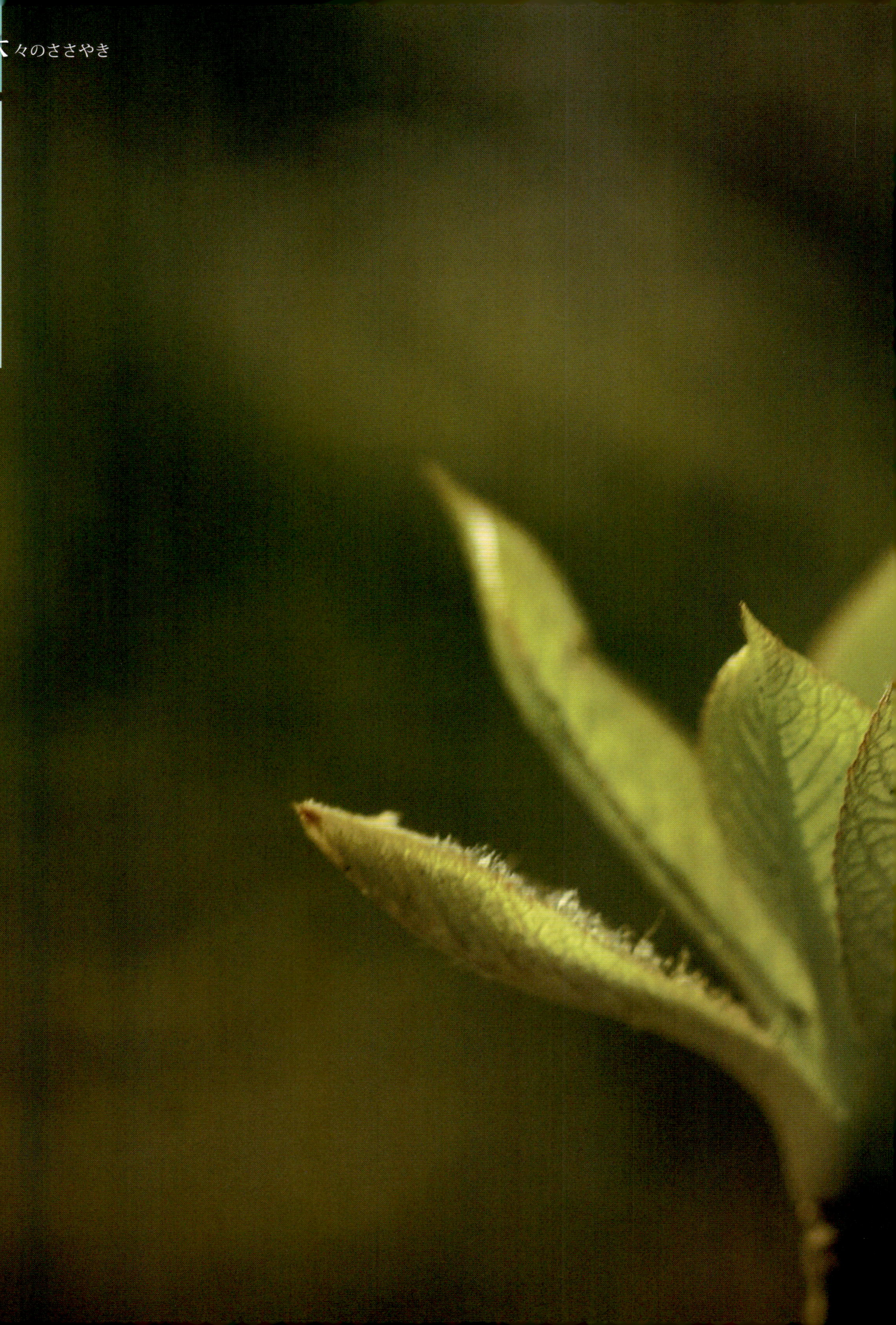

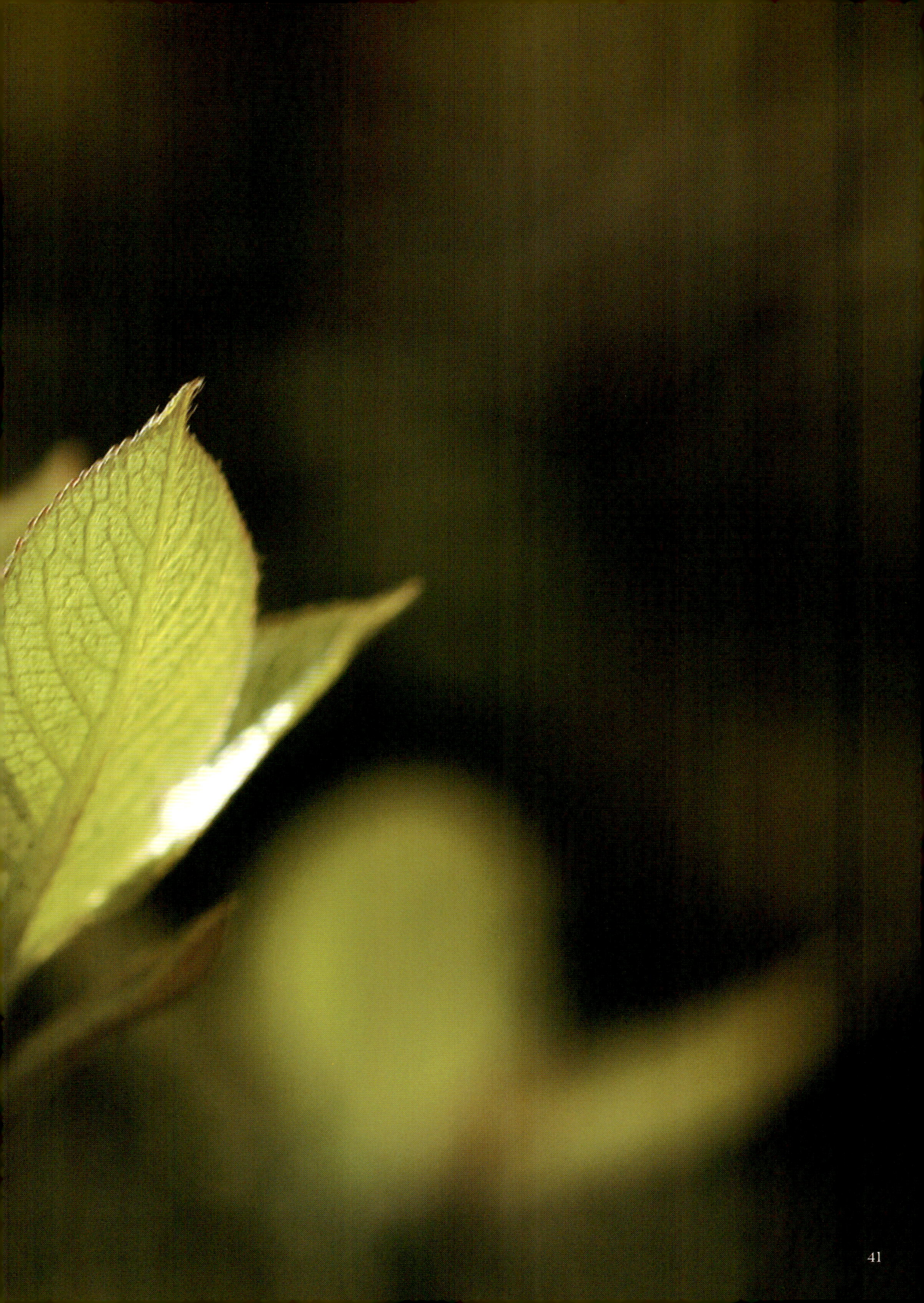

各地の並木

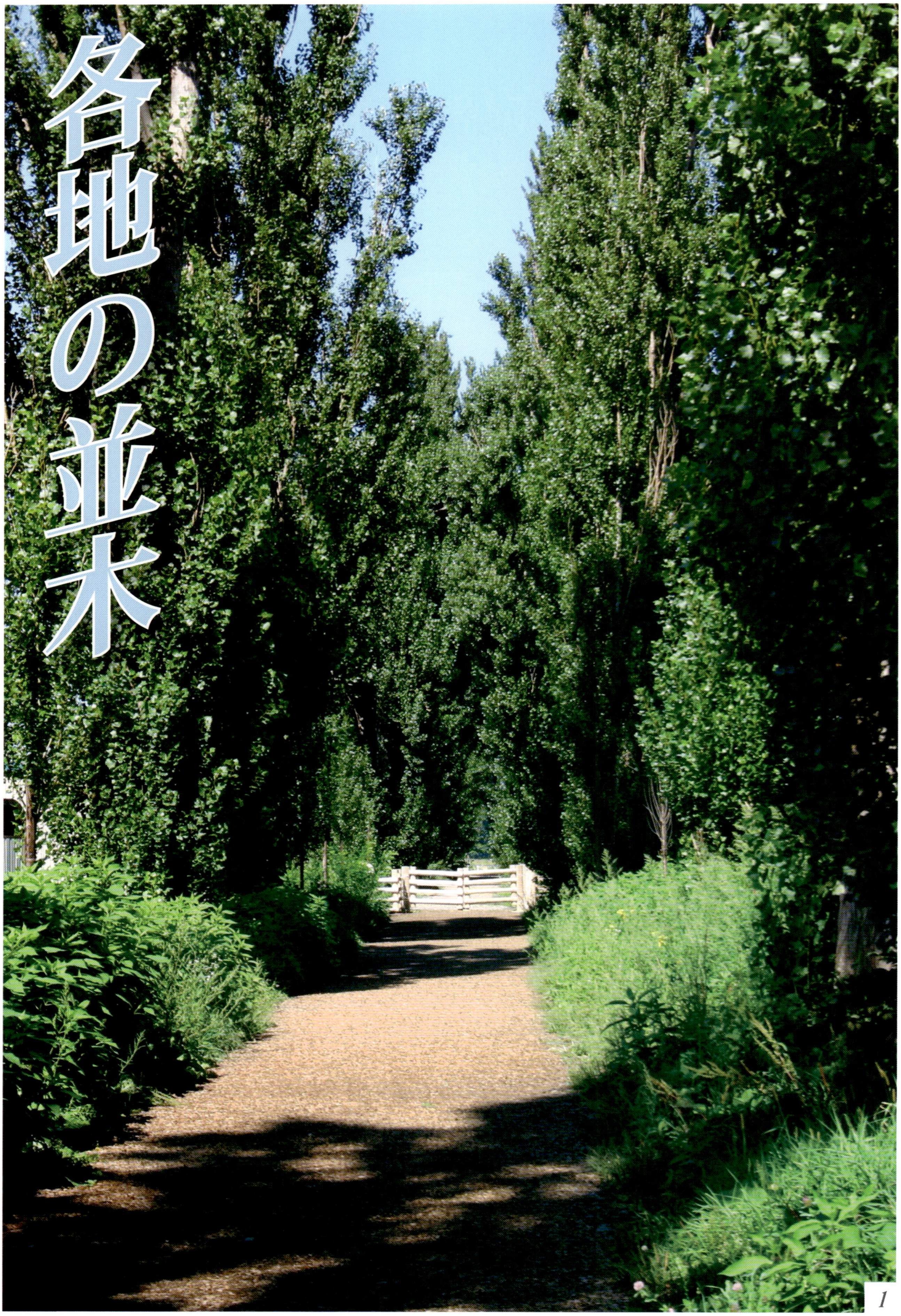

1

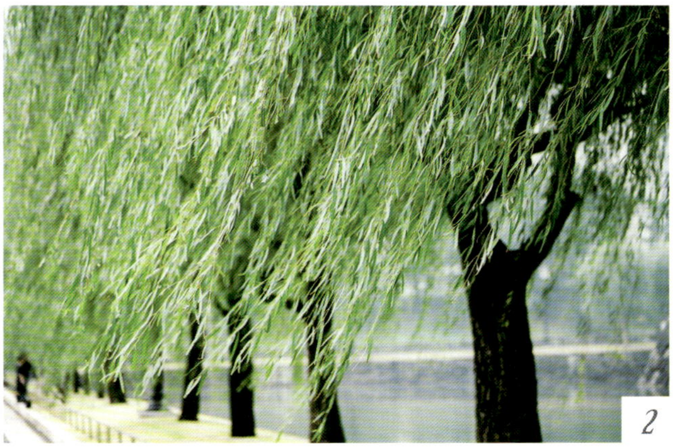

2

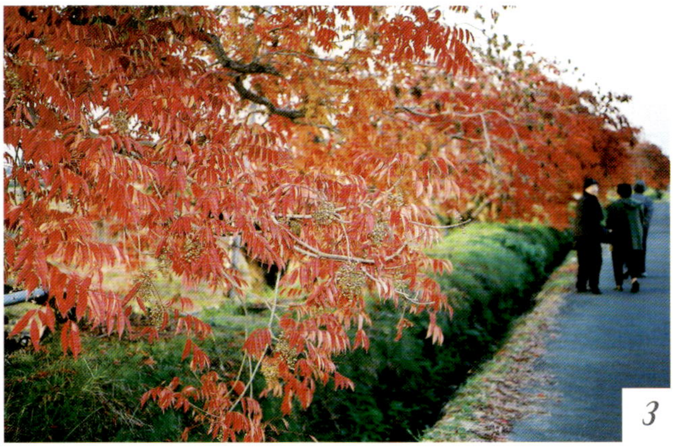

3

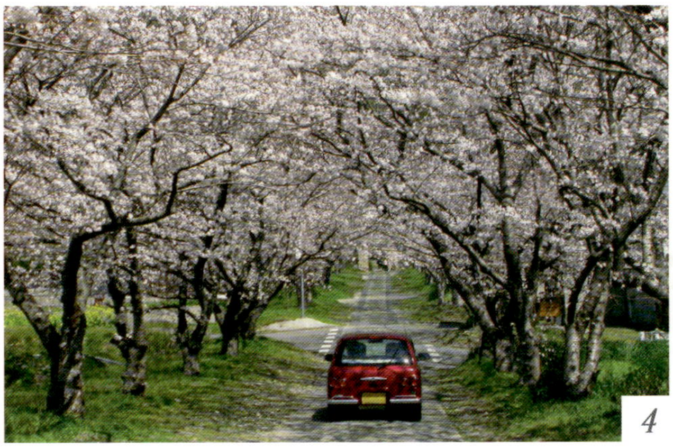

4

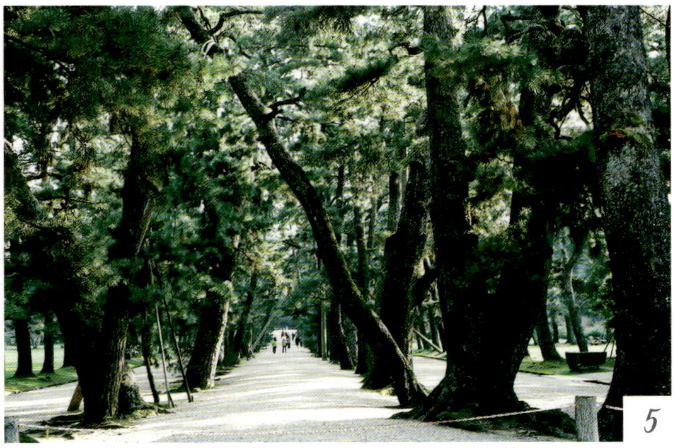

5

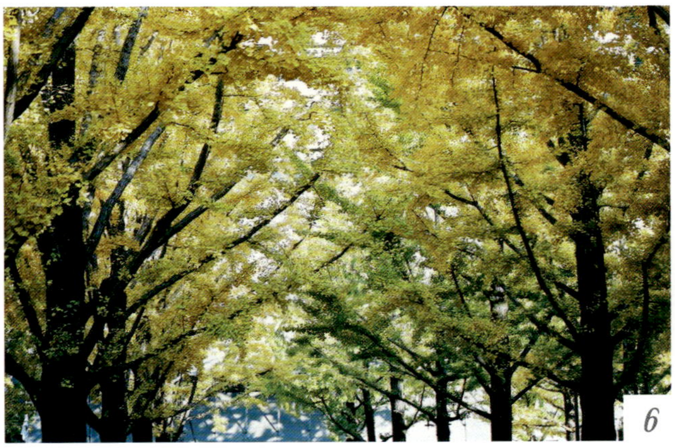

6

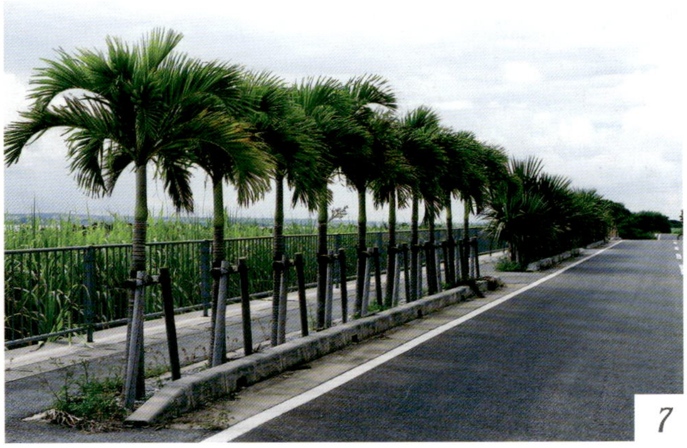

7

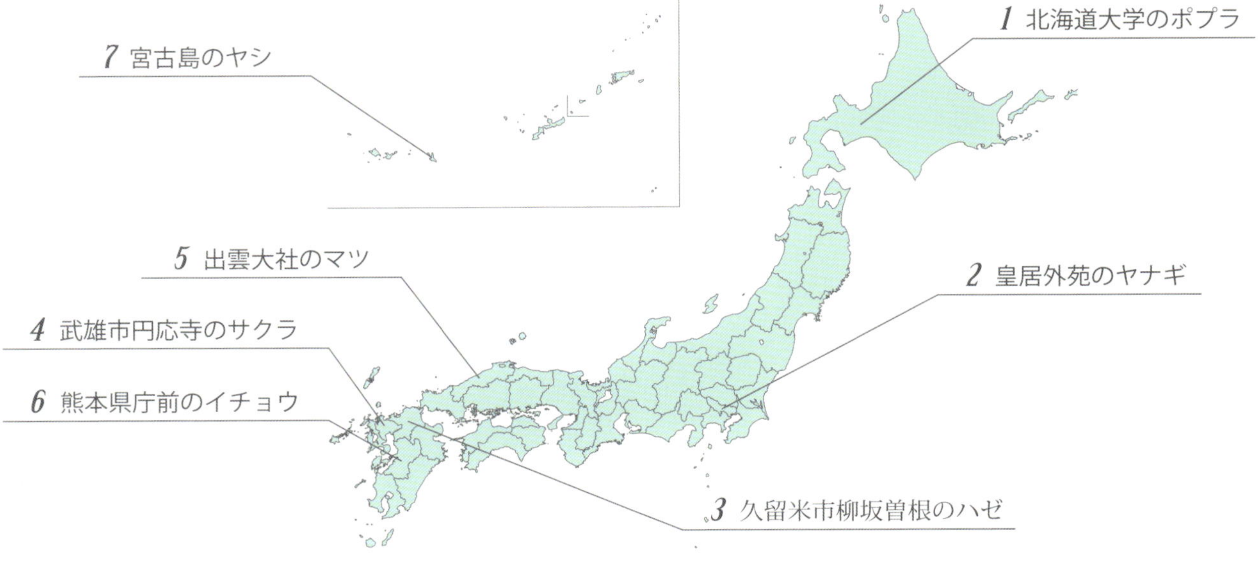
1 北海道大学のポプラ
7 宮古島のヤシ
5 出雲大社のマツ
2 皇居外苑のヤナギ
4 武雄市円応寺のサクラ
6 熊本県庁前のイチョウ
3 久留米市柳坂曽根のハゼ

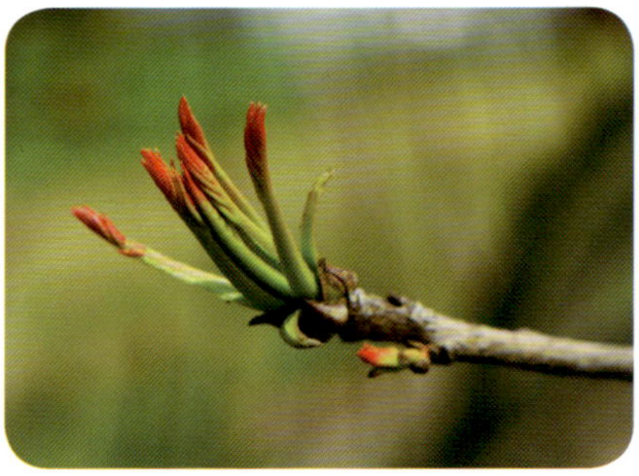

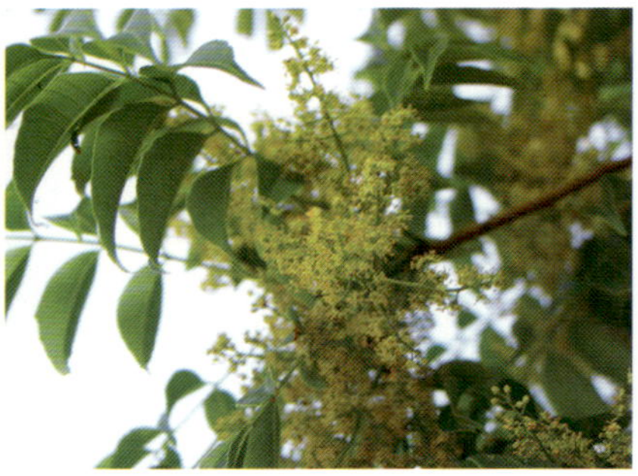

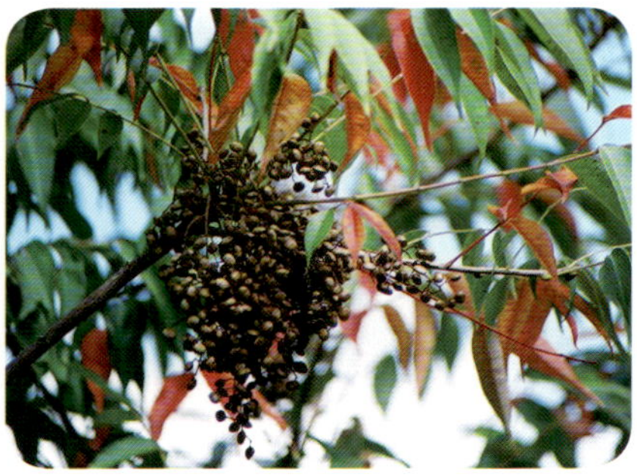

ハゼ並木の四季

ハゼ（櫨）は昔から、和ロウソクの原料になる木蠟《もくろう》を採取するために栽培されてきました。
久留米の柳坂曽根のハゼ並木は、古木がよく保存されています。
数百年にもわたり、冬の芽、春の新緑、夏の青い実、秋の紅葉など、それぞれ時の移ろいを示しながら、人々の目と心をとらえてきたことでしょう。今も多くの観光客が訪れています。

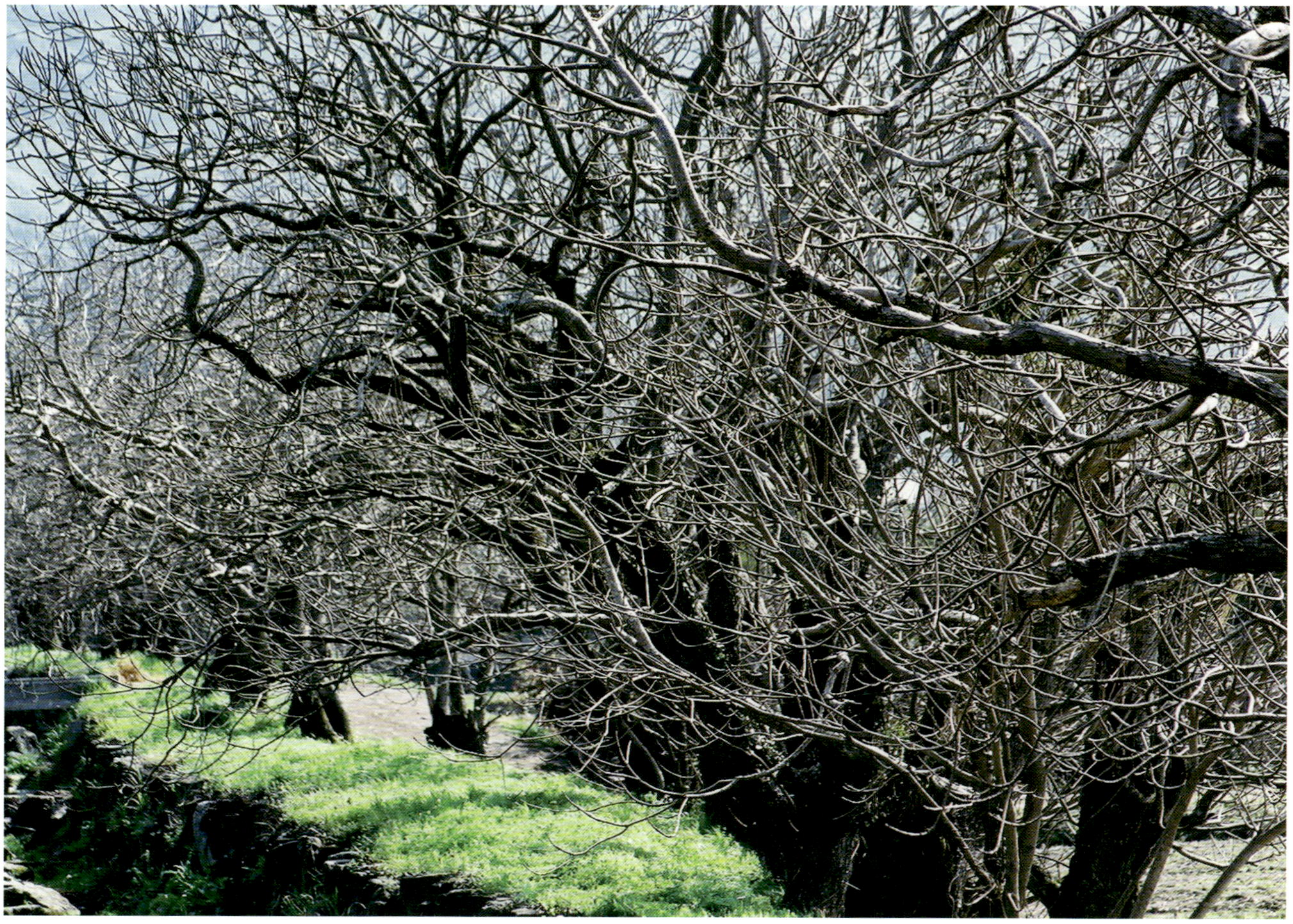

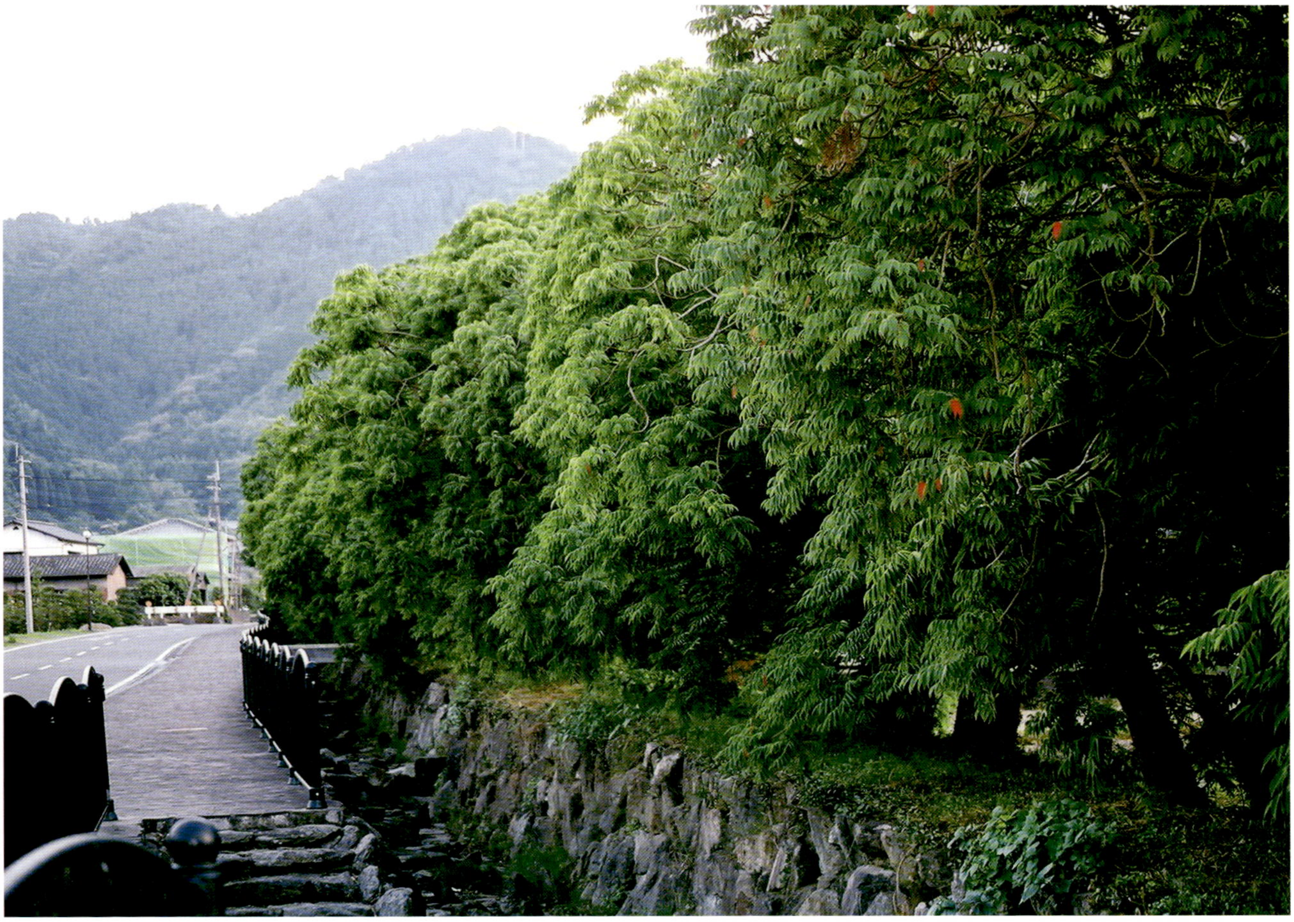

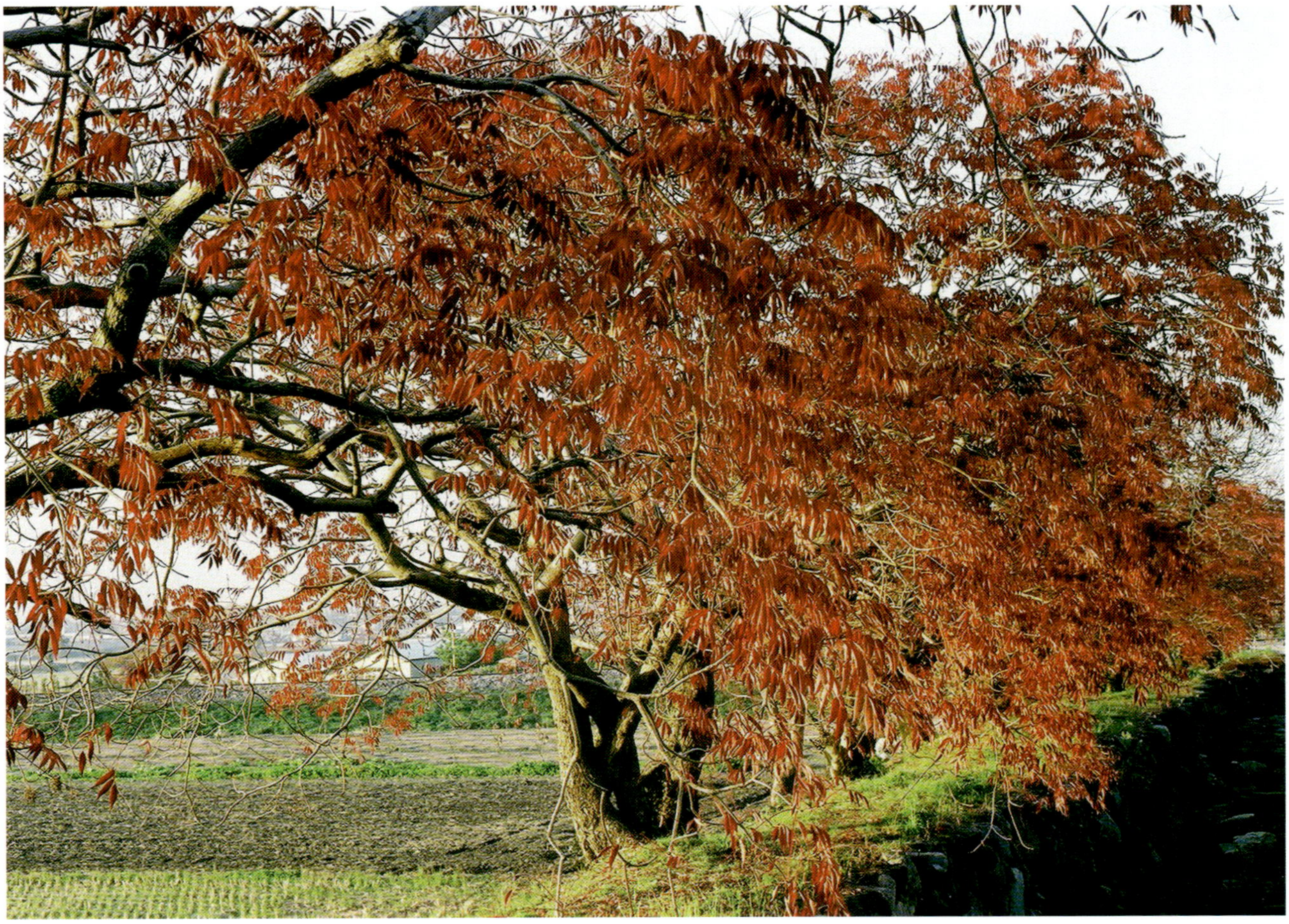

各地の紅葉

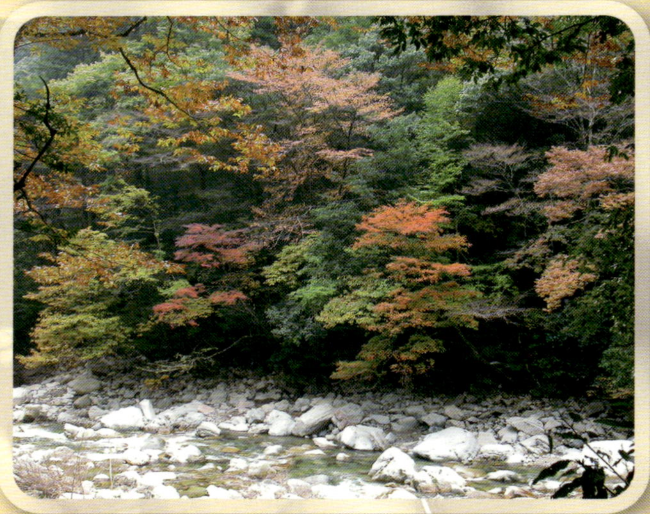

三段峡
（広島）

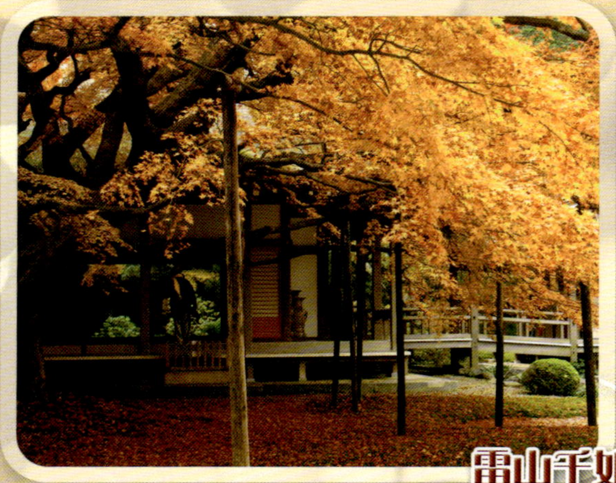

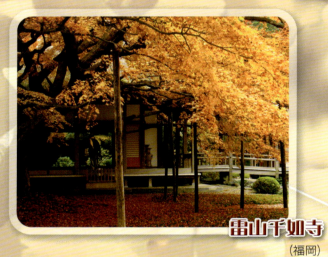

雷山千如寺
（福岡）

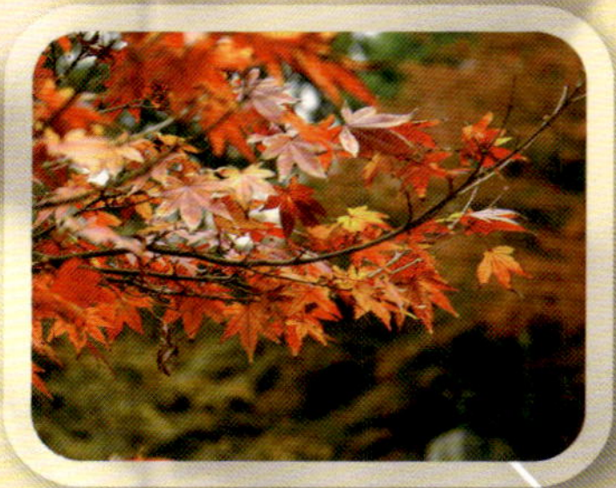

覚苑寺（山口）

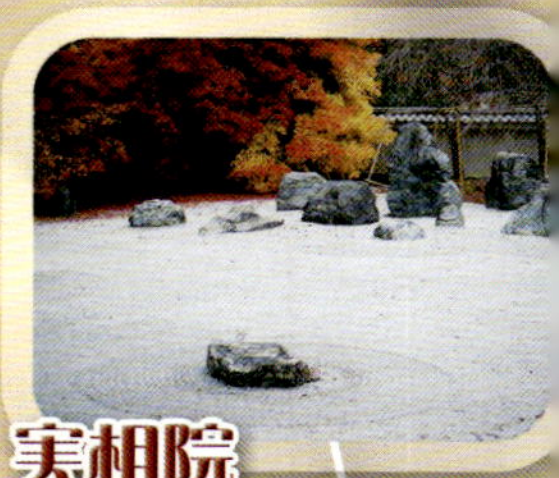

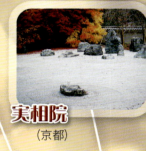

実相院
（京都）

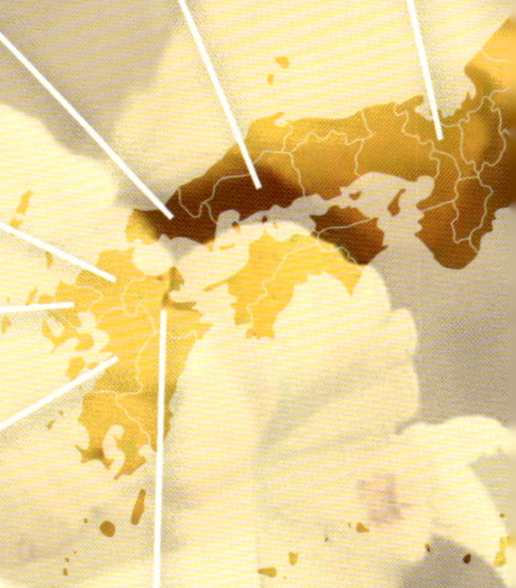

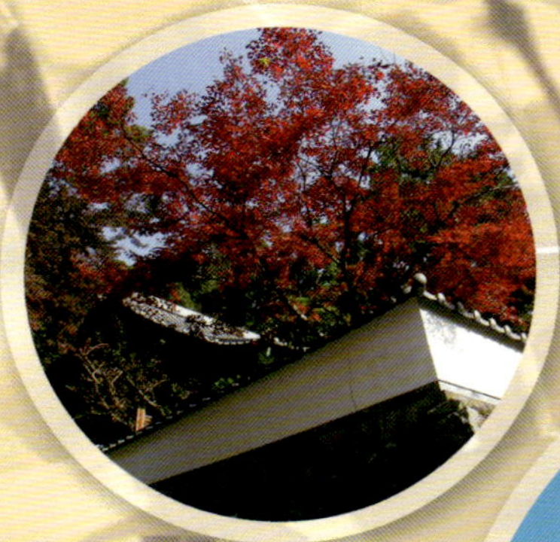

大興禅寺
（佐賀）

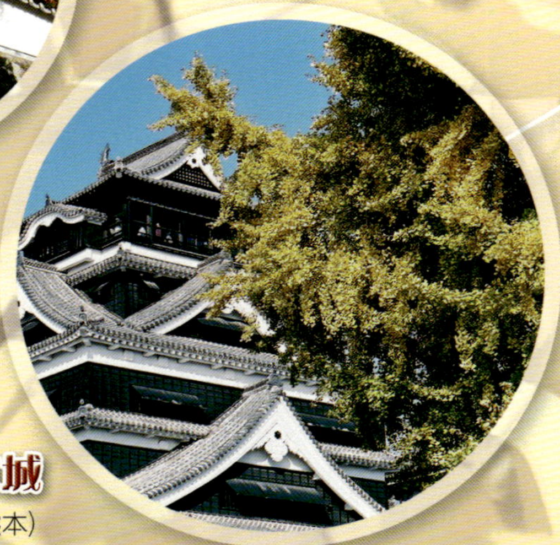

熊本城
（熊本）

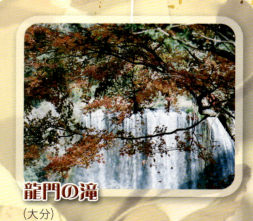

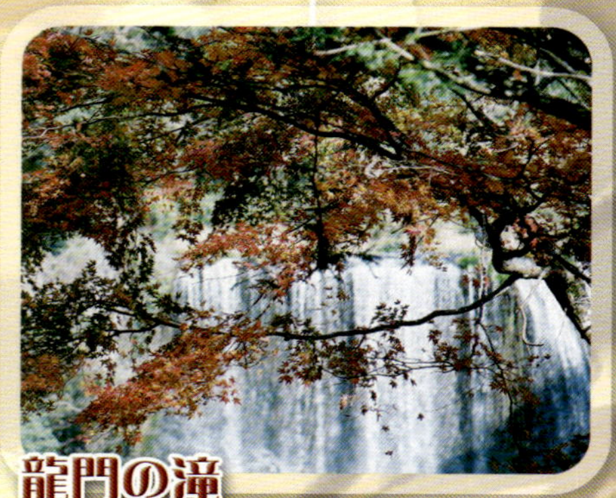

龍門の滝
（大分）

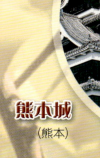

黒部平
（富山）

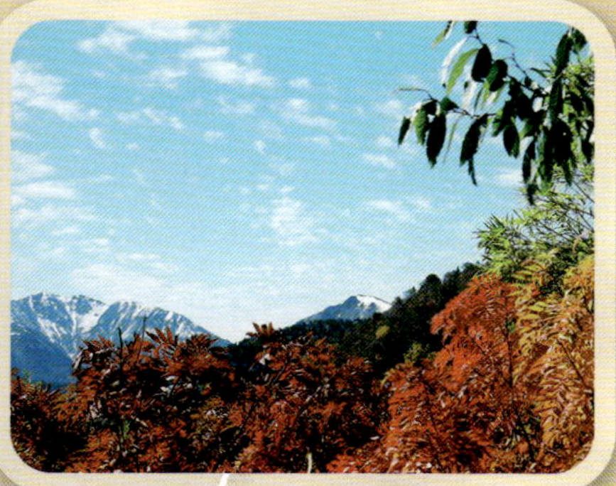

大雪山国立公園
（北海道）

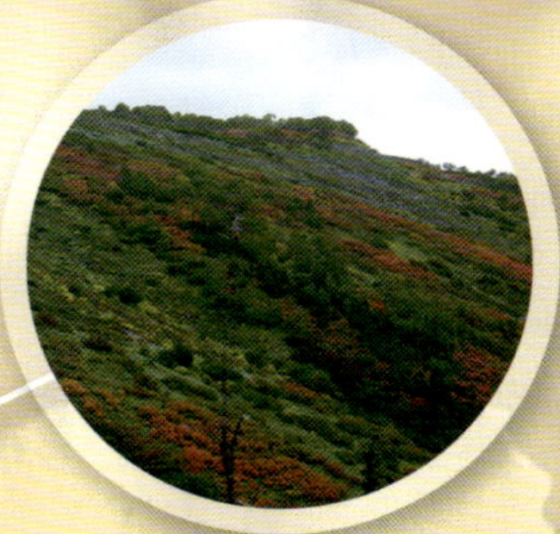

毛越寺
（岩手）

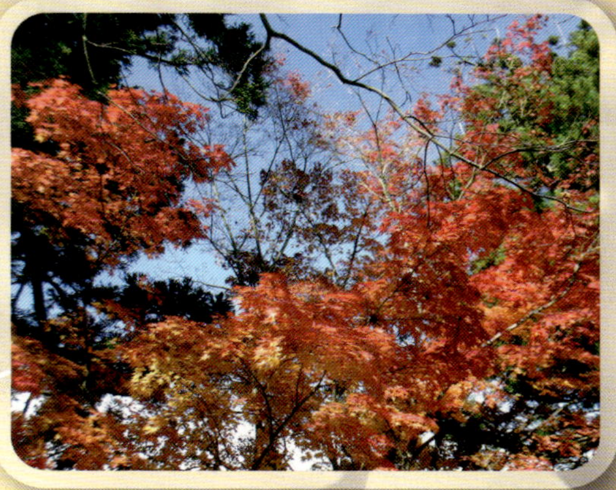

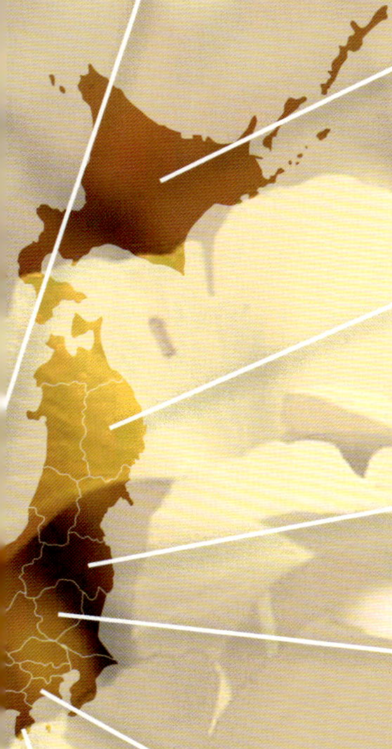

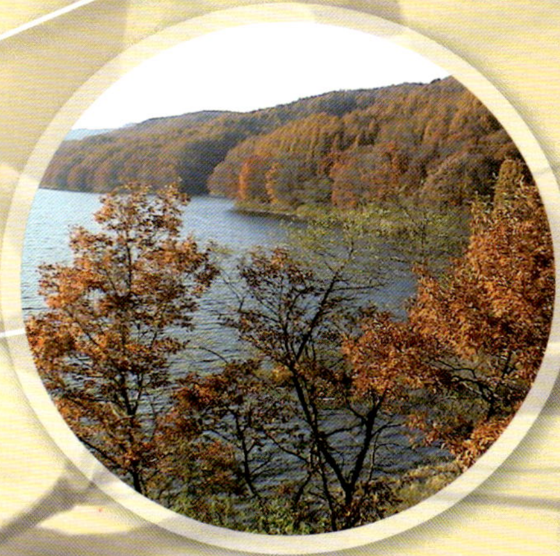

秋元湖
（福島）

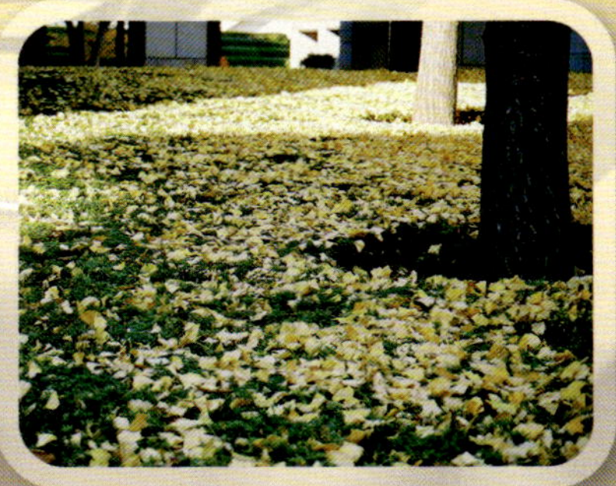

県庁前
（栃木）

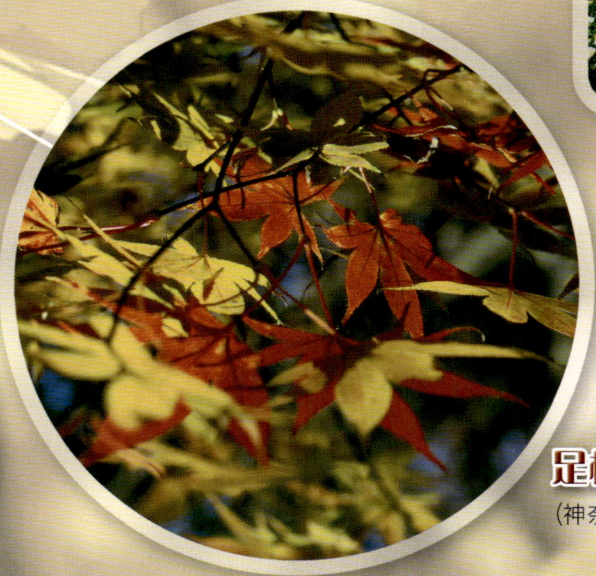

足柄峠
（神奈川）

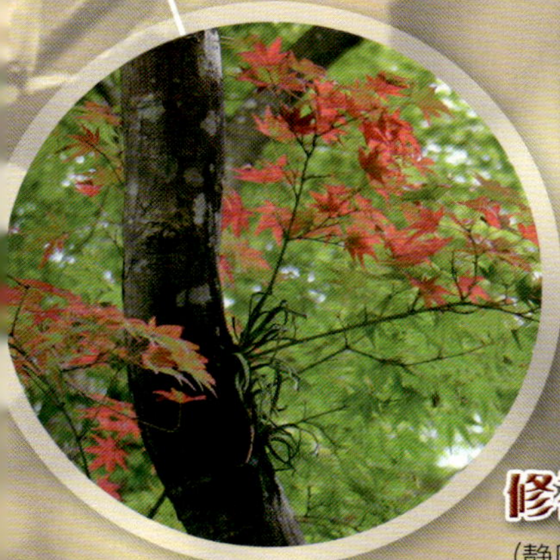

修禅寺
（静岡）

桜の葉の四季

音もなくひとりでにゆっくりと、また風に舞いながら、
落ち葉として地面に帰ってゆきます。
そして雪の下でも、落ち葉の層は役目を果たします。
次の世代を守るために、
次の芽吹きに後を託して……。

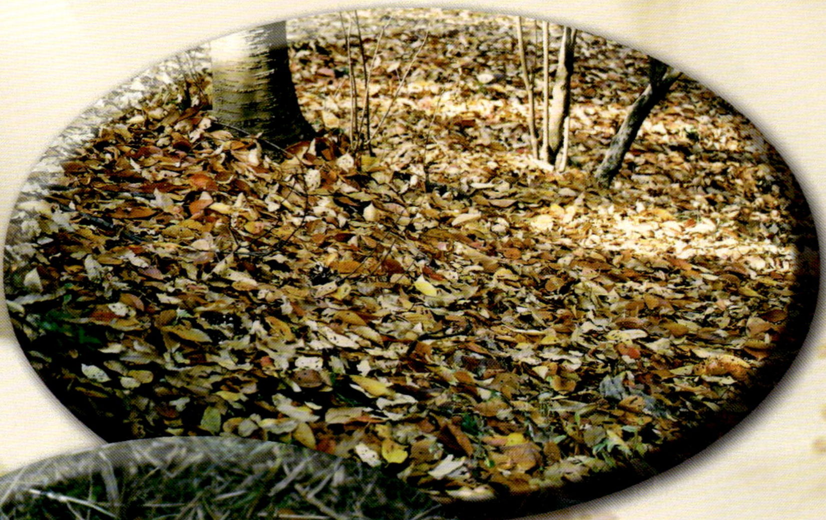

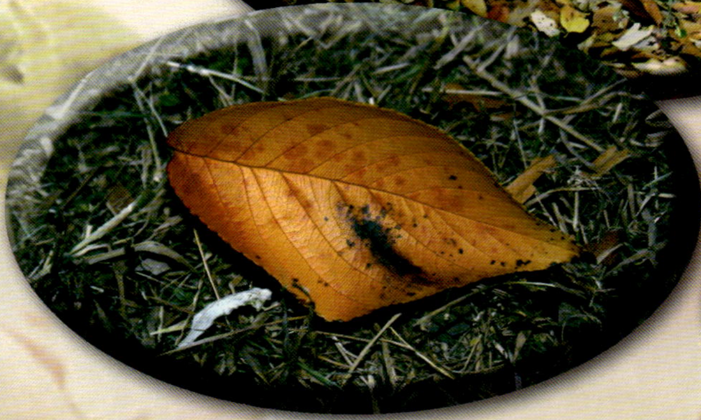

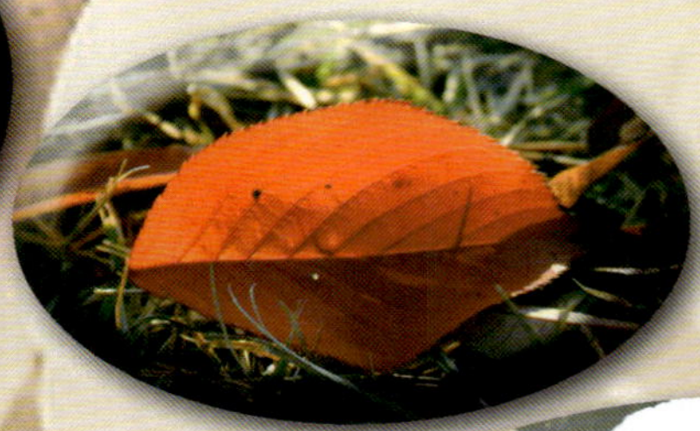

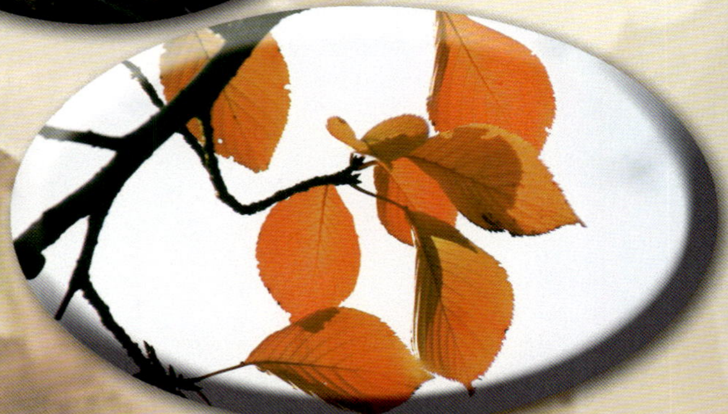

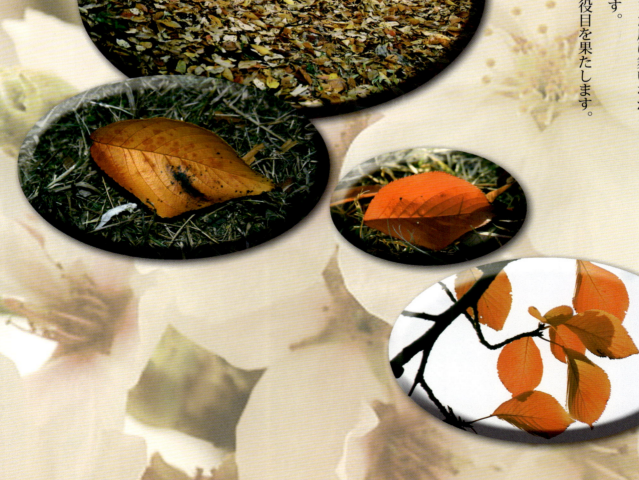

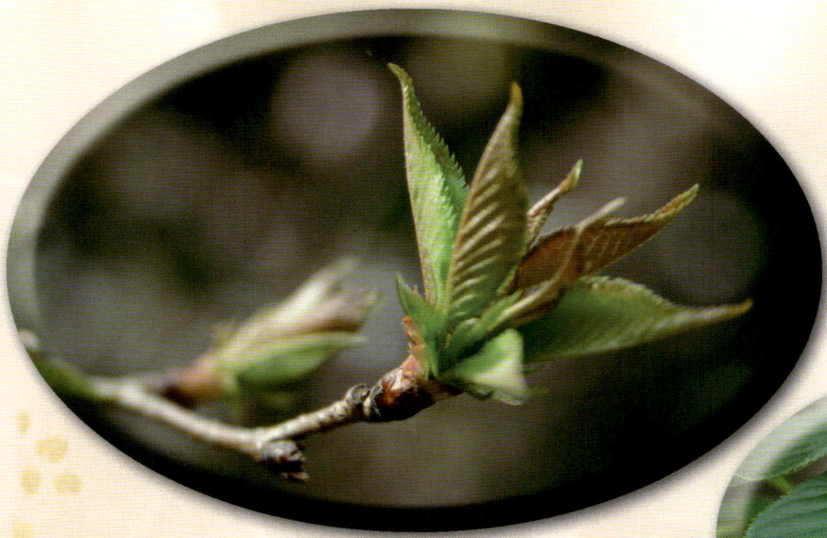

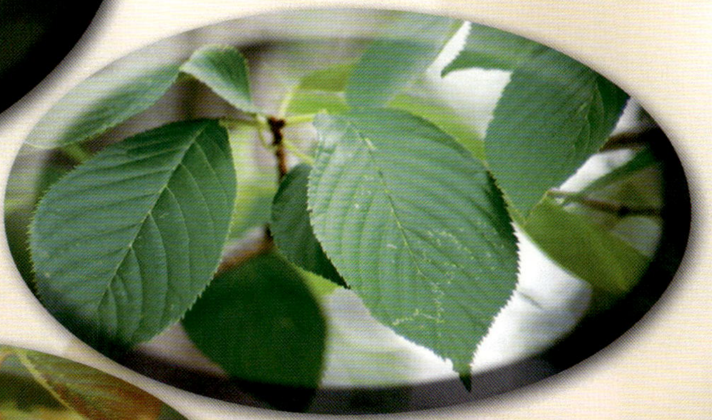

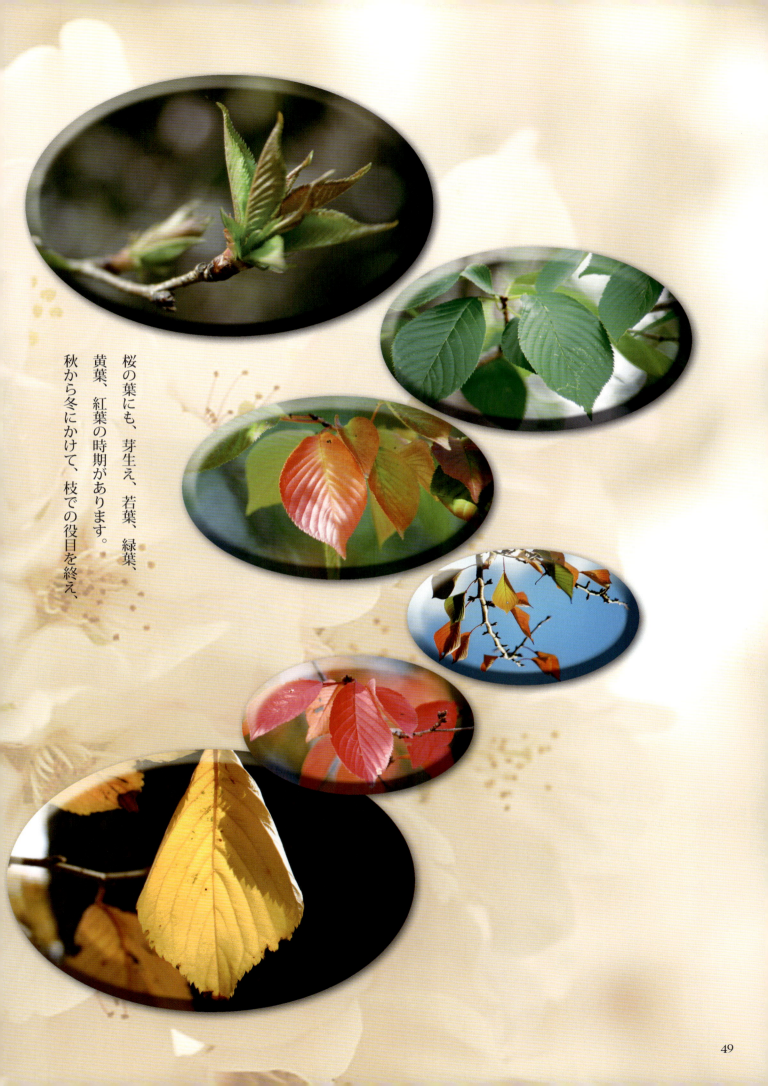

桜の葉にも、芽生え、若葉、緑葉、
黄葉、紅葉の時期があります。
秋から冬にかけて、枝での役目を終え、

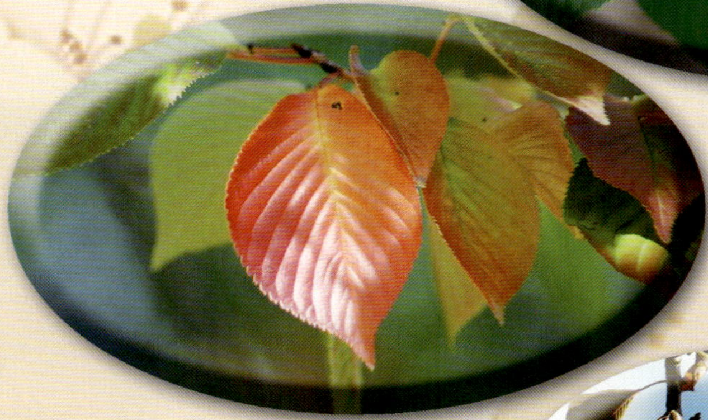

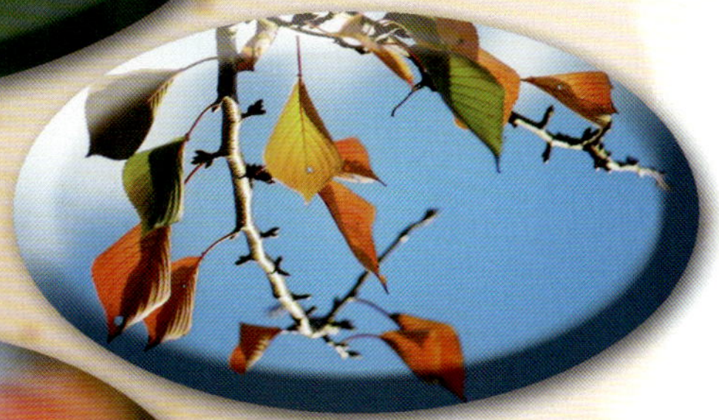

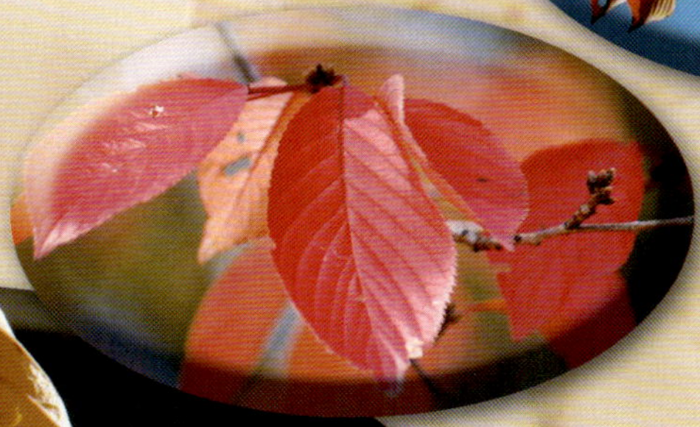

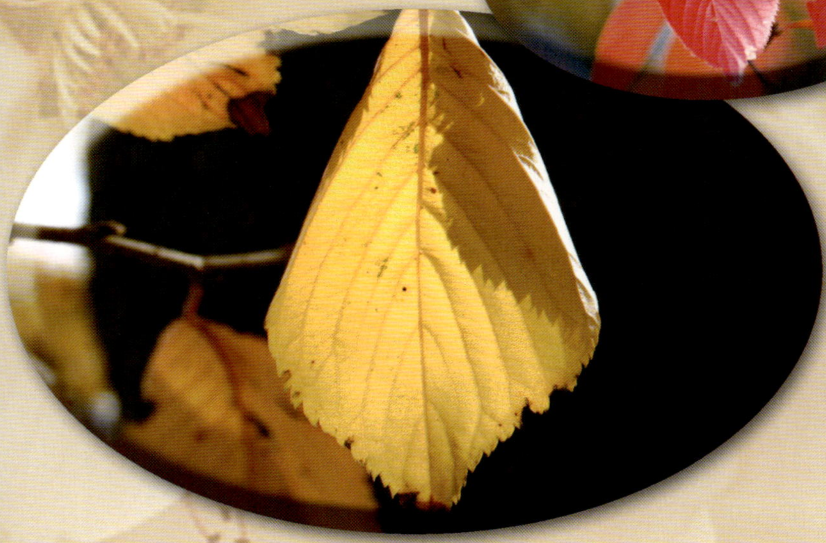

春の芽吹きと花

フジ

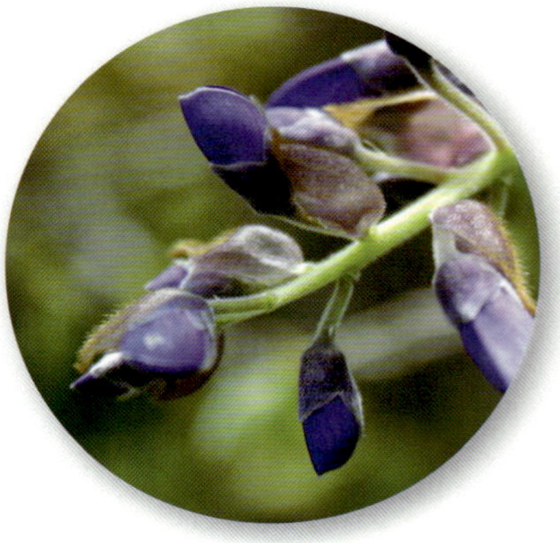

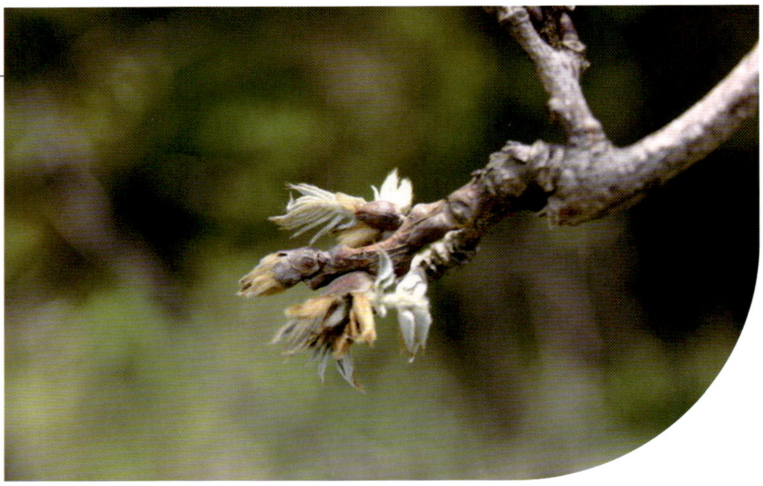

アブラギリ

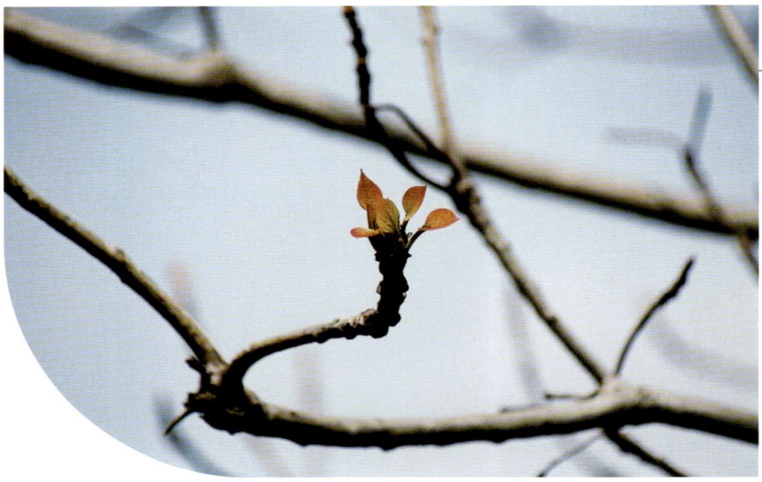

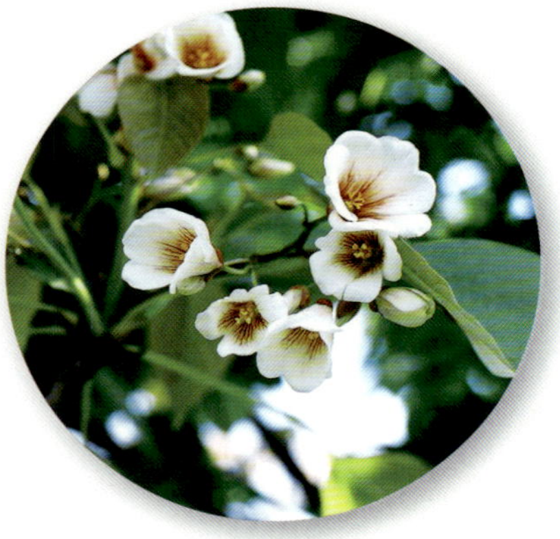

レンギョウ

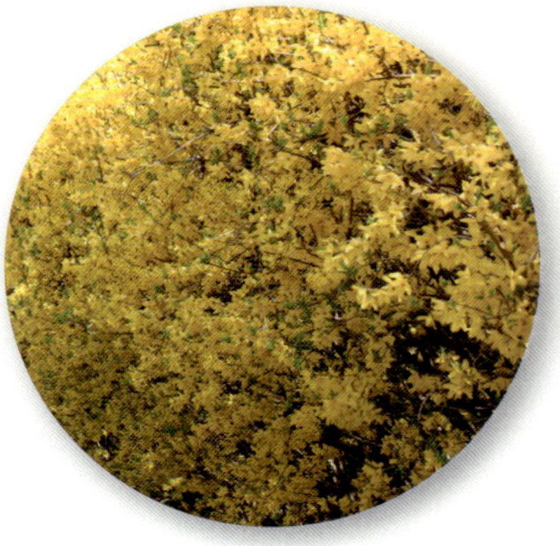

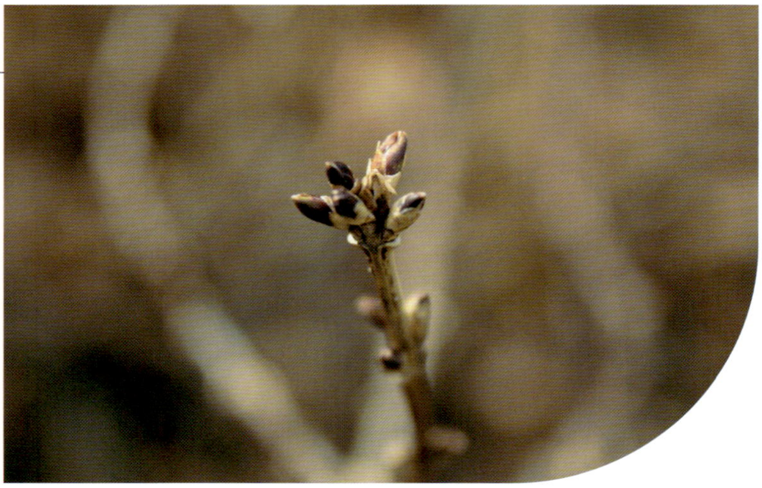

木の枝先は、時の流れとともに、その大きさと色を変えてゆきます。
冷たい大気中で身を固くしていた冬芽は、
暖かい東風を受けながら、静かに、静かに蕾から美しい花へ。
もうすぐ春です。……いや、もう春が来ましたよ。

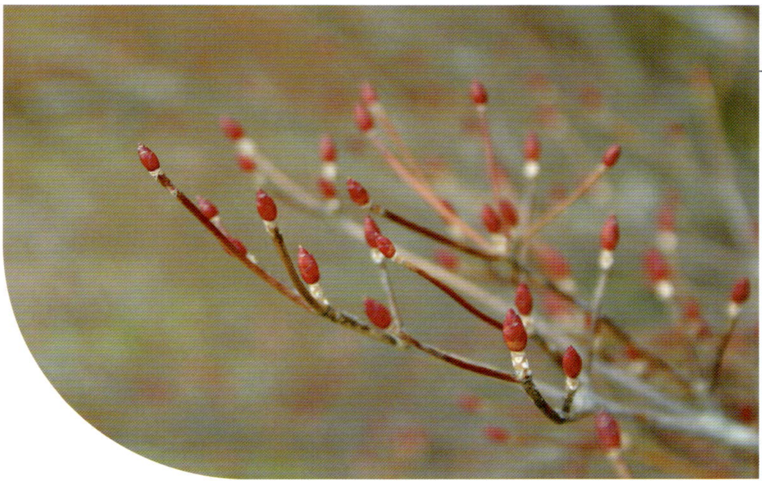

ドウダンツツジ

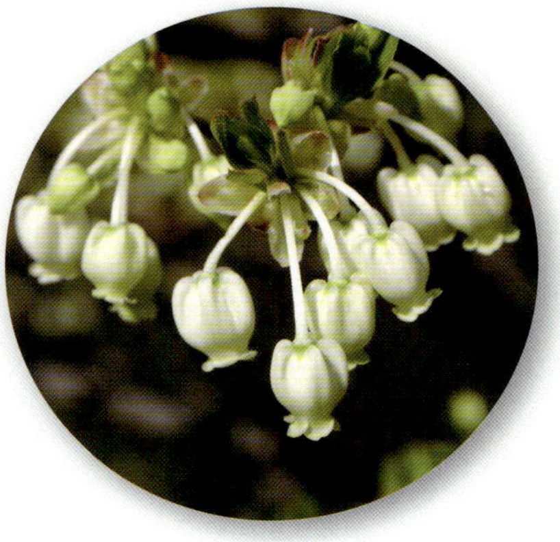

ハナミズキ

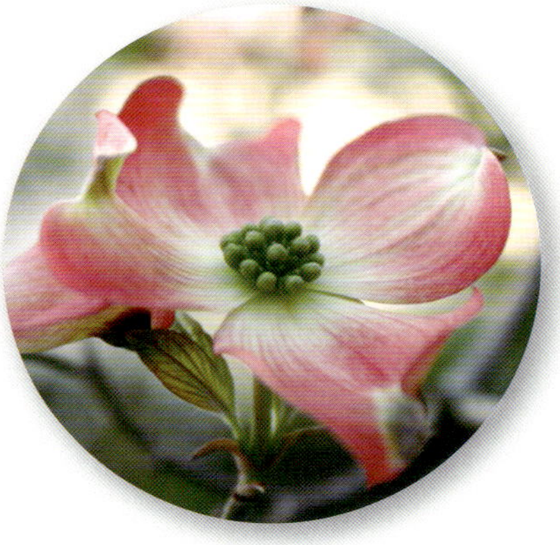

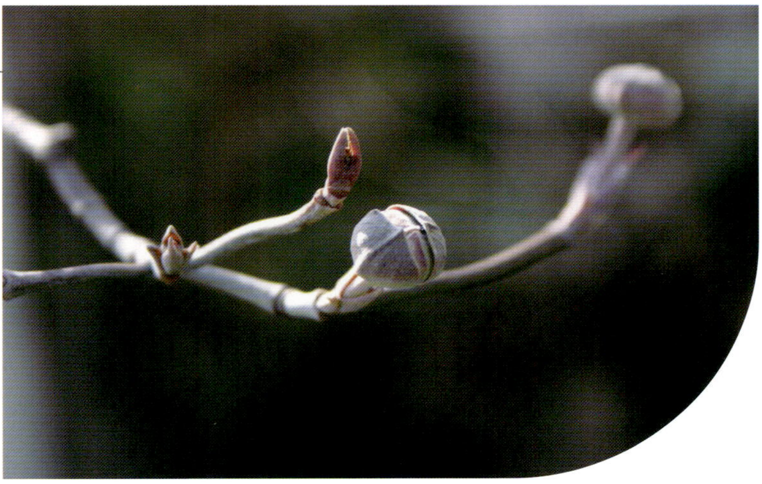

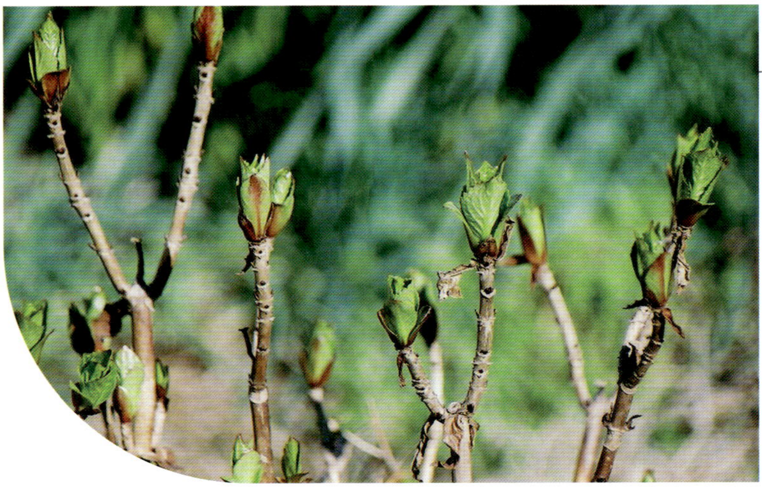

アジサイ

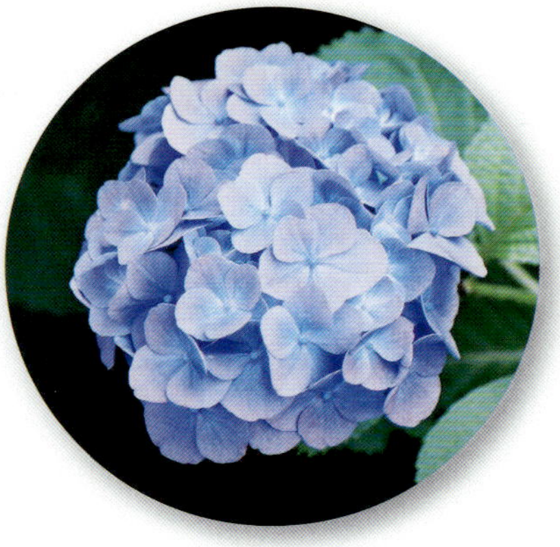

夏の花

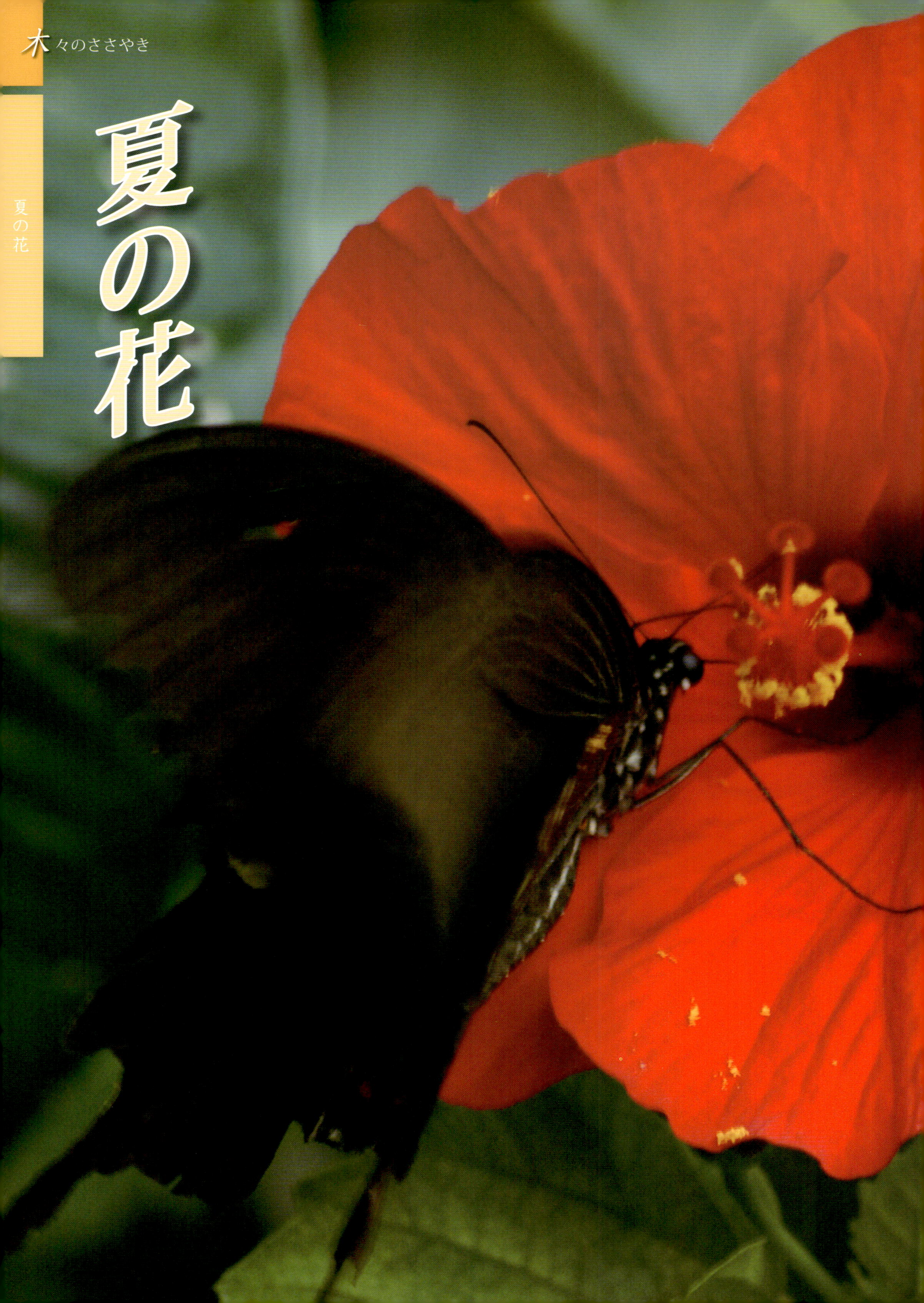

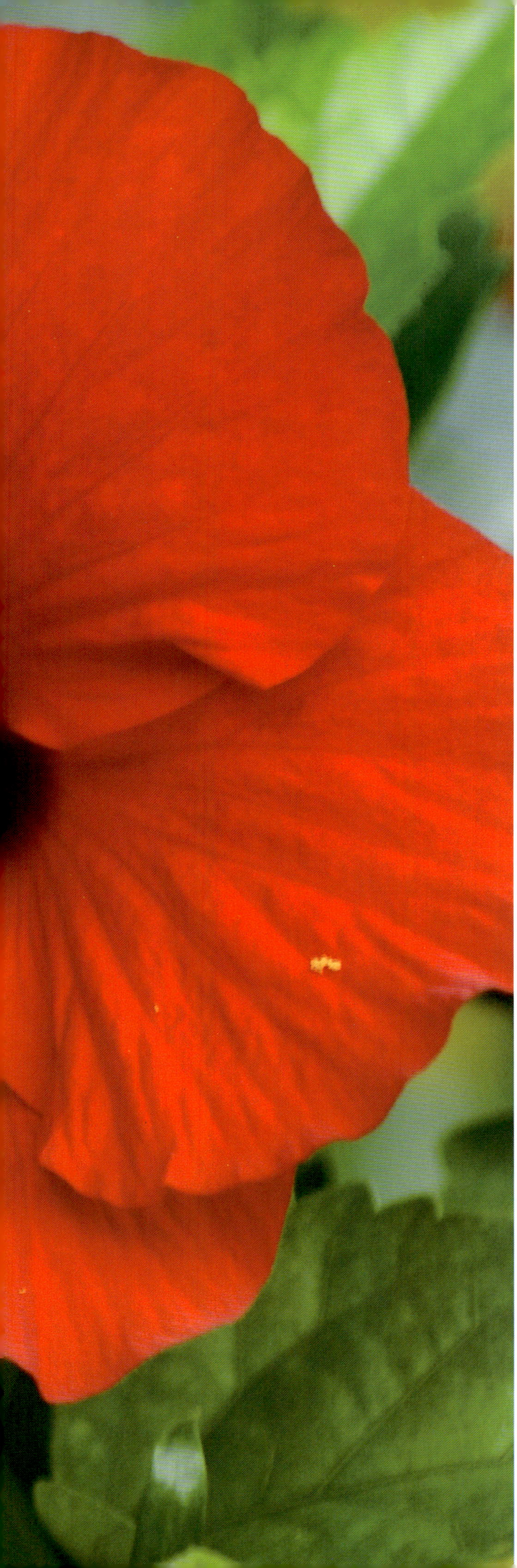

ハイビスカス

夏の花は、光と情熱にあふれて、
いろいろな色が輝きます。
とくに赤い花弁が目立ちますが、
まわりを見ると、
白い花も多く咲いていますよ。

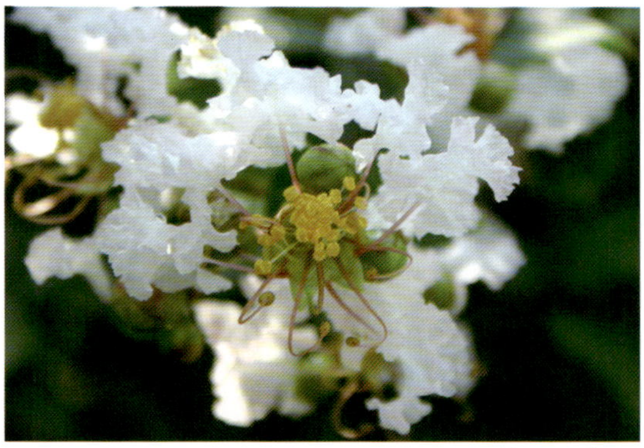

サルスベリ

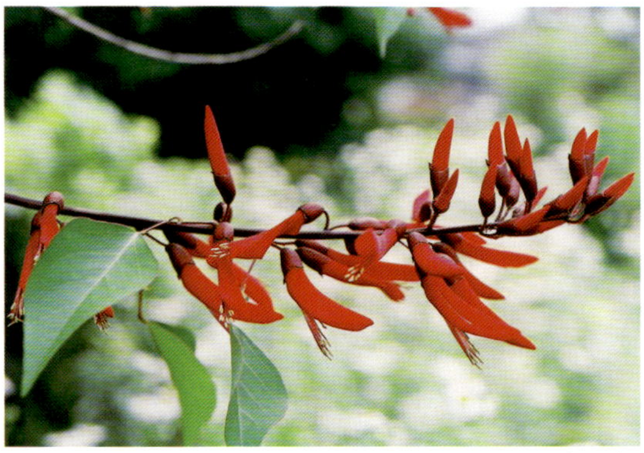

デイゴ

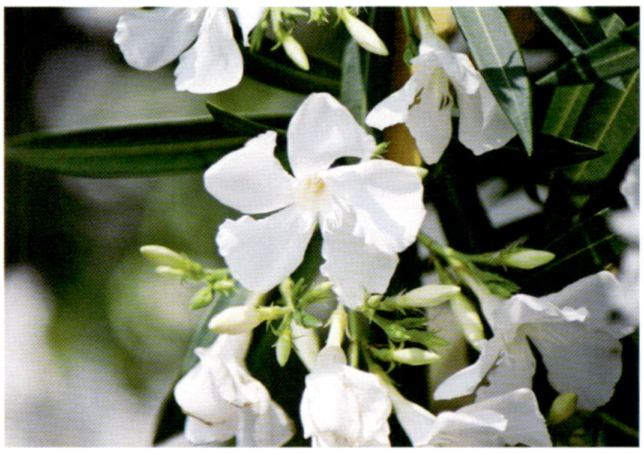

キョウチクトウ

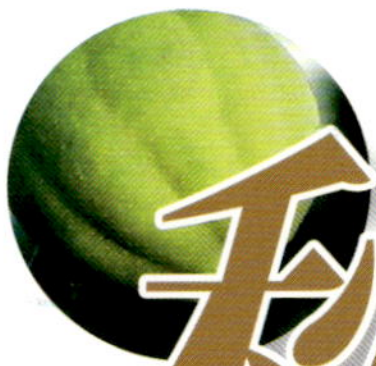
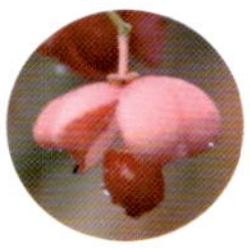

秋の木の実

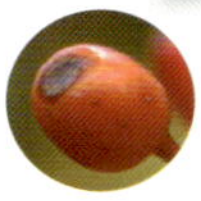
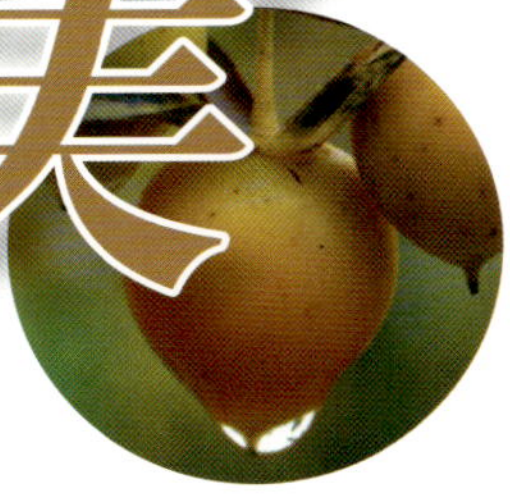

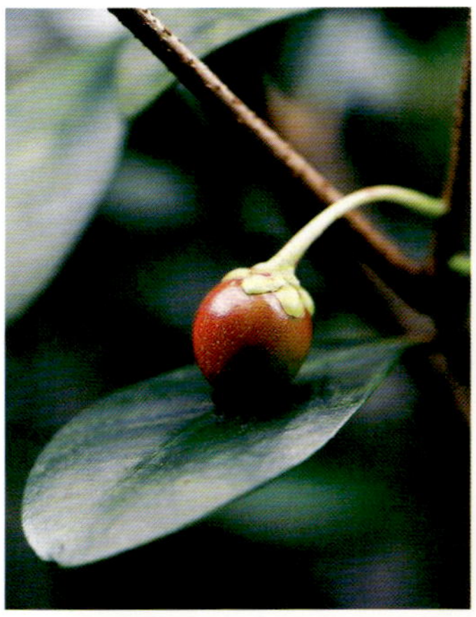
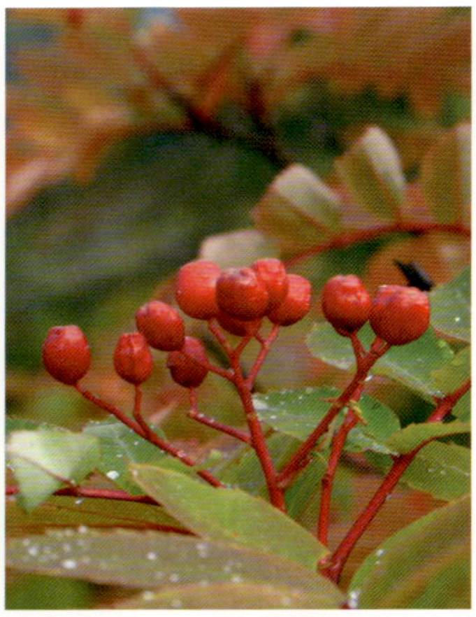
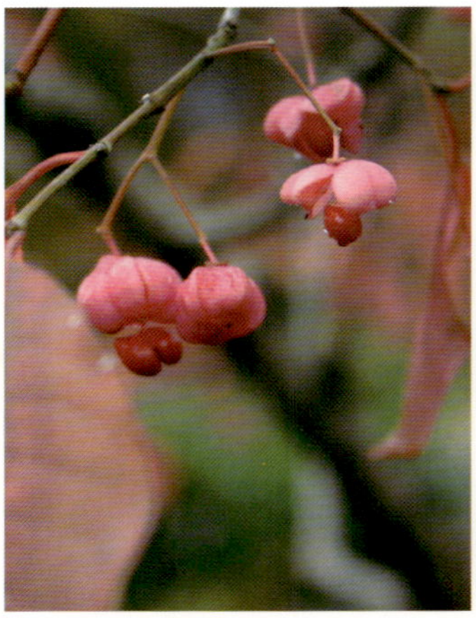
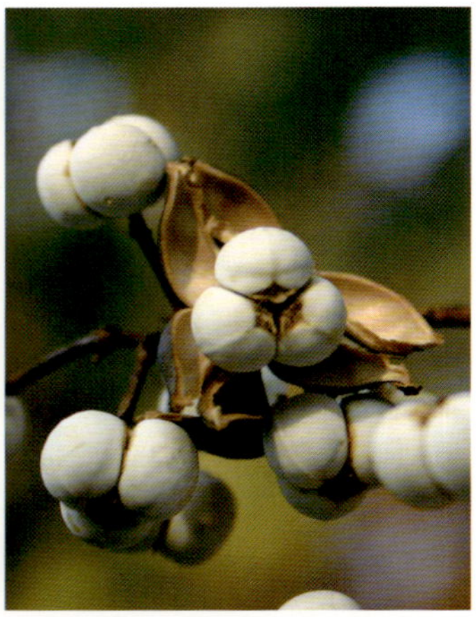

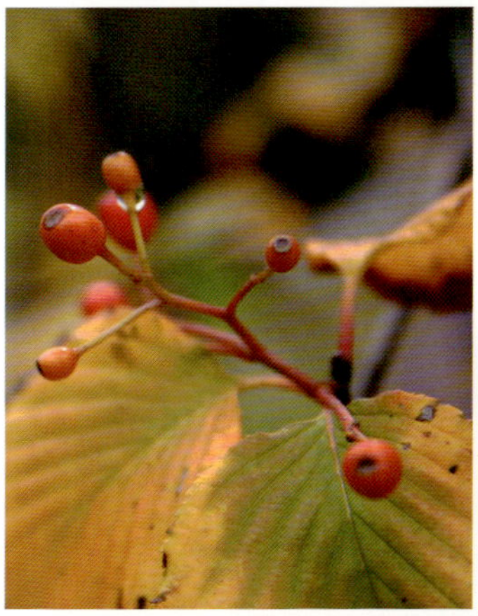
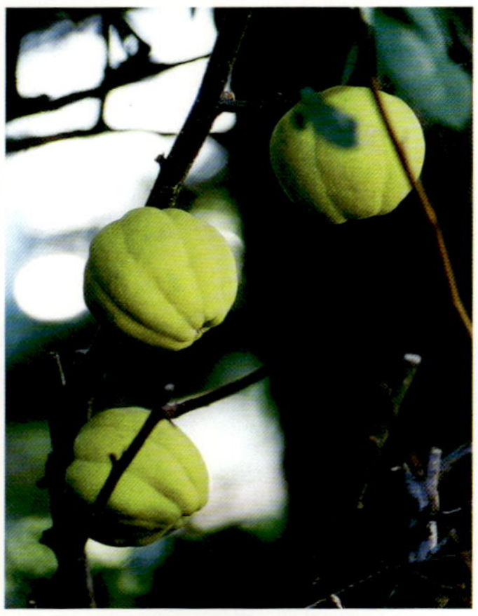
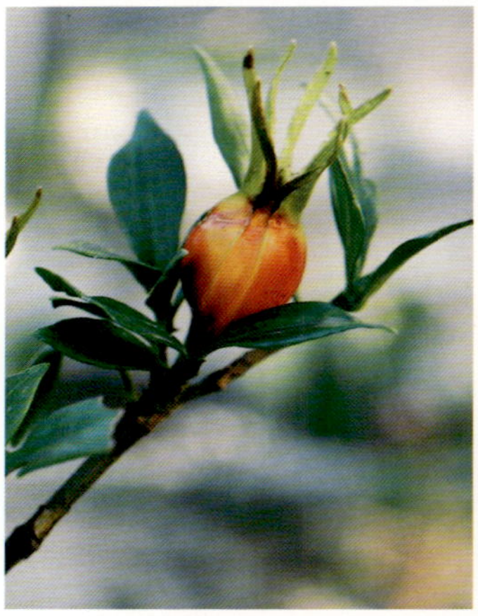
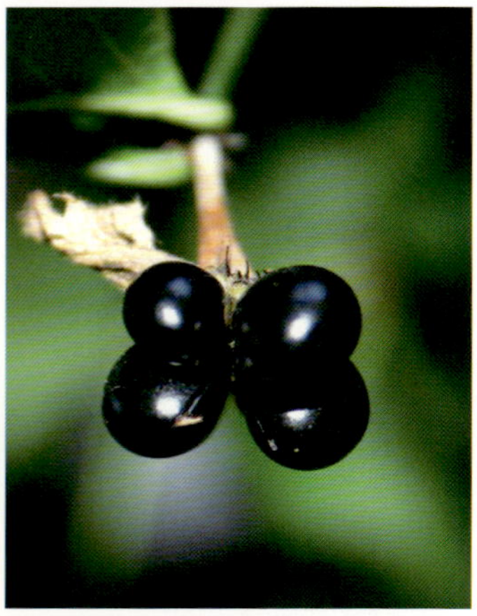

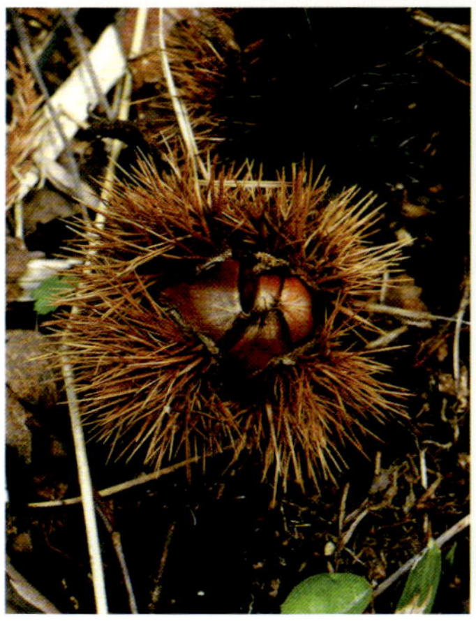
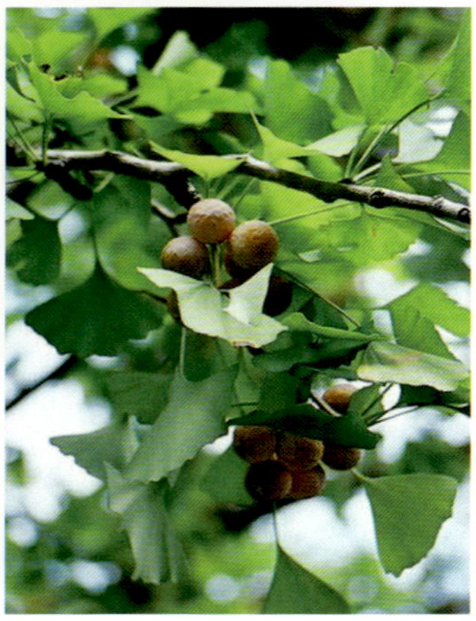
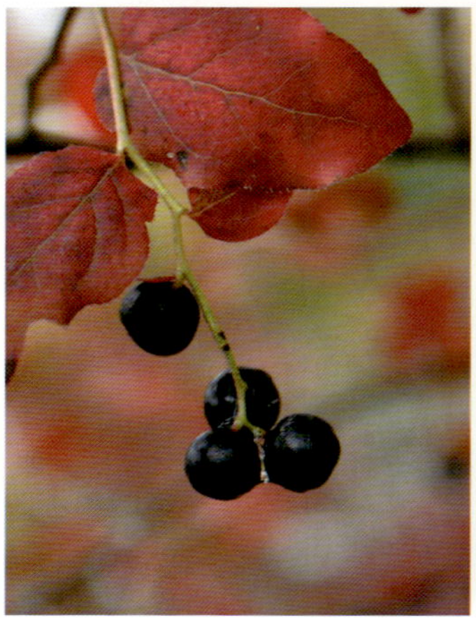
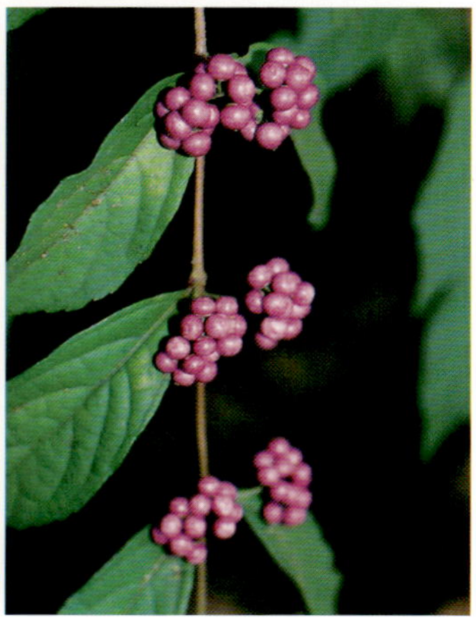

モッコク
アズキナシ
クリ

ウラジロナナカマド
ボケ
イチョウ

マユミ
クチナシ
ナツハゼ

ナンキンハゼ
シロヤマブキ
コムラサキ

秋は実りの季節です。

木には、黄色や橙色などいろいろな色をした実がなって、私たちの目を楽しませてくれます。

青空に映える真っ赤な実、殻をやぶって顔を出す実、風で葉や小枝とともに揺れる実……。

秋は、実の可愛い姿や色を楽しむことができる季節です。

木のそばを通るとき、ほんの少し、近寄って見てください。

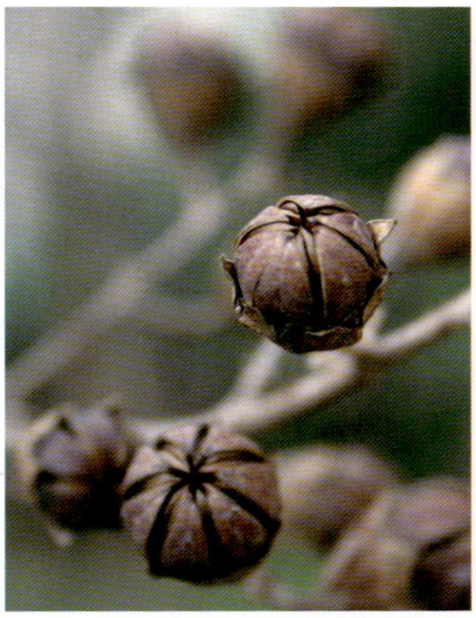
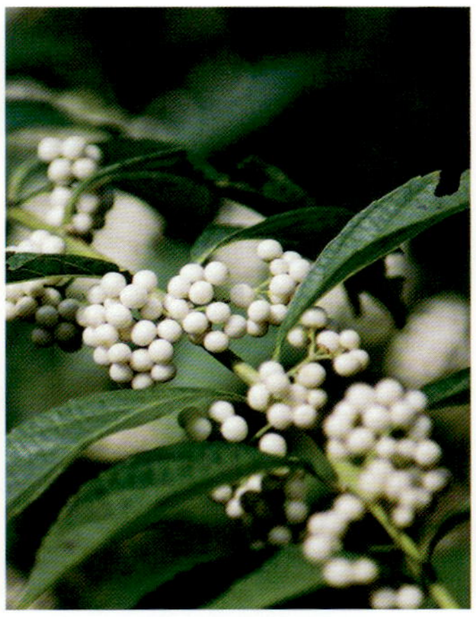
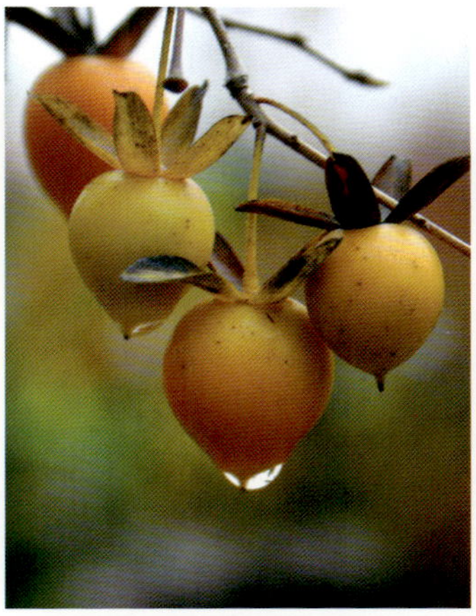
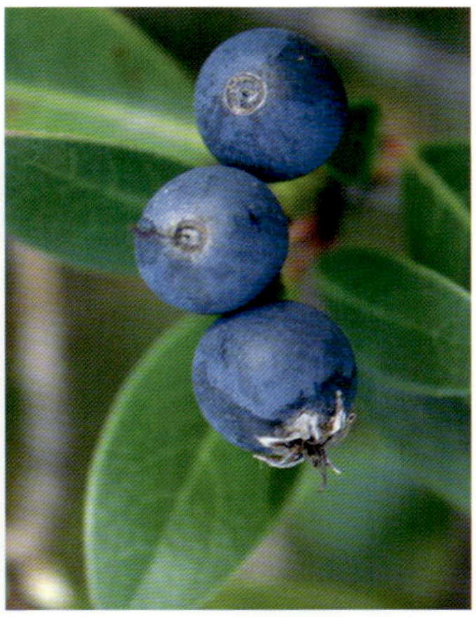
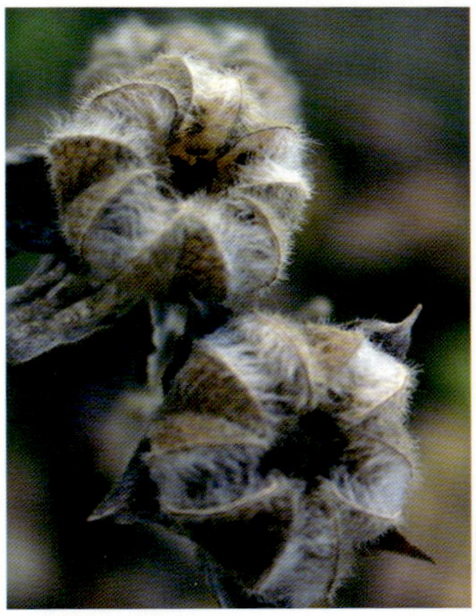
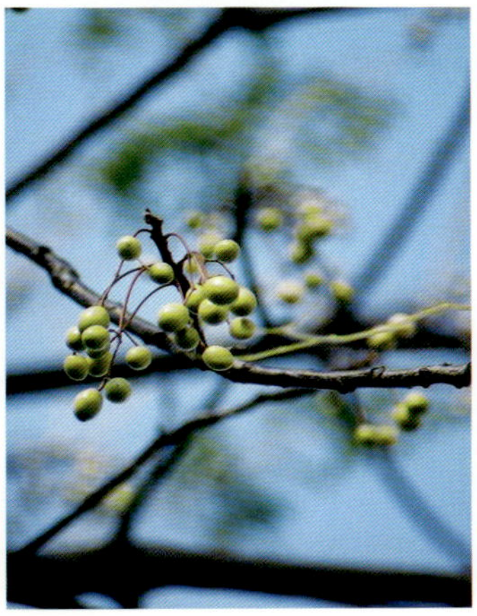
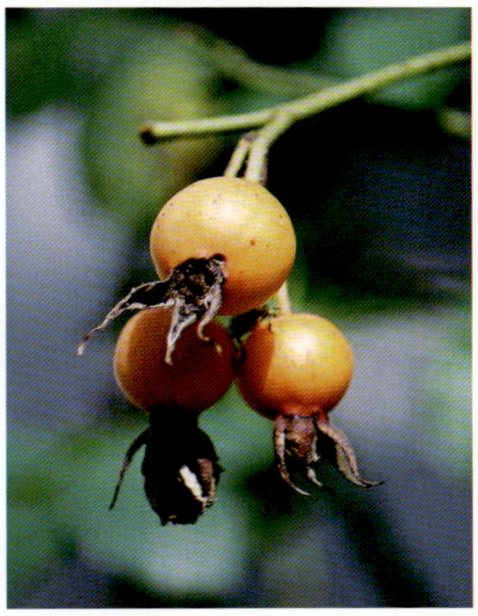
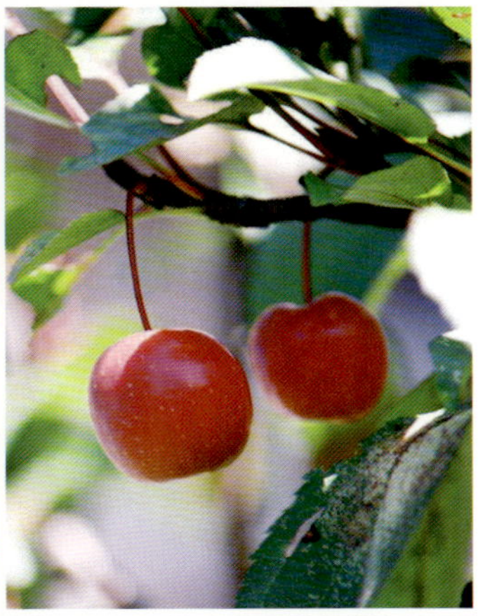
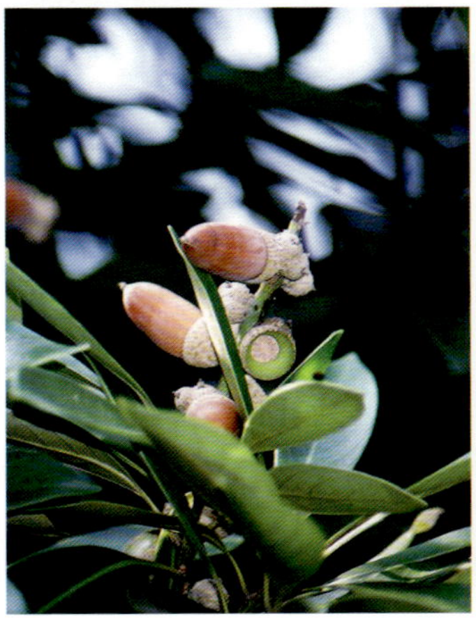
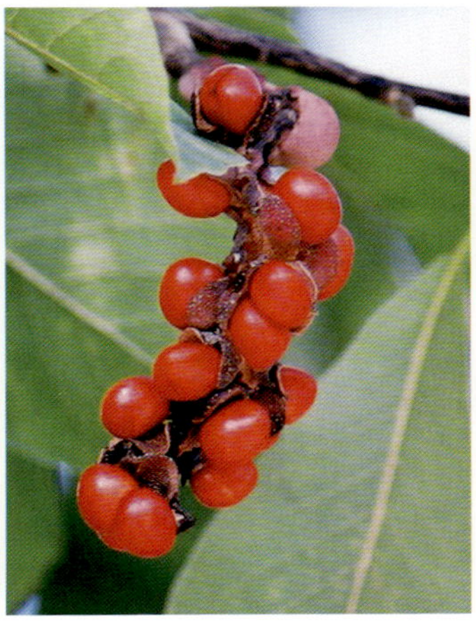
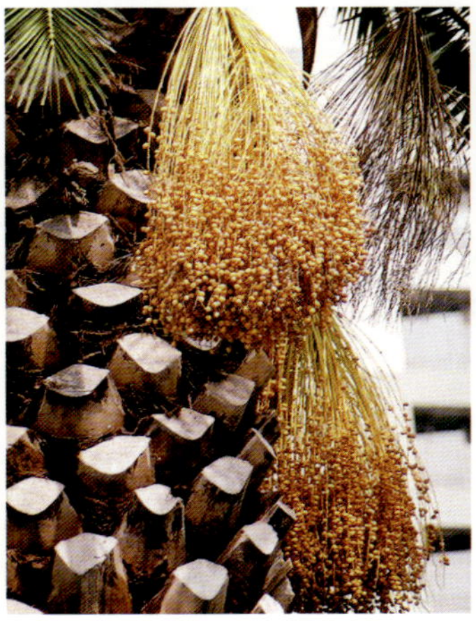
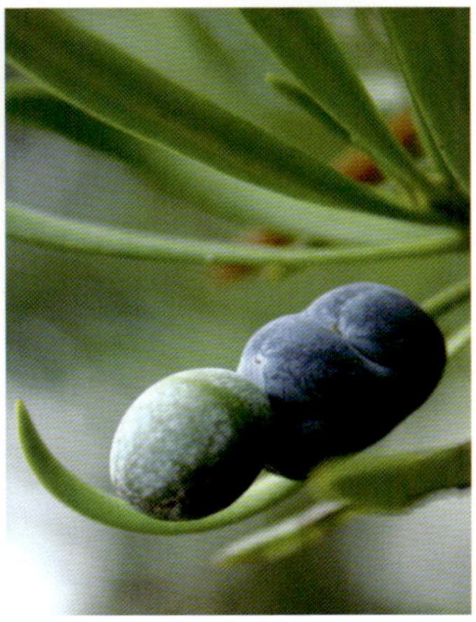

サルスベリ
フヨウ
マテバシイ

シロシキブ
センダン
コブシ

ロウアガキ
バラ
フェニックス

シャリンバイ
ヒメリンゴ
マキ

木々に積もる雪

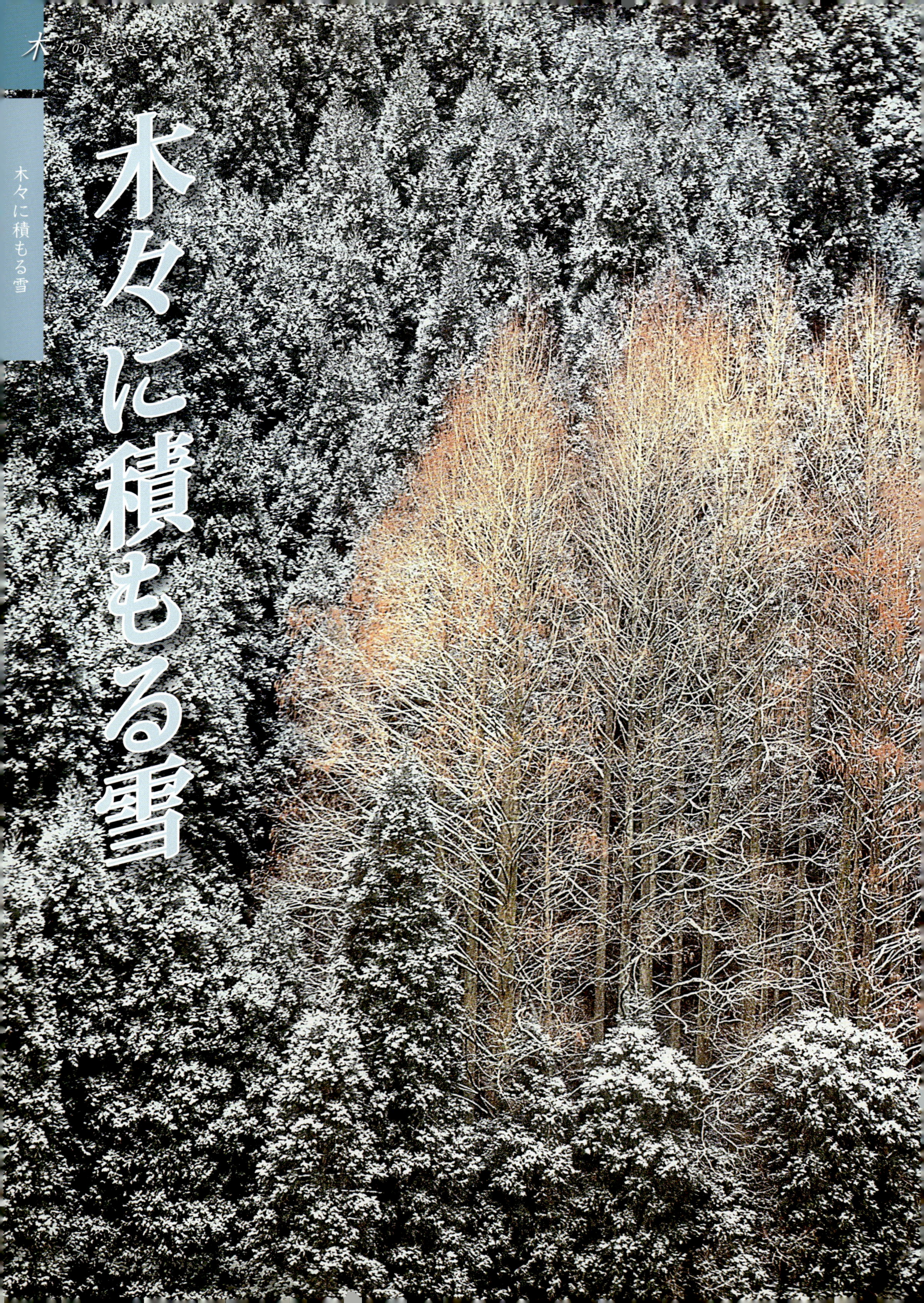

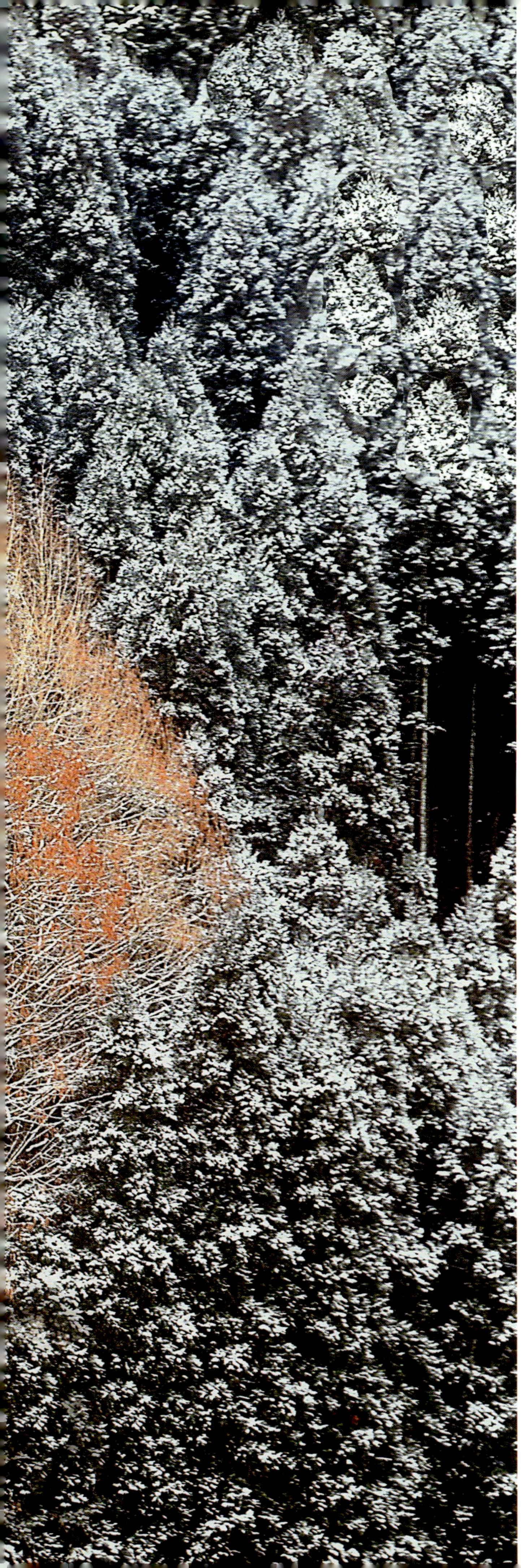

メタセコイア　提供：黒岩和夫さん

冬に咲く花や赤い実、
常緑の葉に雪が積もると、
植物の美しさが冴えます。
また、春を待つ枝先、
芽や蕾に雪が積もると、
その凛とした姿に
声援を送りたくなります。

もうすぐですよ、
雪解けは……。

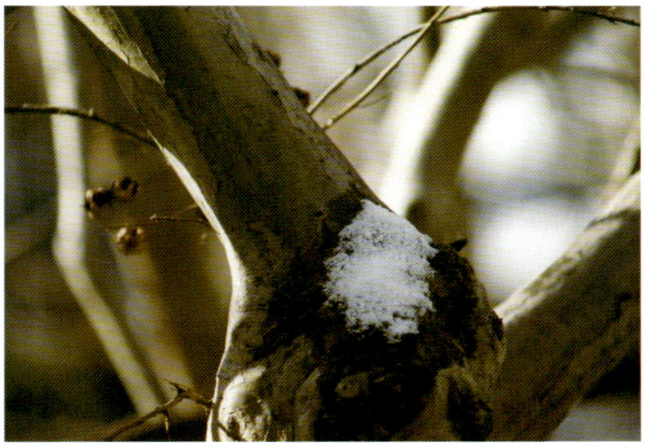

サルスベリ

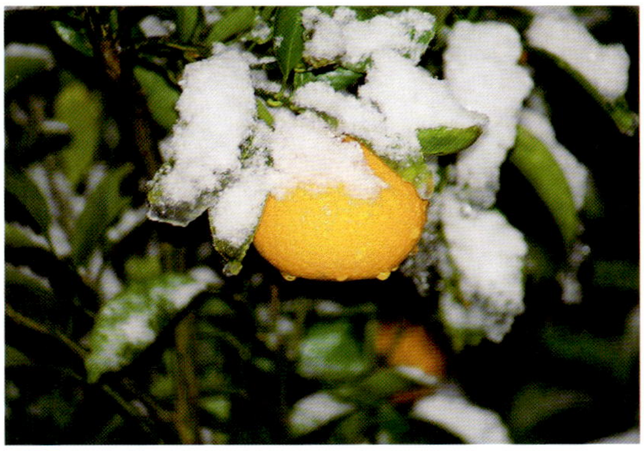

ミカン

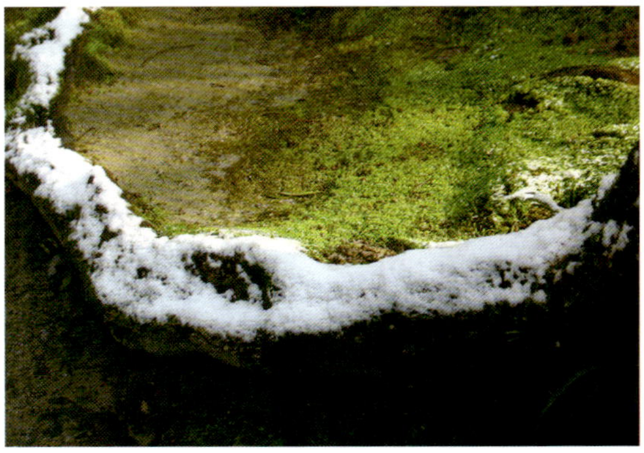

クスノキ

竹林では、
地下茎で互いに
協調し合っています。
　竹は、助け合う木です。

そよ風に揺れながら、
小枝や葉先がサラサラと
音を立てます。
　竹は、音楽を奏でる木です。

竹は、
私たちにいろいろなことを、
教えてくれます。

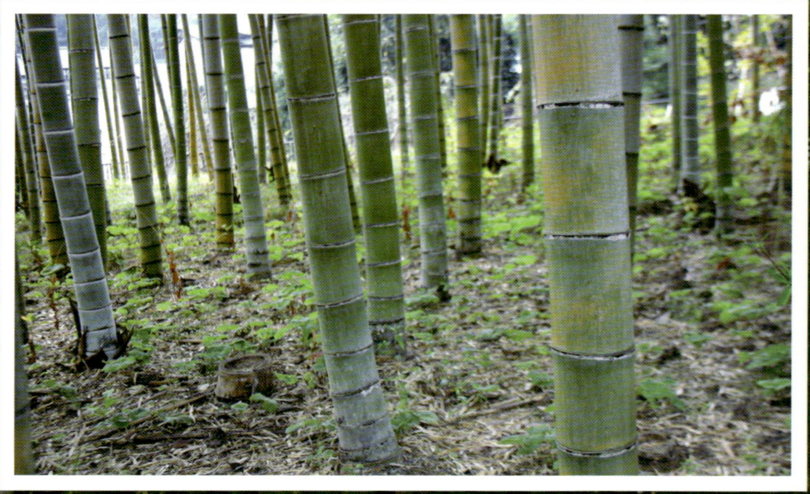

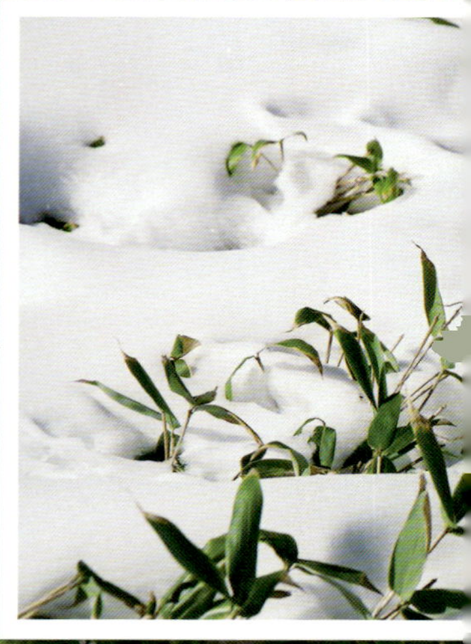

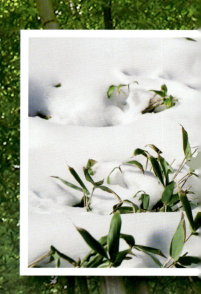

竹はいつも青々して、
真っ直ぐに伸びます。
竹は、気品がある木です。

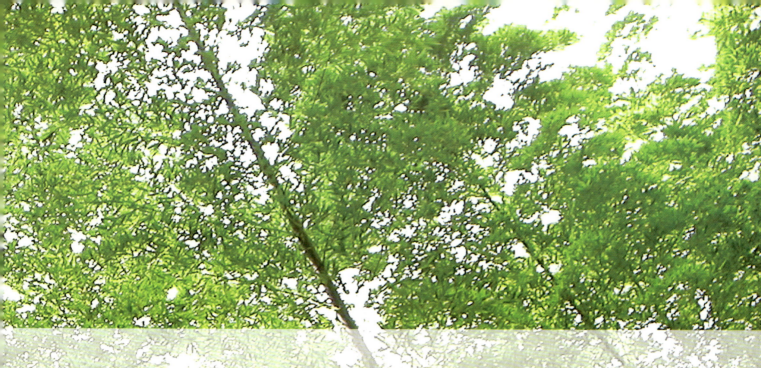

大雪の際でも、しなるだけで、
積雪に耐え、
折れることはありません。
竹は、がまん強い木です。

そして雪解けが始まると、
一気にピーンと
積雪を払い落とす力を
持っています。
竹は、力強い木です。

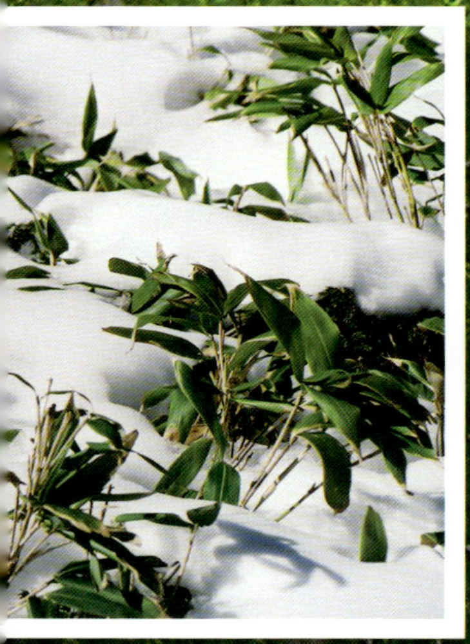

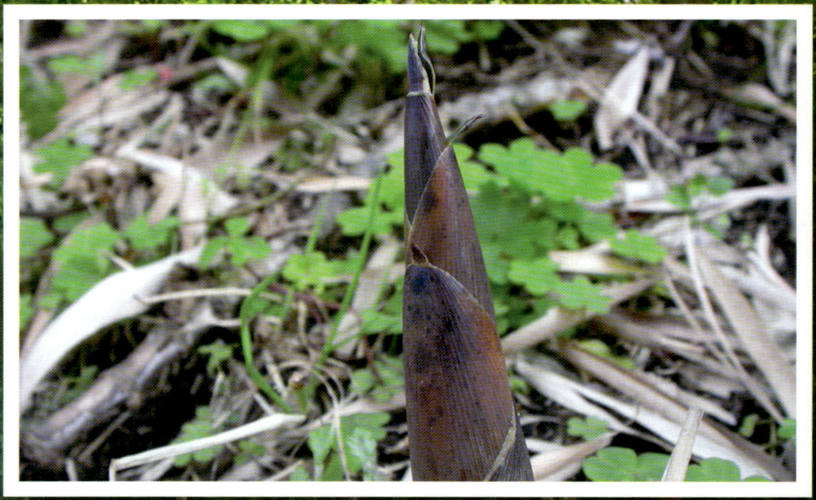

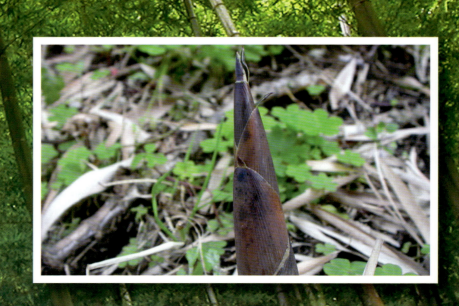

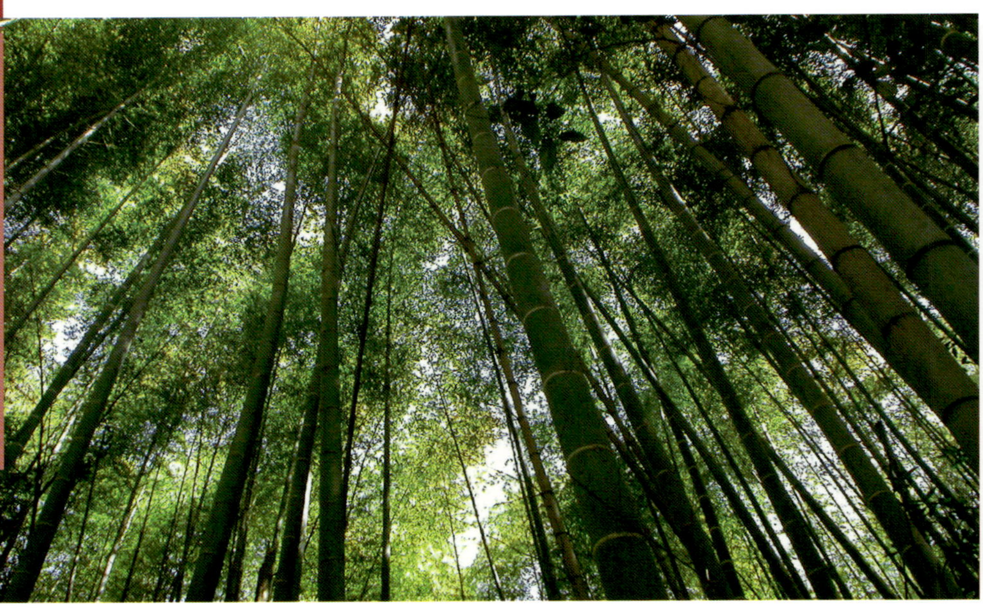
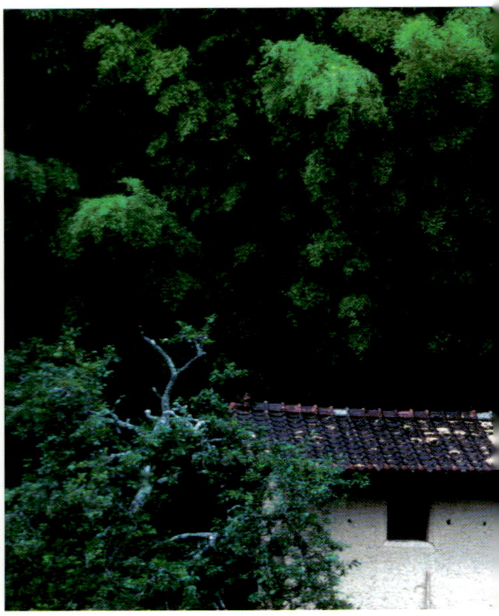

佐賀県武雄市・武雄神社

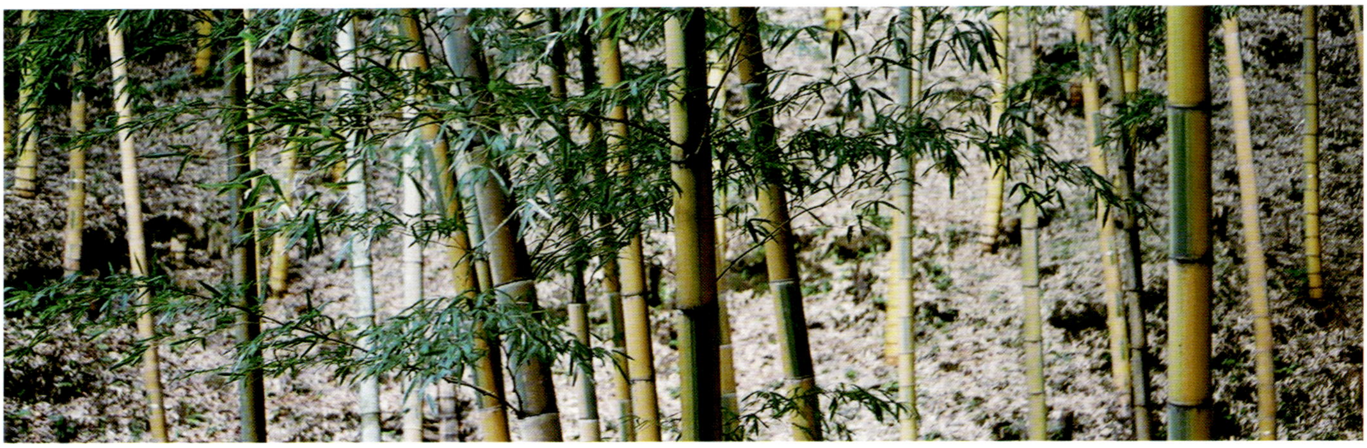

福岡県久留米市・高良山のキンメイモウソウ竹林

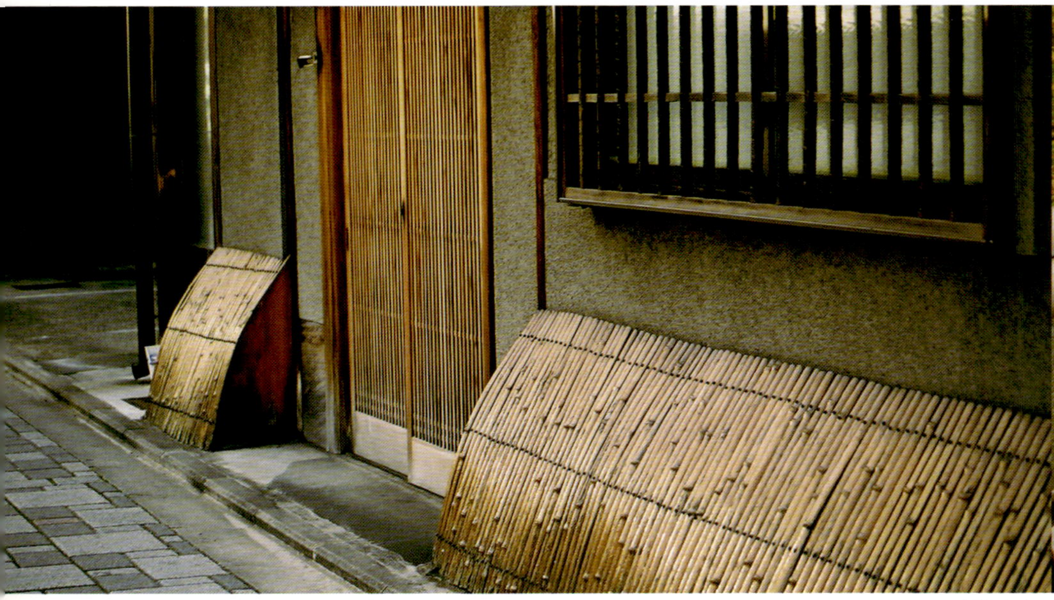
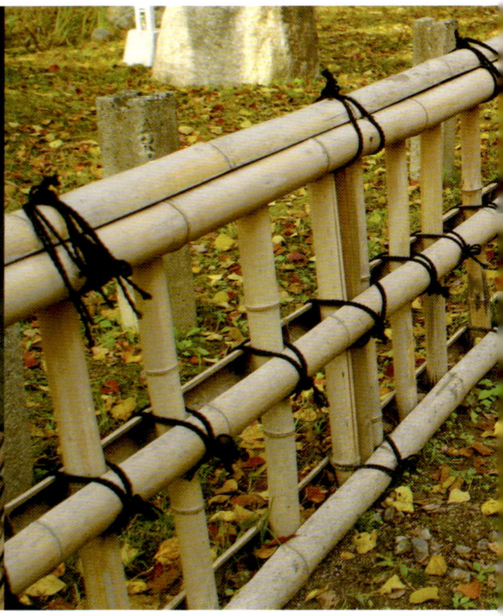

京都市内

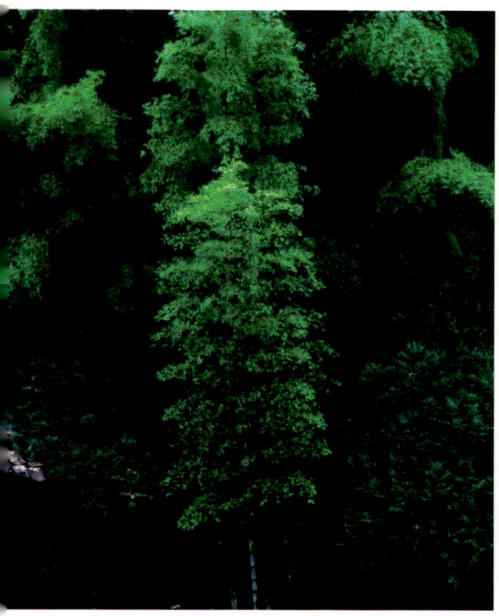

長崎県　提供：久恒晴洋さん

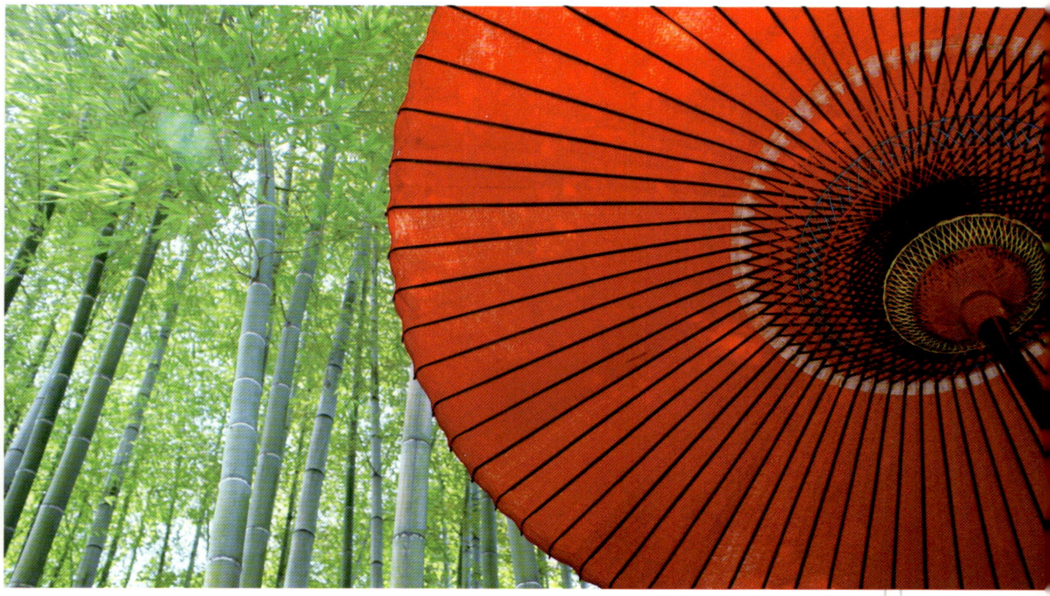

神奈川県鎌倉市・長谷寺

竹の風情

私たちは里山や里村の竹林、
お寺や神社、街角、
旅館の庭などで、
いろいろな竹に出会います。
竹は日本庭園に見られるように、
昔より日本文化の風情をつくり、
深めてきました。
伝統ある竹製品の姿には、
奥深い風雅がただよっています。
竹の風情は、
日本人の心とつながっています。

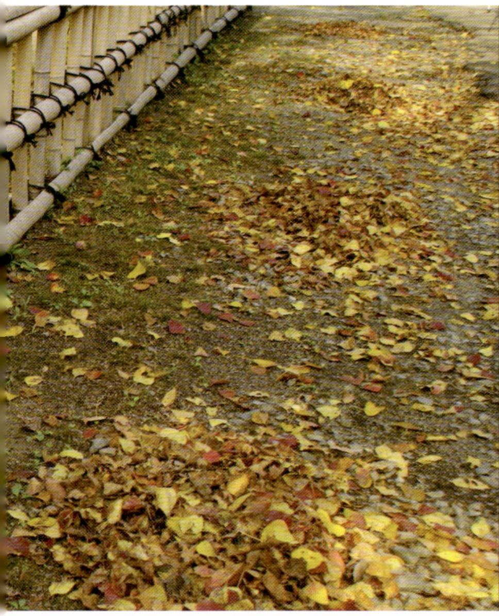

福岡県太宰府市・観世音寺

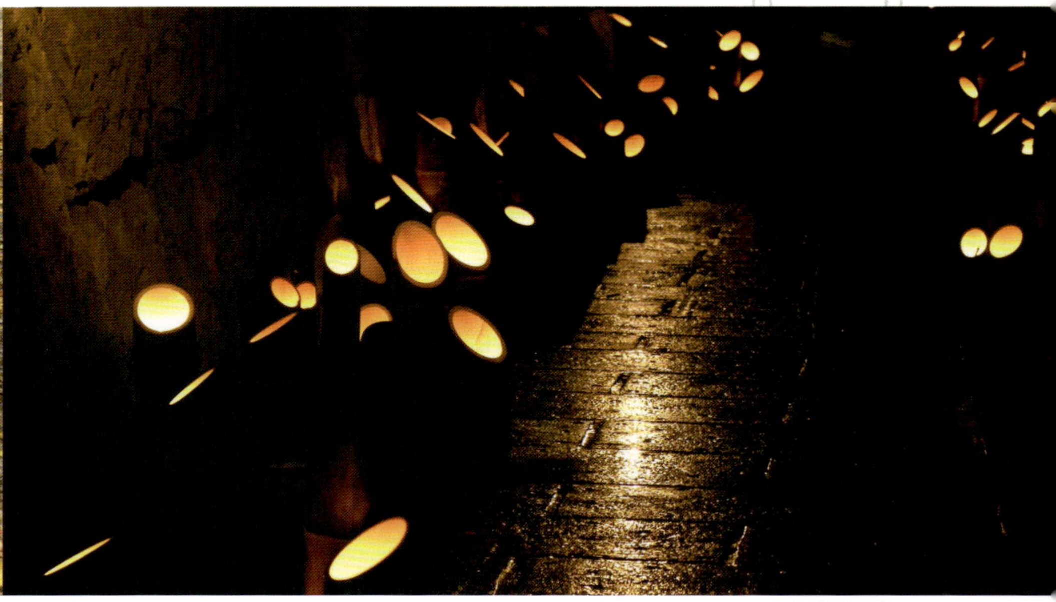

大分県竹田市

ボタニカルアートと四季

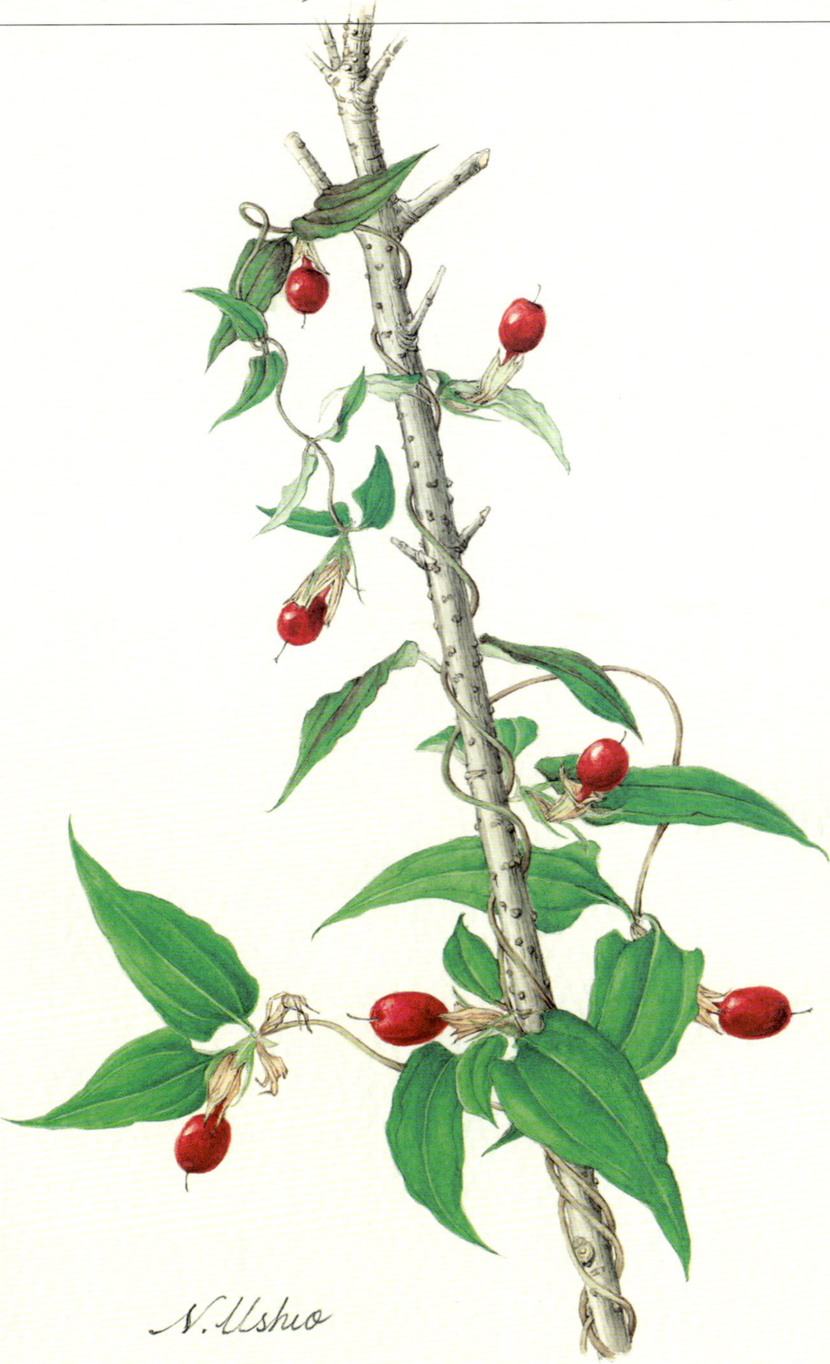

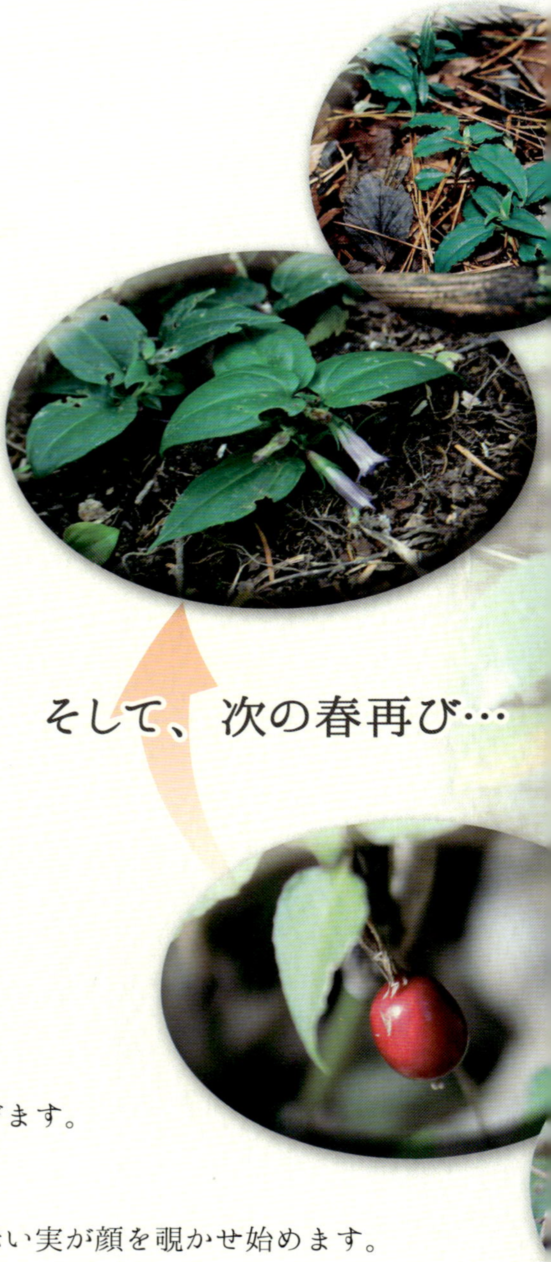

ツルリンドウは多年生のつる植物であり、
湿った山林や原野でよく見られます。
つるは地表を這ったり、小さな立ち木に巻き付いたりして伸びます。

夏に薄紫の花が半日陰の林床で、ひっそりと咲きます。
そして優しい色合いの花期が終わると、花弁の中から次第に赤い実が顔を覗かせ始めます。

秋、光沢をもって真っ赤に熟れます。
森林や山道の脇でツルリンドウの光る赤い実たちに出会うと、歩いてきた疲れを忘れるほどです。
ツルリンドウの実は、山林で見つけた赤い宝石……。

ツルリンドウ

Tripterospermum japonicum

花言葉　“情熱”“情愛”“正義”“誠実” など

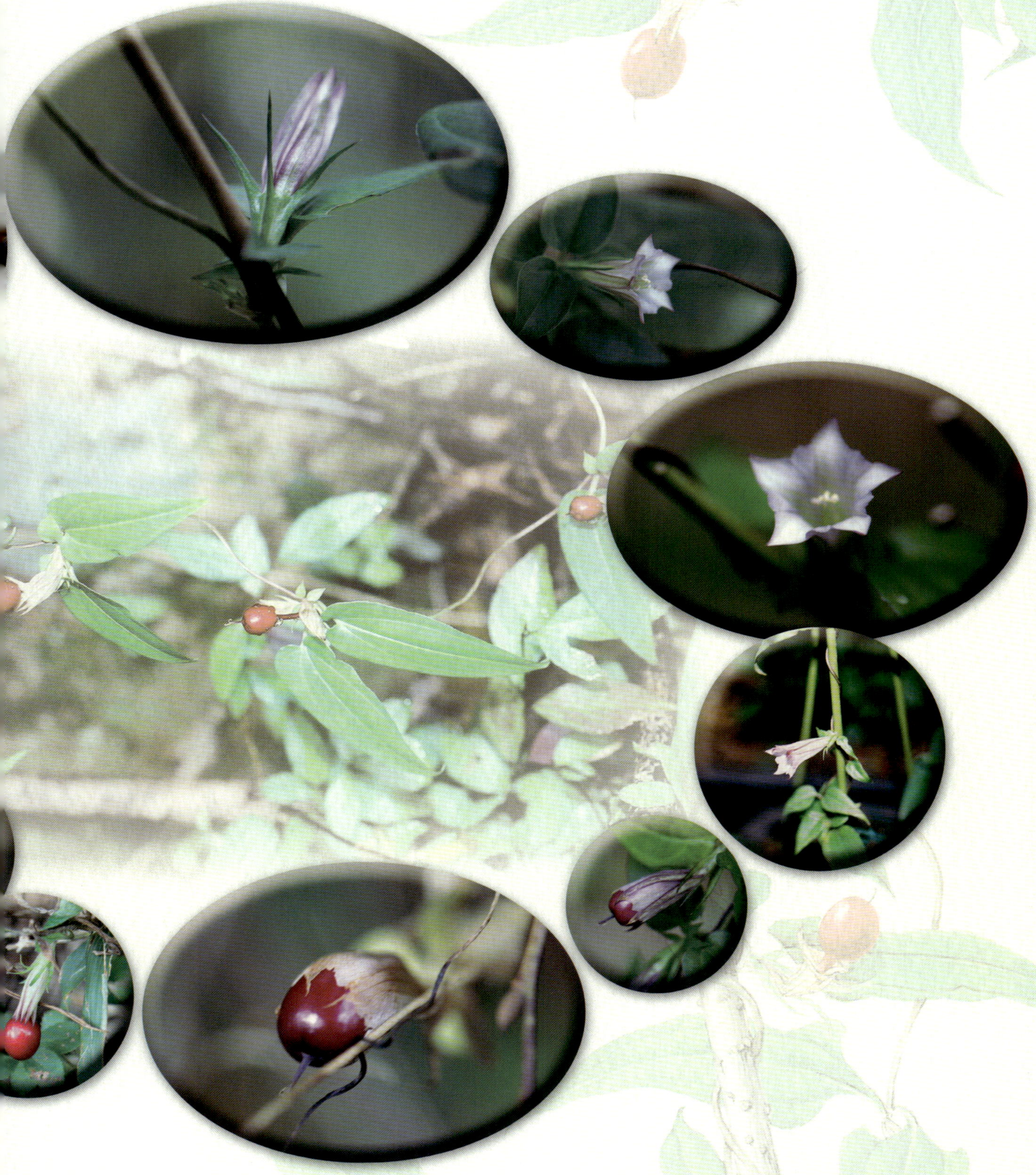

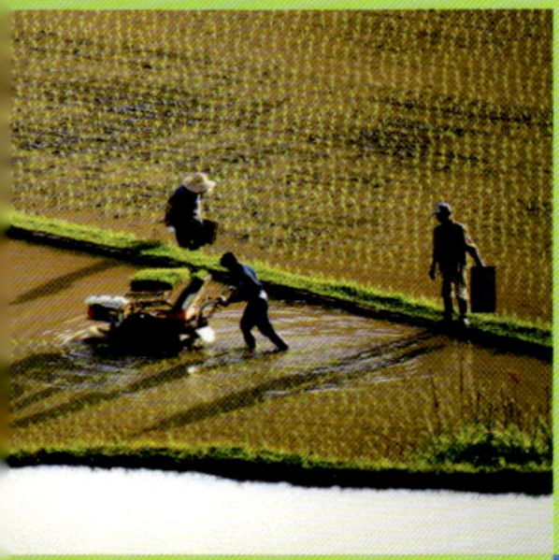

こころ育む田畑

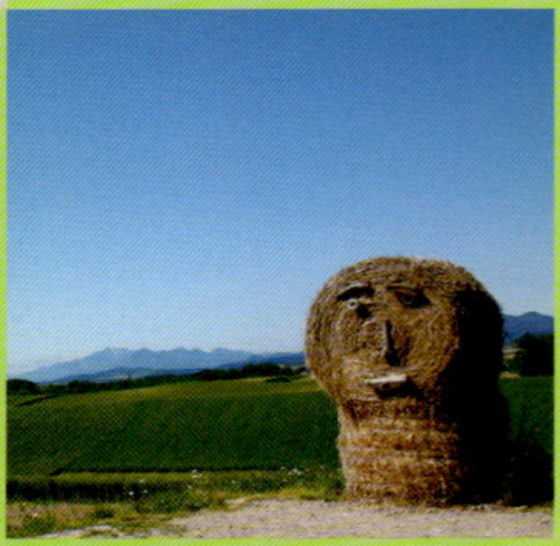

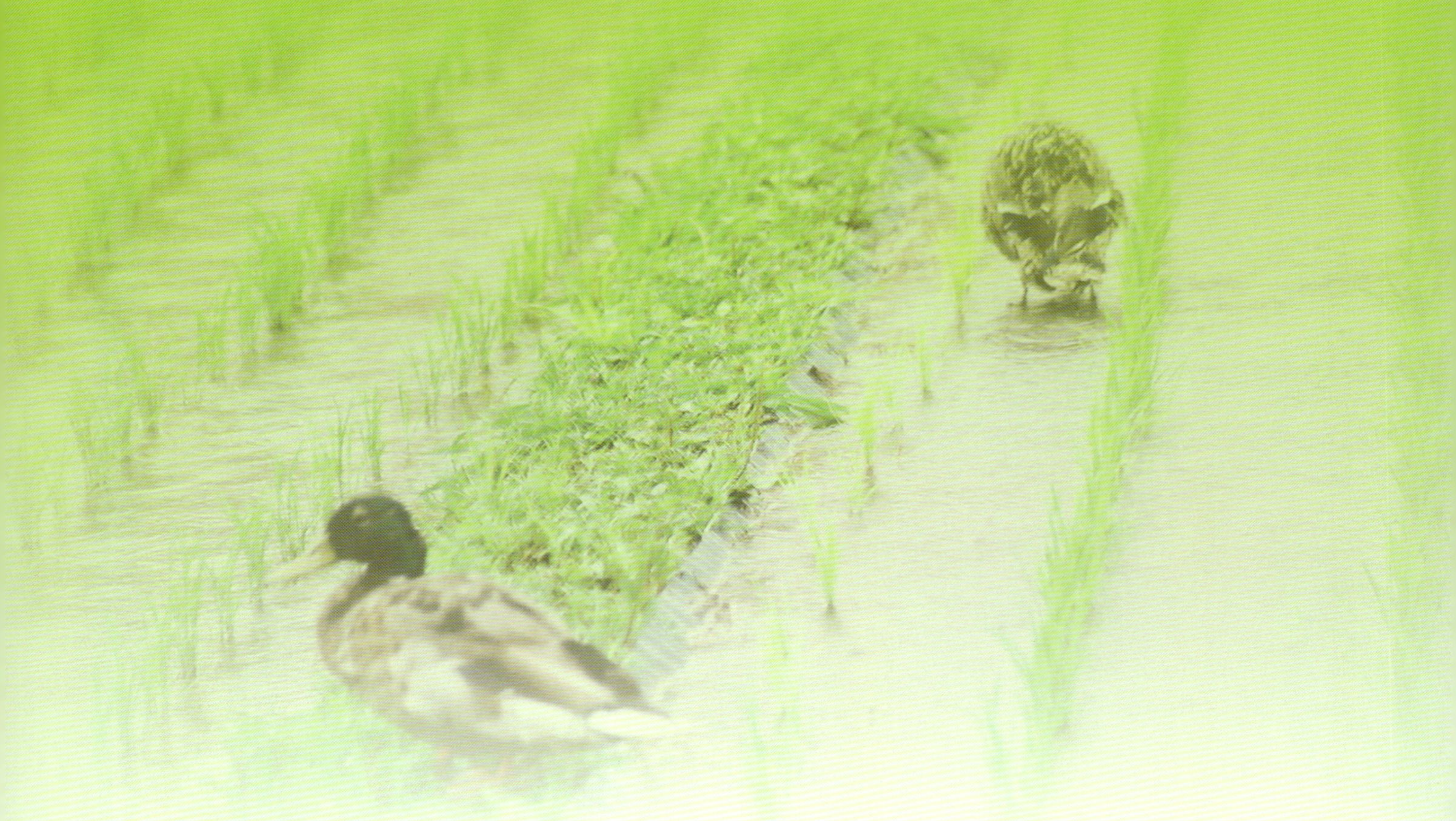

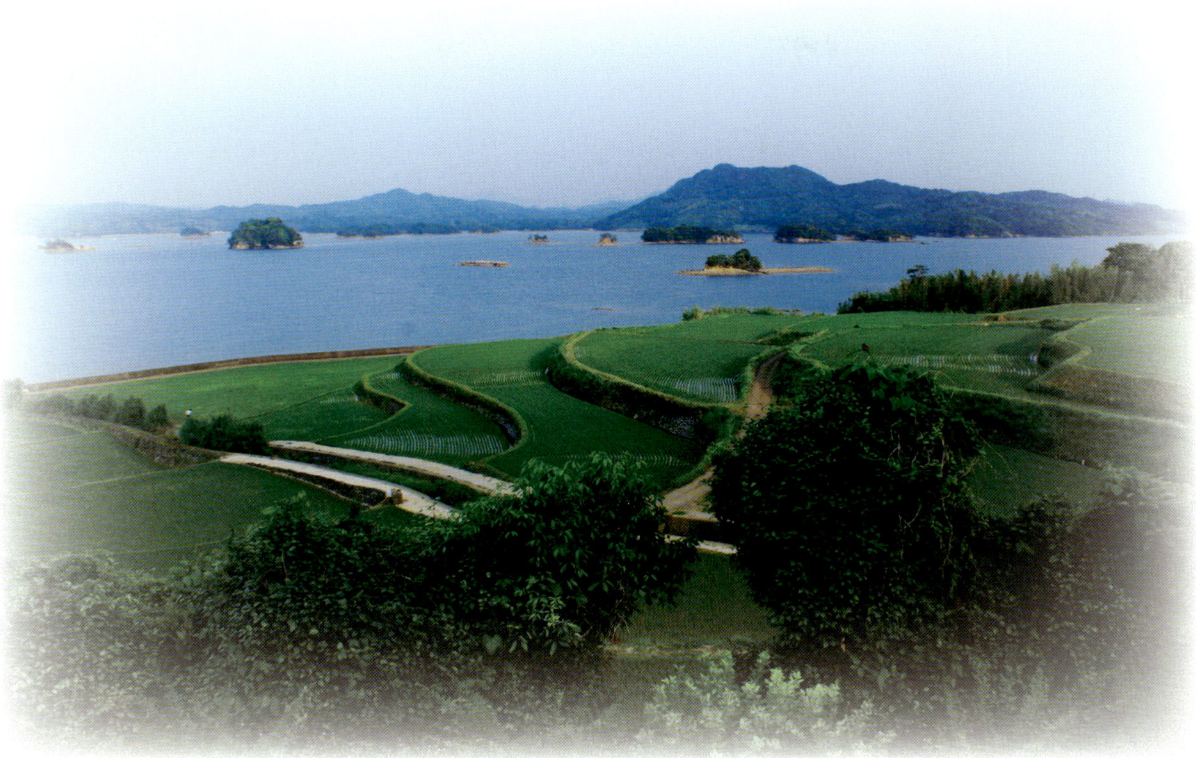

わが国の田や畑、棚田には
心を育む力があります
山の麓にも、海辺にも
故郷の温かさがあります

初夏の緑が映える棚田、朝日に染まる秋の稲穂
雨に潤され、青空にとけこむ田や畑……

田や畑よ、君たちは
温かさと美しさに満ちています
やはり君たちは、ふるさと
君たちこそ、懐かしい故郷ですね

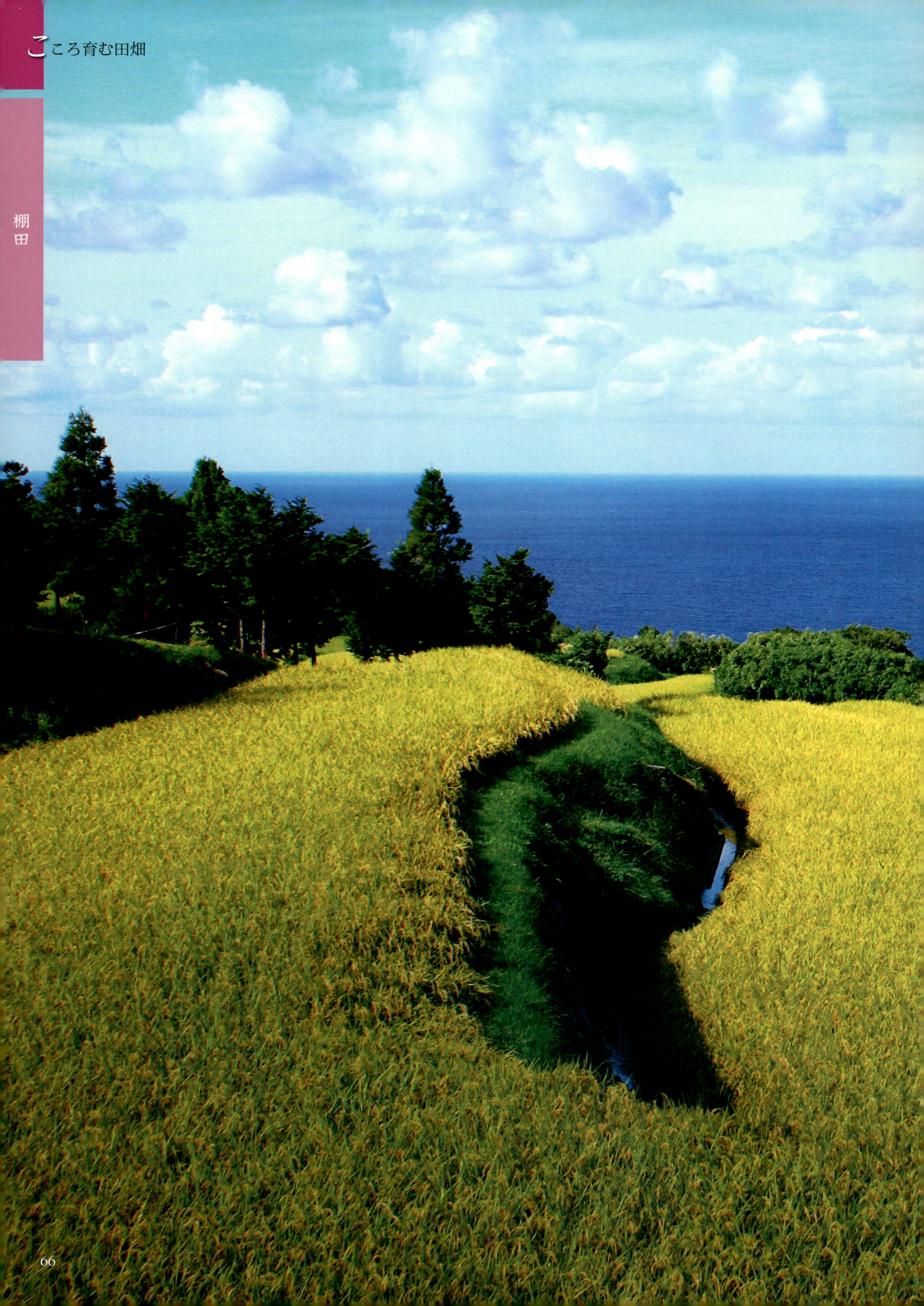

棚田には、世代を超えて歴史や人生が濃く刻まれています。
また、四季の訪れとともに、土手には季節の花が咲き乱れ、
朝昼夜でその情景を変えます。
そうやって里村の景観を守ってきました。

日本の農村の美と厳しさに満ちている棚田。
その四季の移ろいを、旅してみましょう。

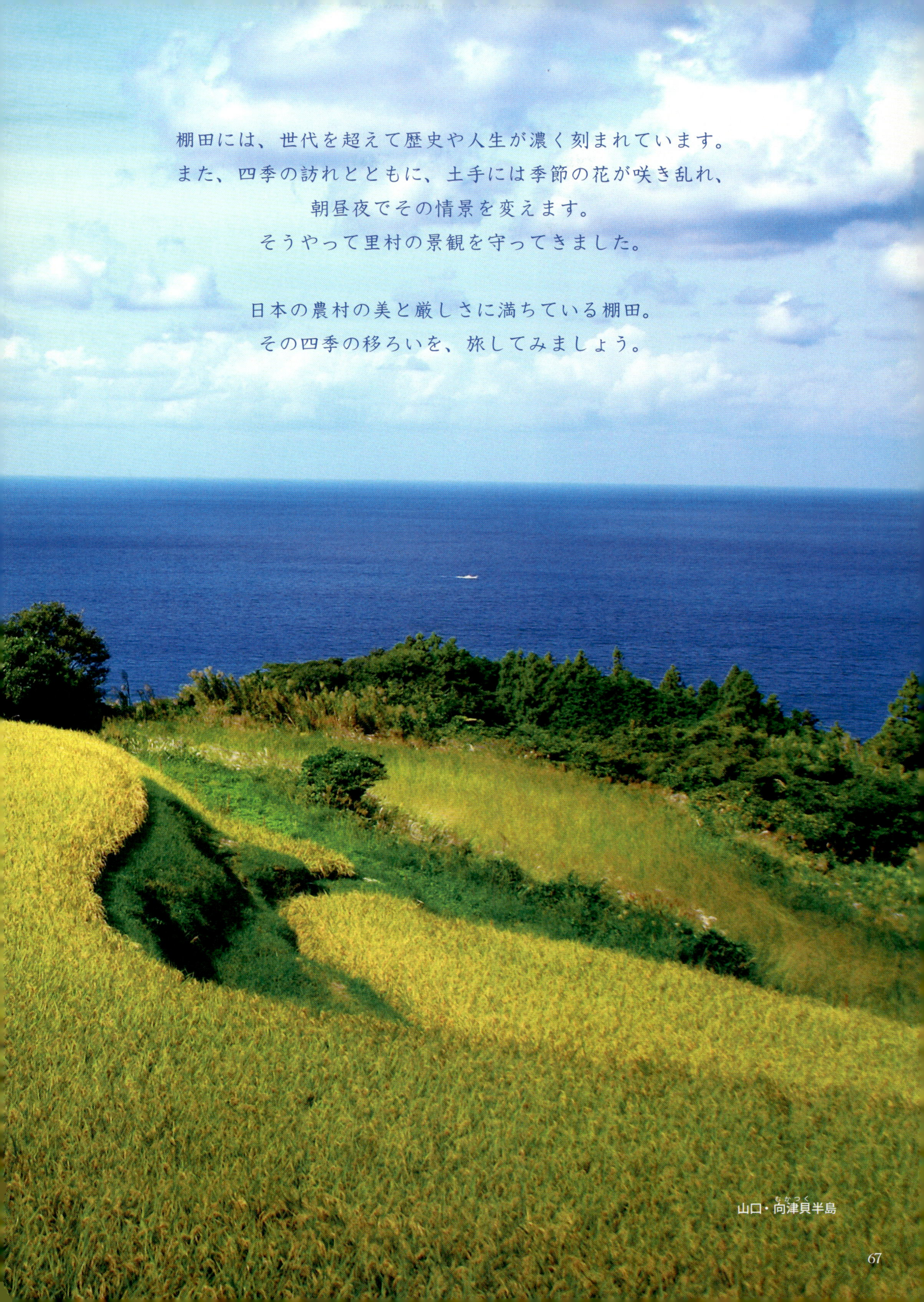

山口・向津貝《むかつく》半島

棚田の春と夏

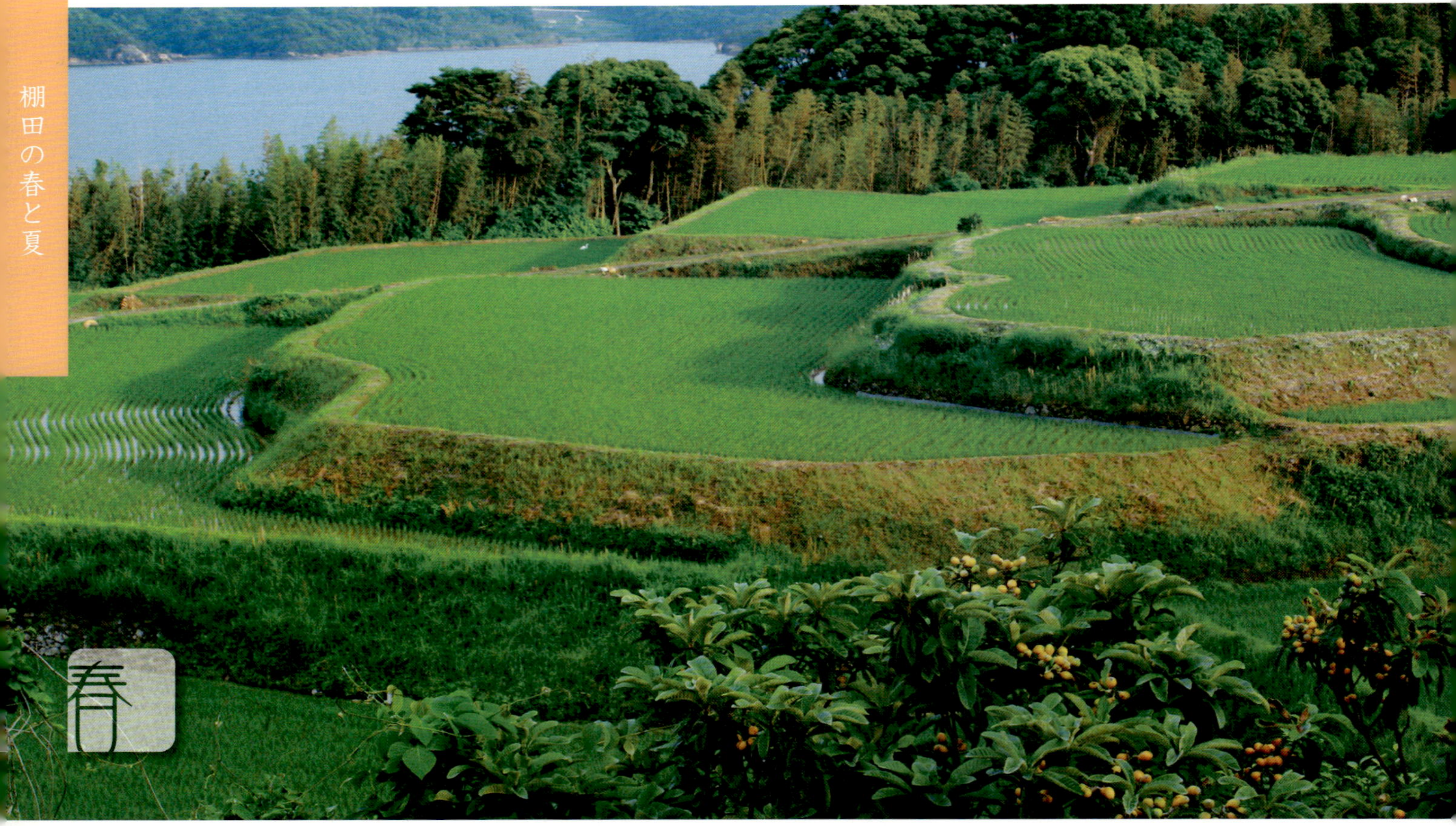

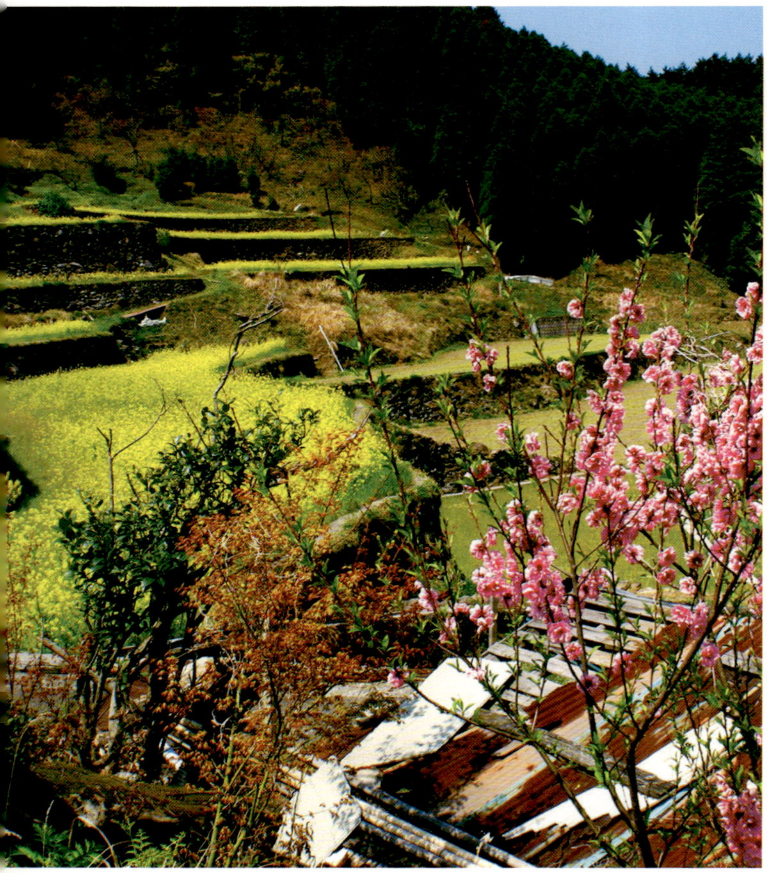

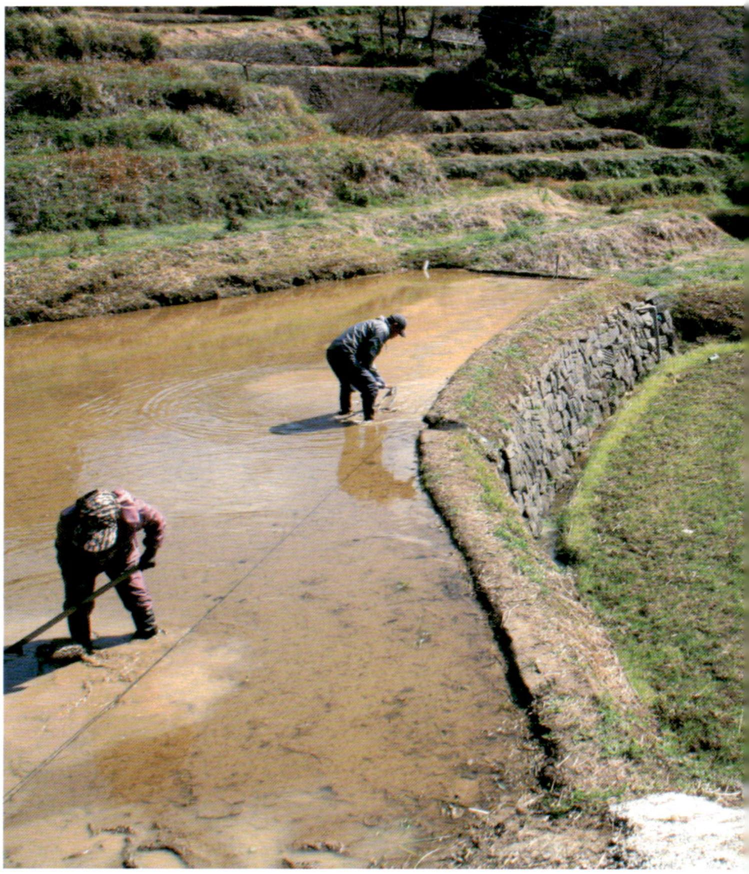

提供：金替良弘さん

上：長崎・松浦　**下左**：佐賀・蕨野の棚田　**下右**：佐賀・大浦棚田

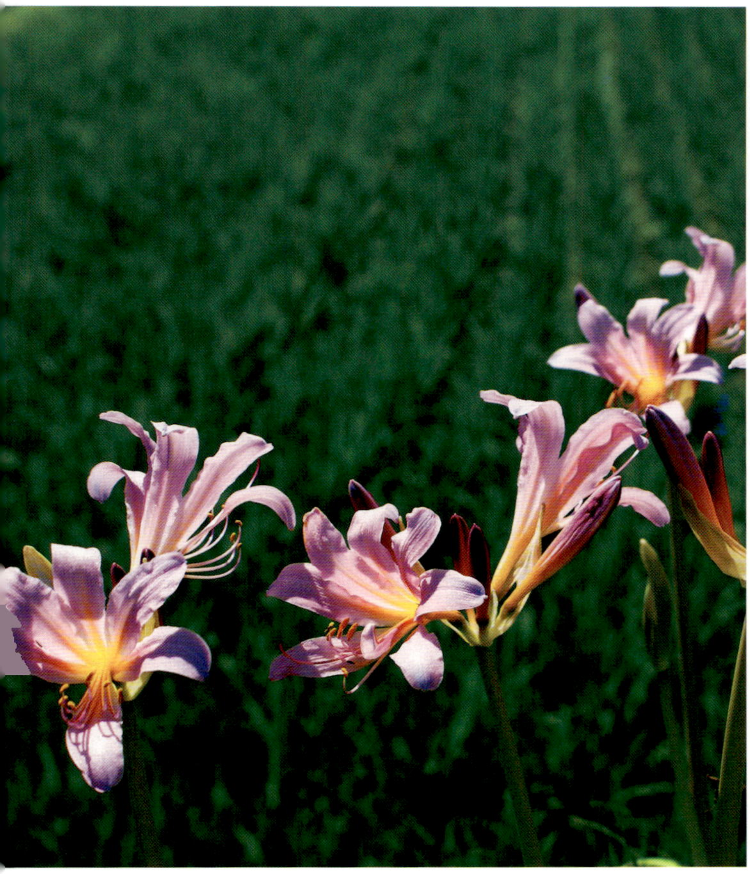

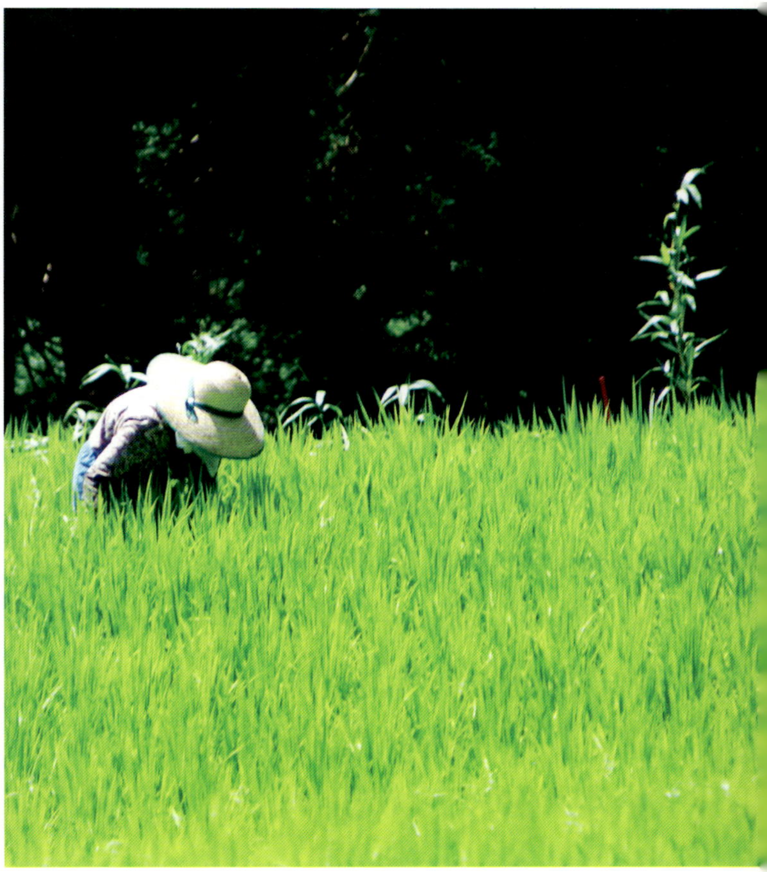

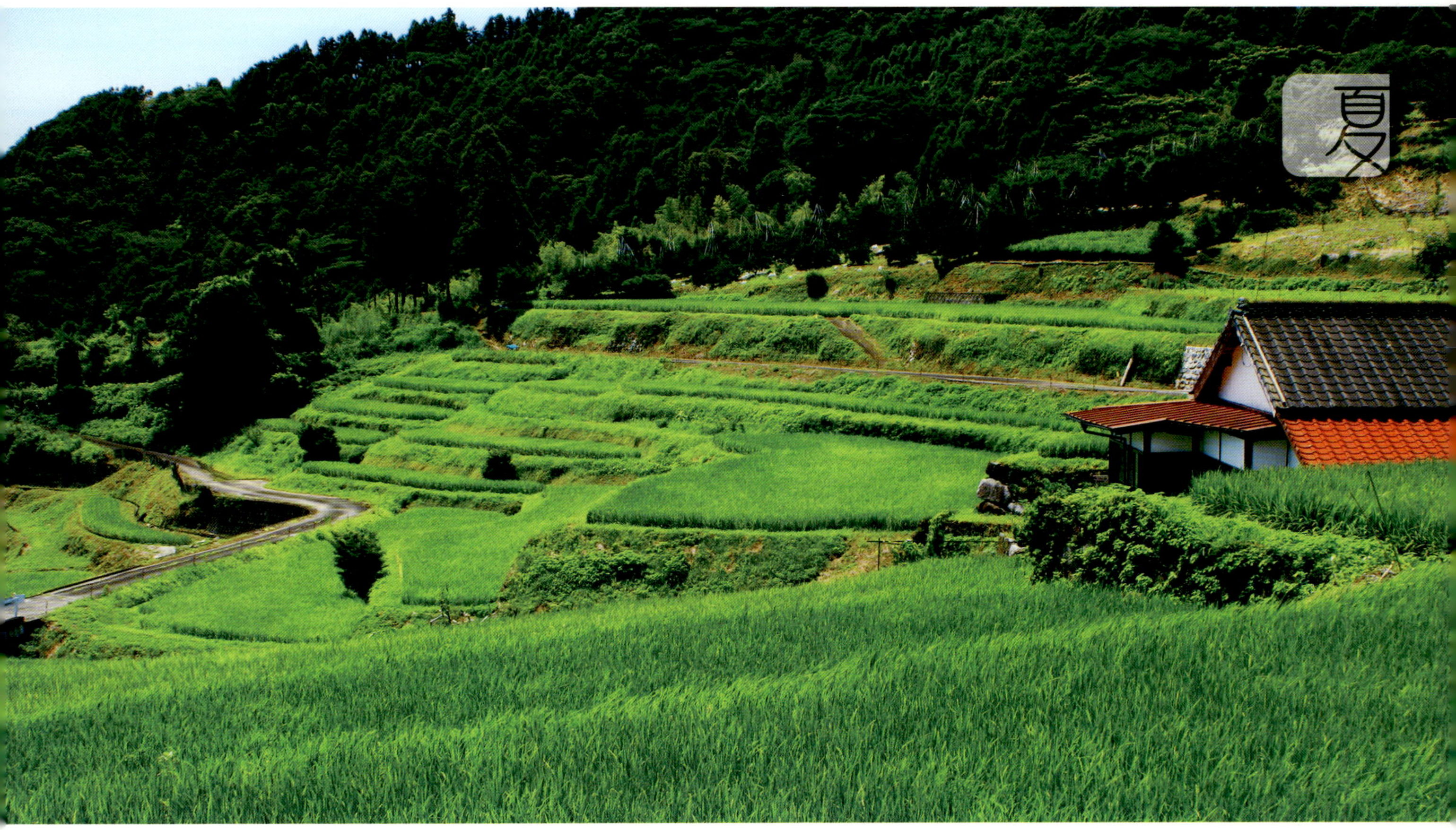

上左・上右・下：佐賀・江里山棚田

棚田の秋と冬

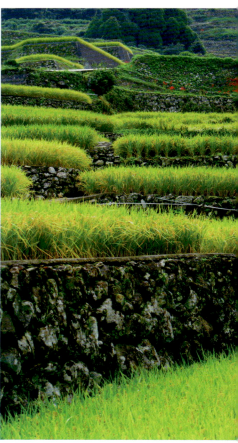

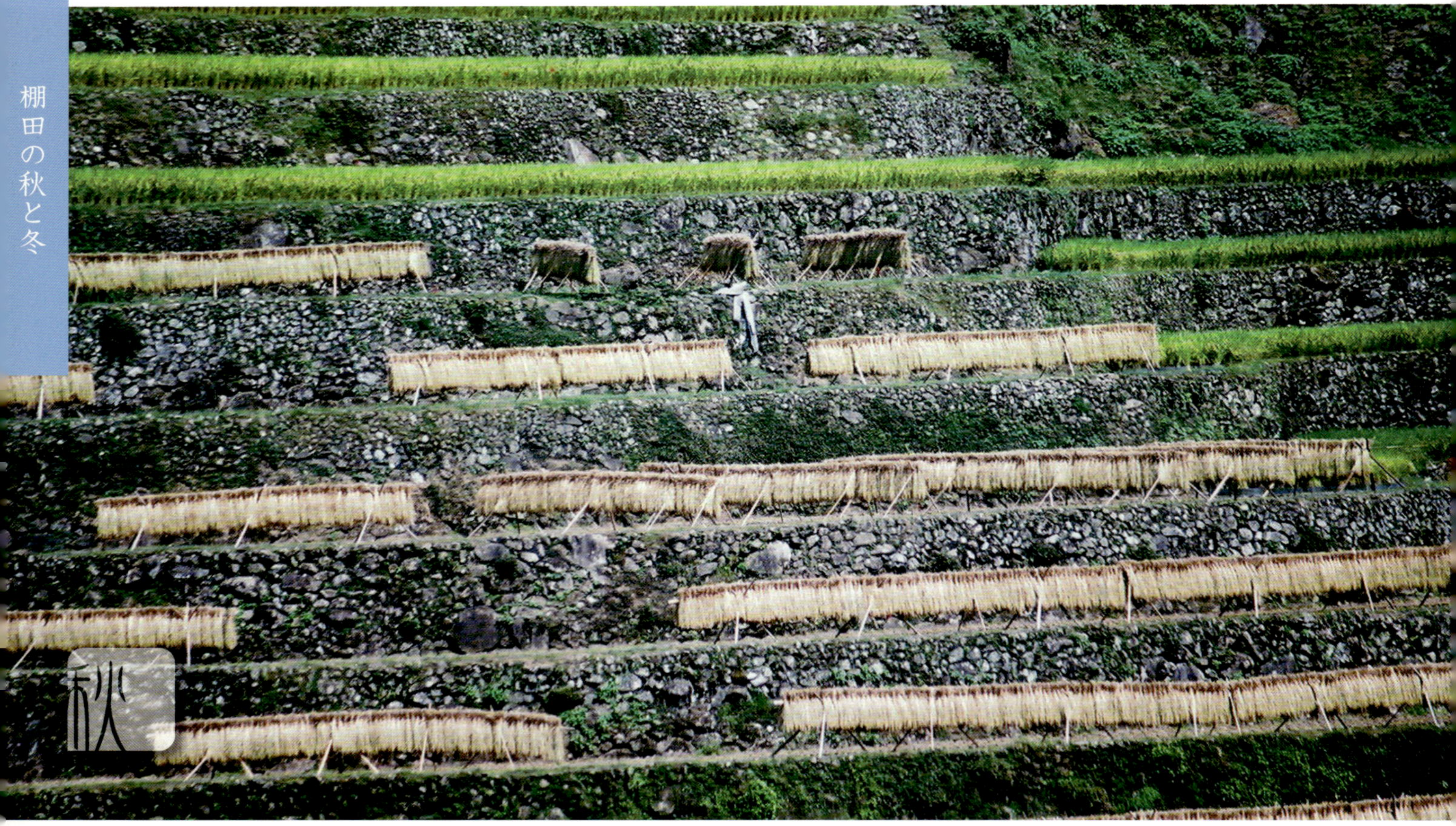

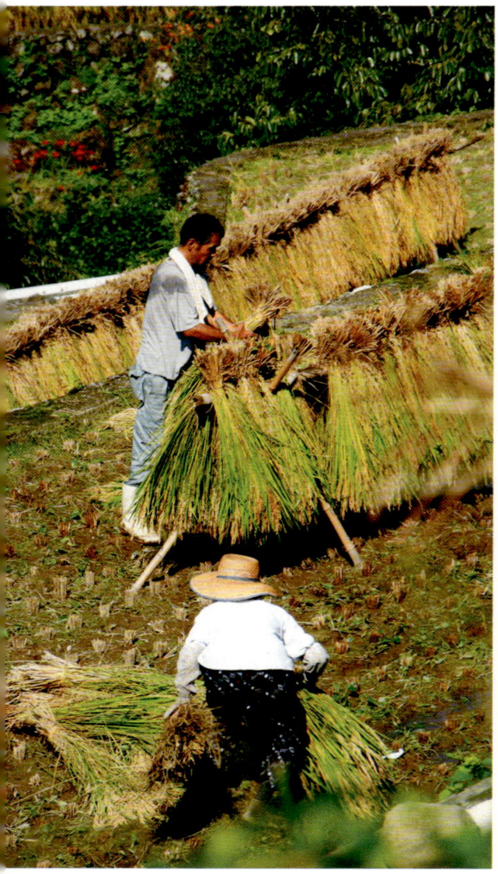

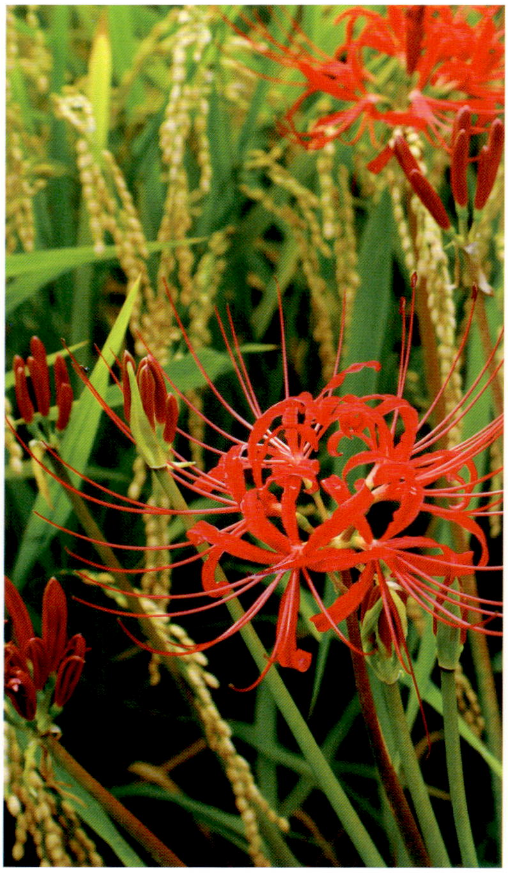

上　：福岡・星野村の棚田（広内・上原地区）　**下左**：福岡・星野村の棚田（広内・上原地区）
下中：佐賀・江里山棚田　**下右**：佐賀・蕨野棚田

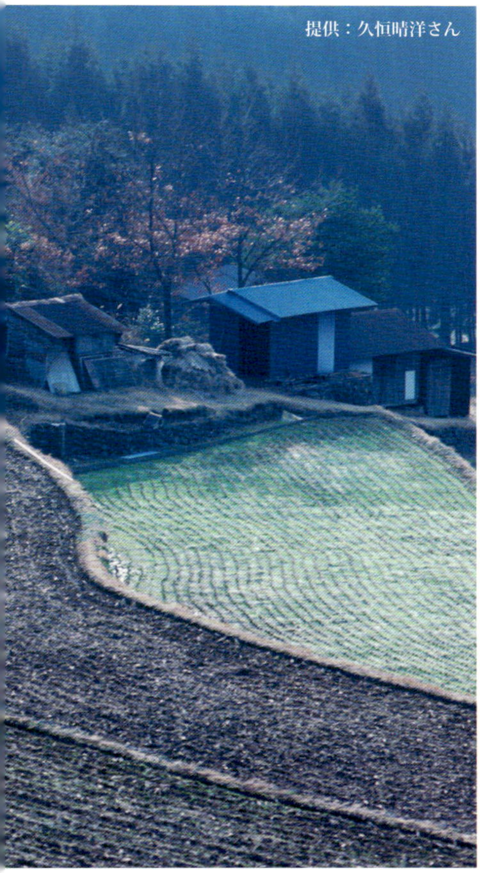

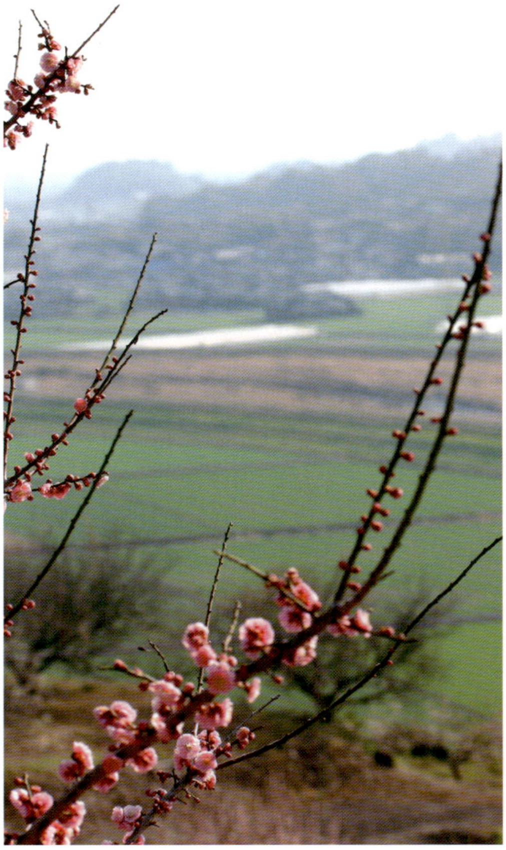

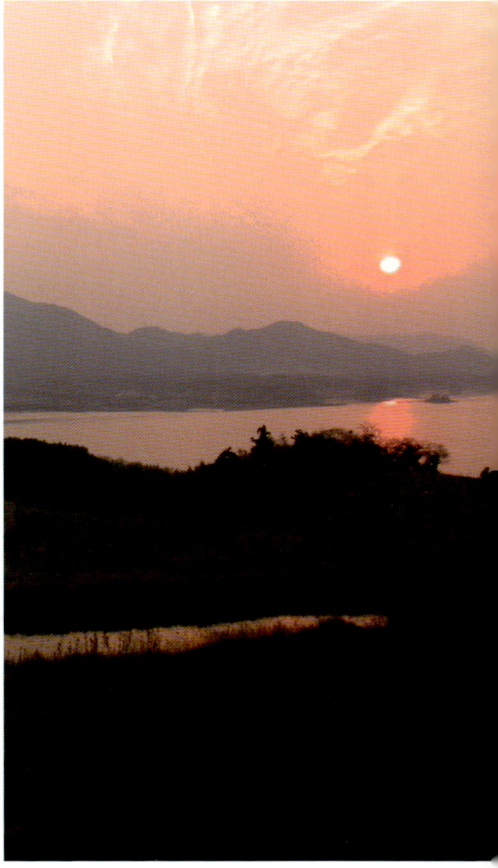

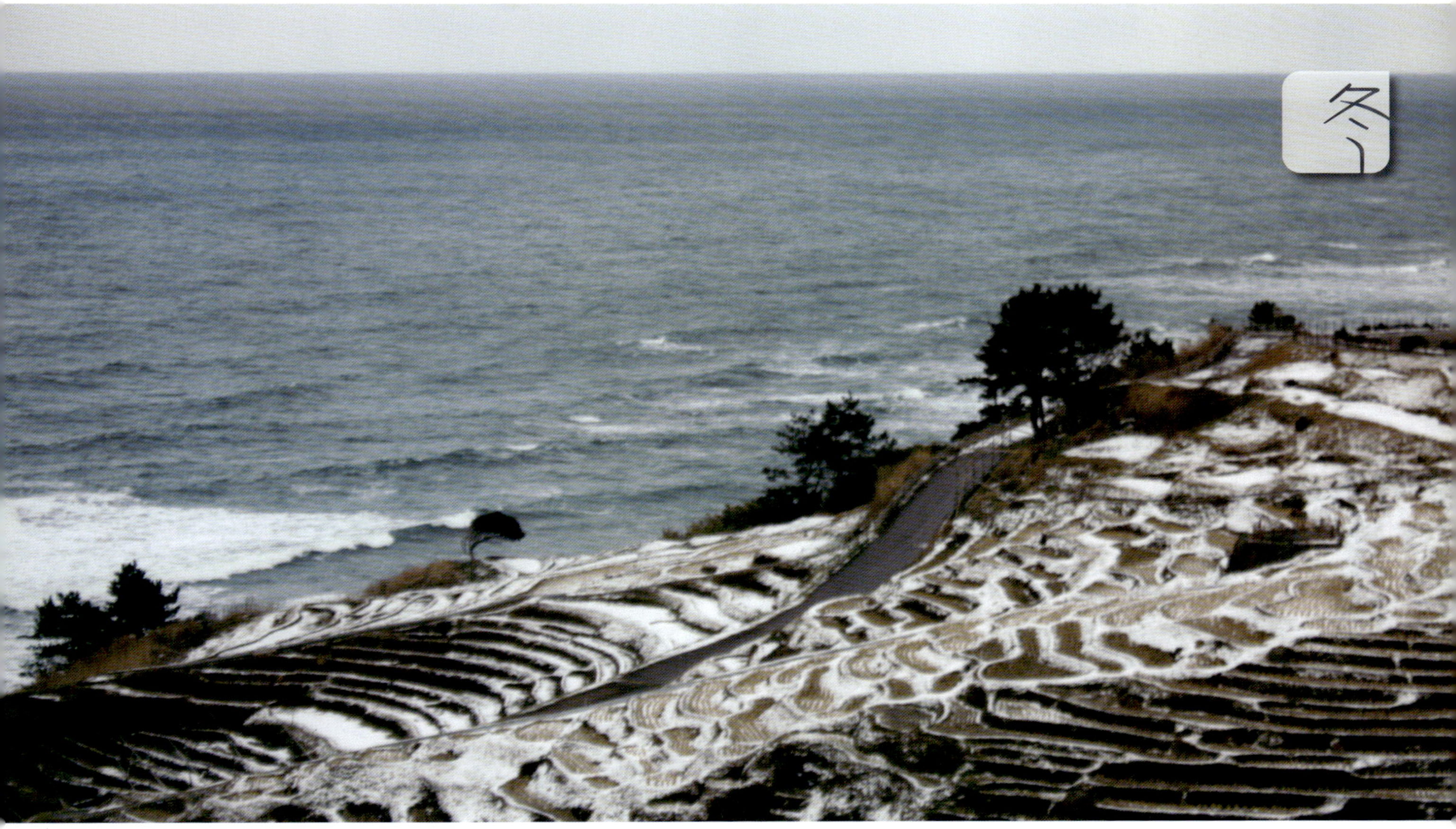

上左：長崎・島原半島　**上中**：佐賀・牛尾梅林　**上右**：山口・油谷湾　**下**：石川・白米の千枚田

稲田

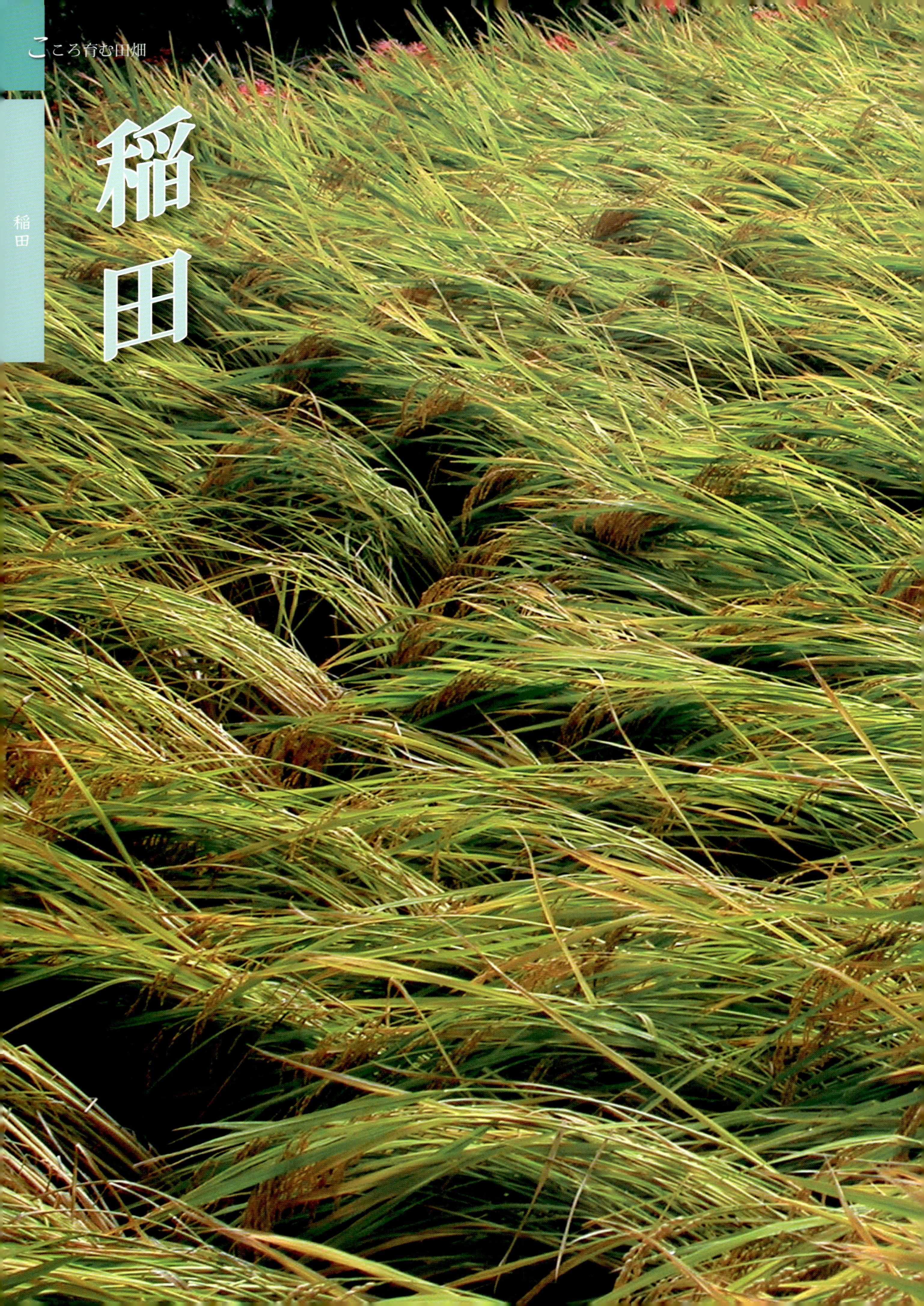

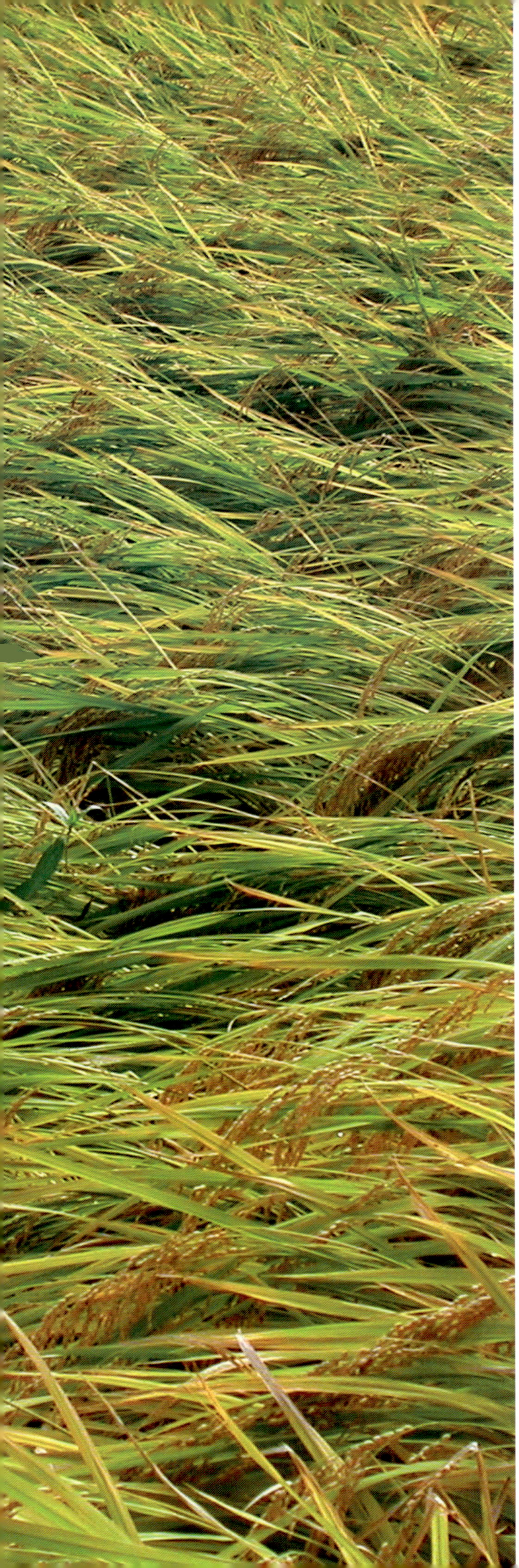

福岡・うきは

農家の人々の愛情を受けて、
苗はすくすく育ちます。
水辺の土手では、
青紫色のアザミが咲いています。

そして秋、稲穂は黄金色に垂れ、
そよ風にさわさわと揺れます。
今年も豊作のようです。
稲刈り後のあぜ道には、
真紅のヒガンバナが彩りを
添えています。

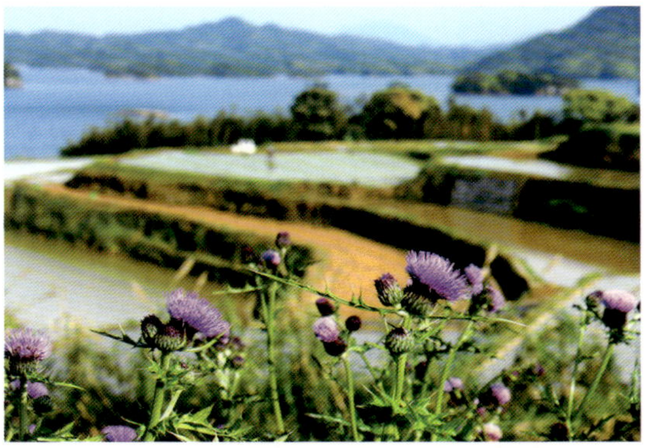

長崎・松浦

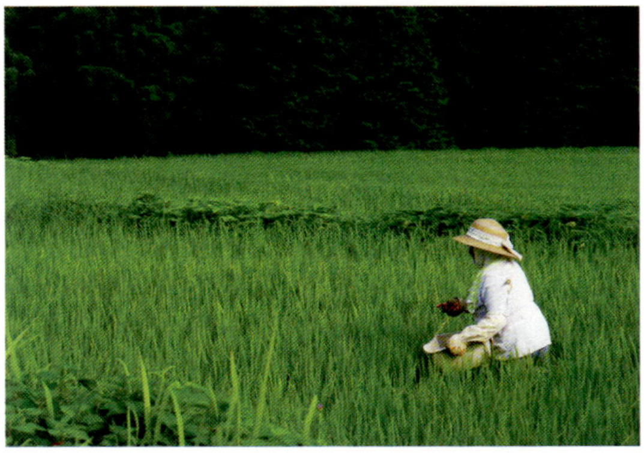

福岡・糸島

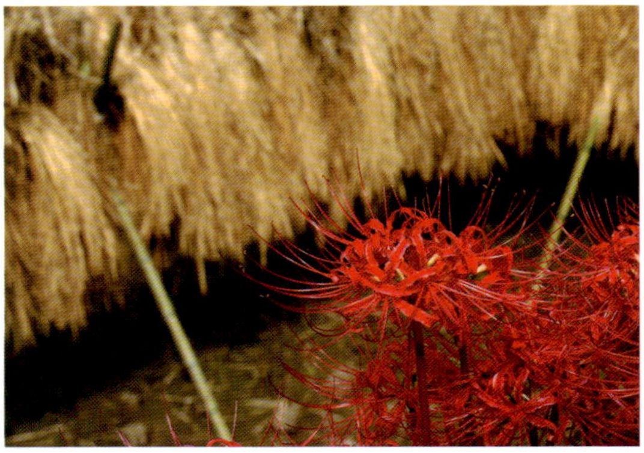

福岡・うきは

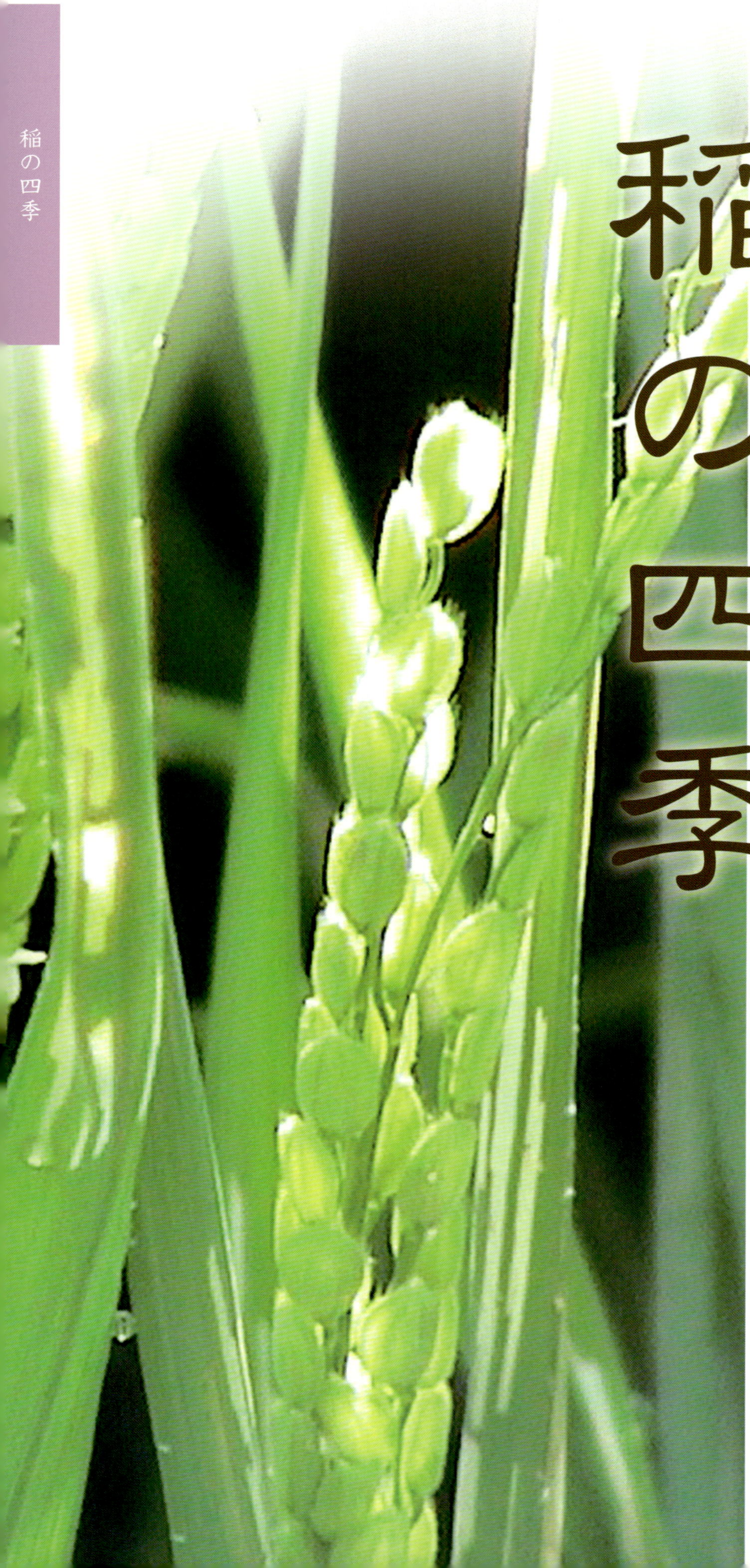

稲の四季

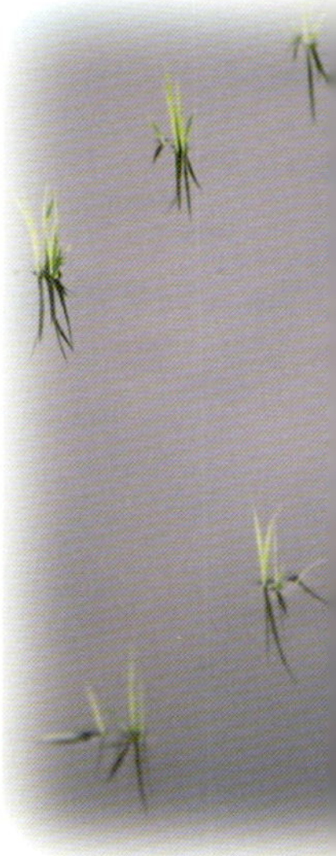

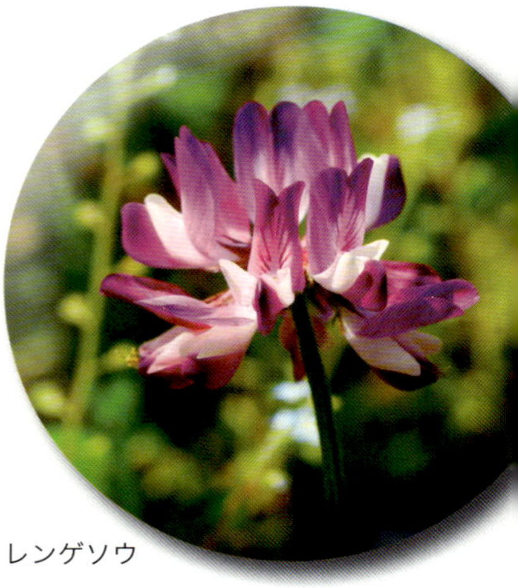

レンゲソウ

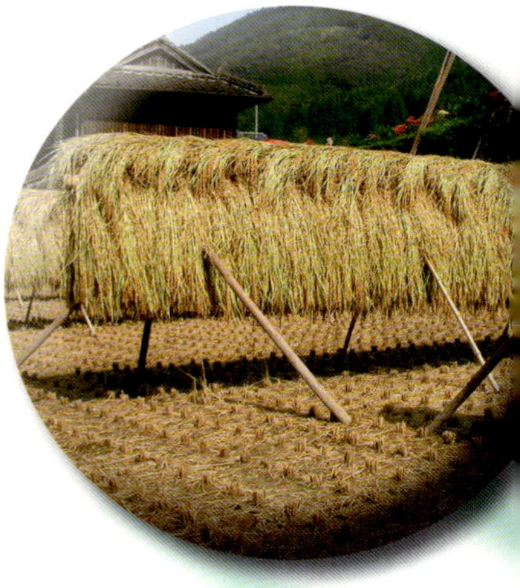

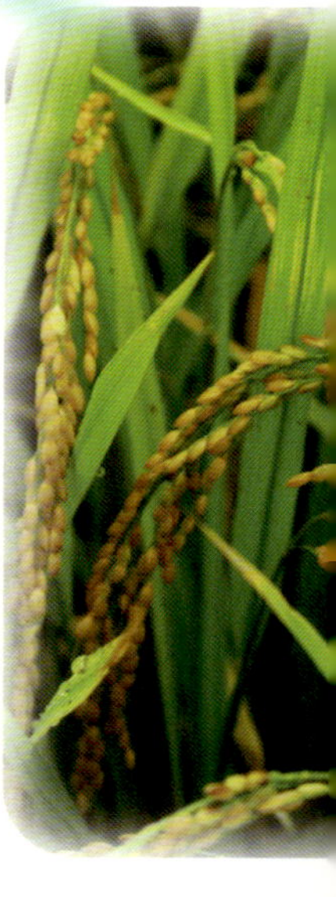

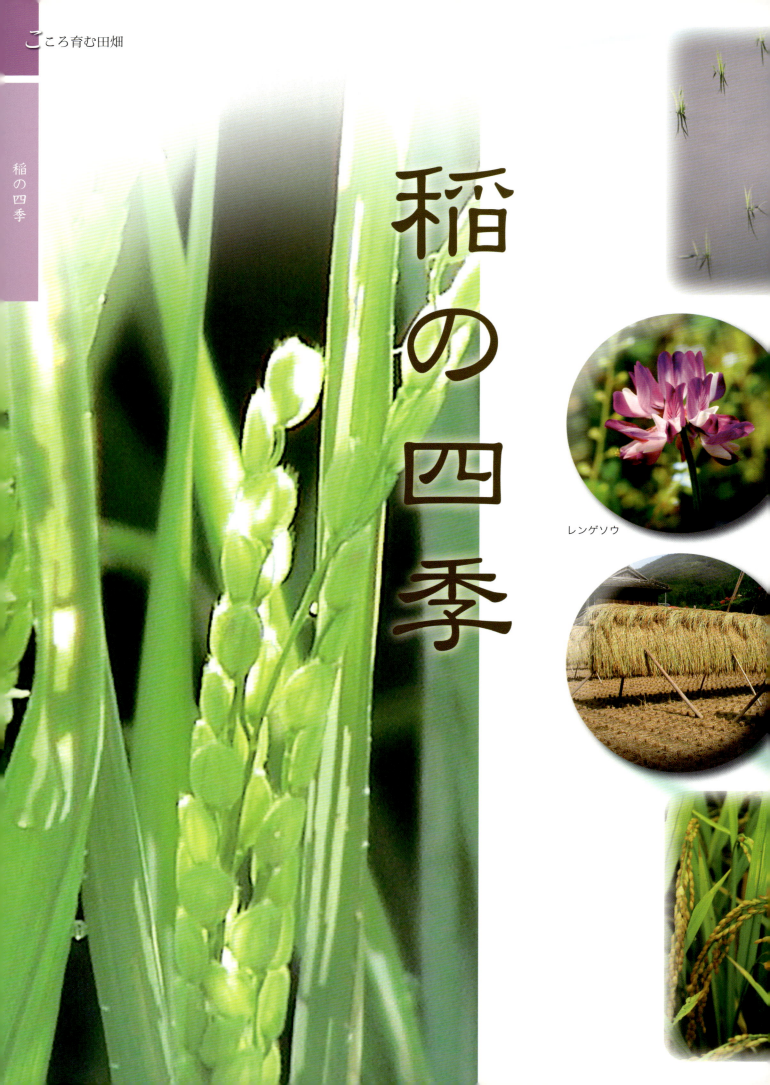

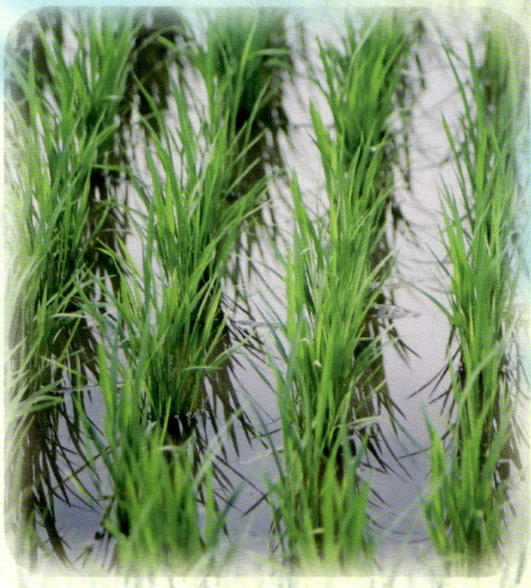

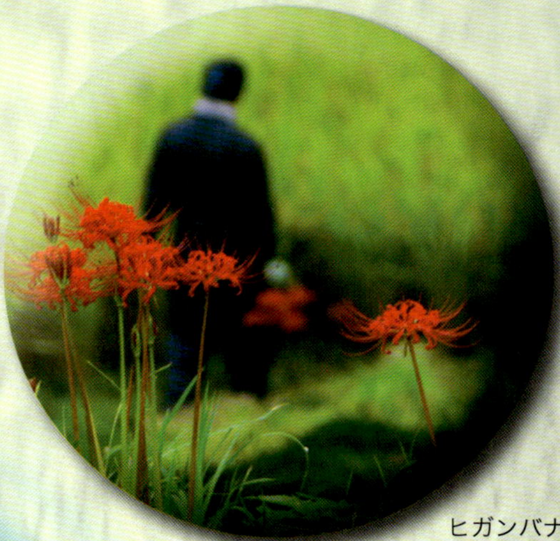

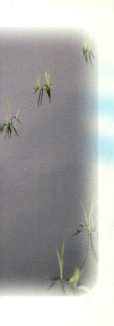

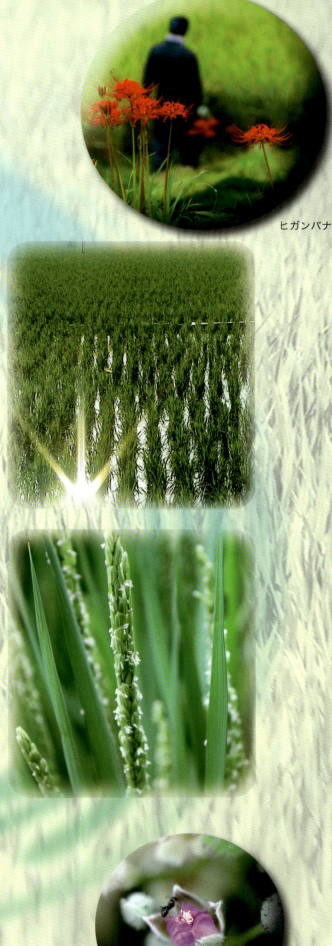

ヒガンバナ

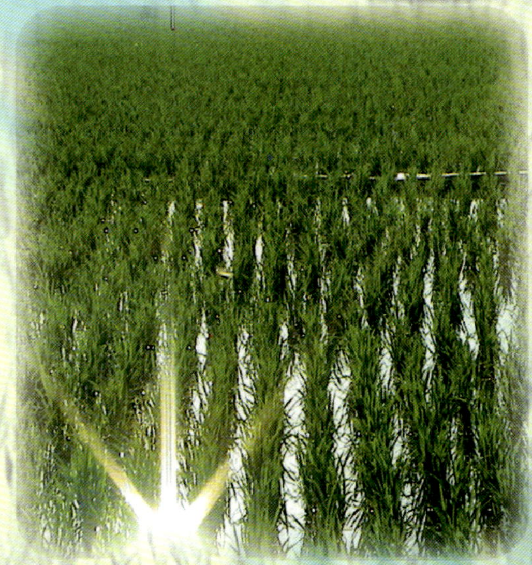

わが国での稲作は、田おこし、苗代づくり、田植え、
草取り、稲刈りへと進みます。
水田での小さくて、まばらな苗から、
日を受けて青々と育ちゆく稲、
黄金色に輝く稲穂の波、稲刈り後の稲束。
そのあいだ、あぜ道に野草が咲き、小さな生き物たちが
遊びに来ます。

四季それぞれの風情を醸し出す稲作は、
わが国になくてはならない田園風景をつくりだします。

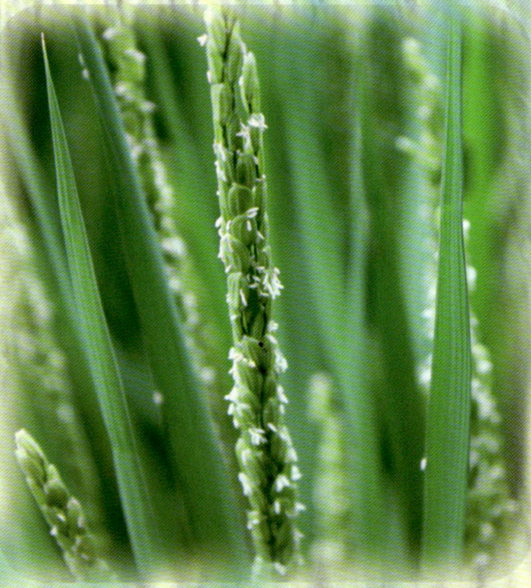

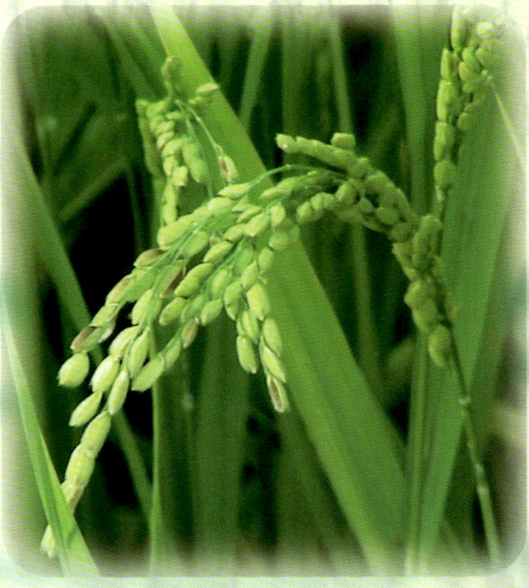

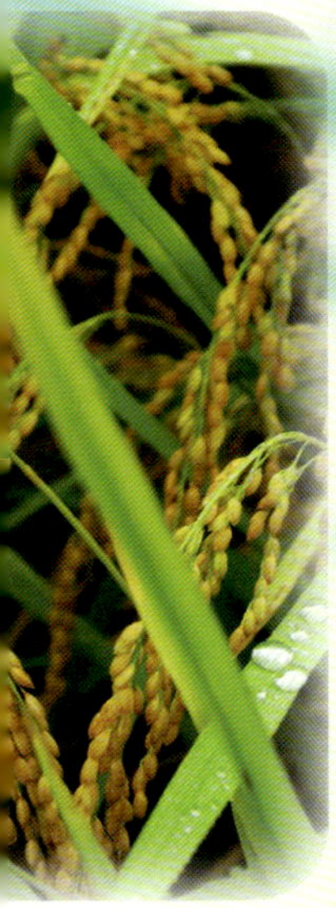

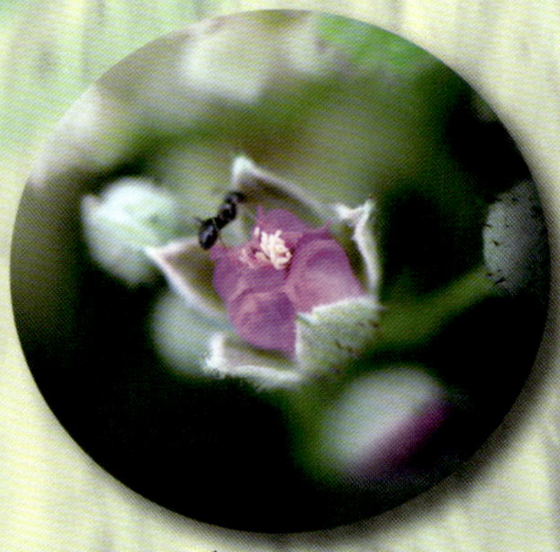

ナワシロイチゴ

古代米

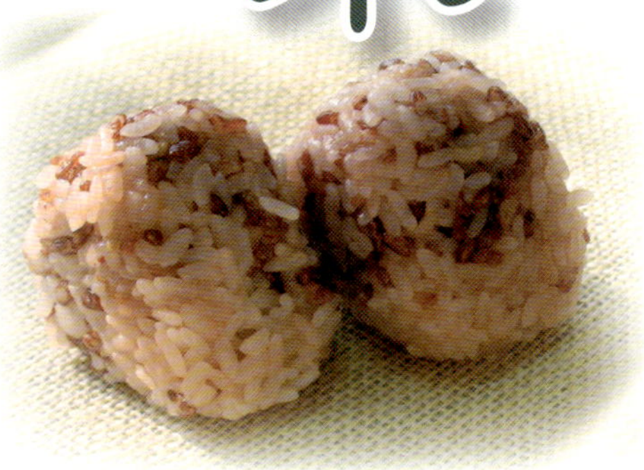

稲作にも長い歴史があります。現在のお米になる前は、古代米と呼ばれる稲作がありました。古代米により、弥生文化の幕が開いたと言ってもよいでしょう。

古代米の１つと考えられている赤米は、当時は貴重なものだったため、神事やお祝い事に使われ、現在の赤飯の起源という説もあります。

赤米は、穂が出る時期に、麦に見られる長いひげのような芒（のぎ）が、赤く色づきます。これが赤い絨毯のように見えます。秋風によって揺れ舞う赤米の稲穂の姿……。歴史とロマンの香りをも運んできてくれます。一方、同じく古代米と考えられている黒米には、芒がありませんが、歴史の重みが感じられます。

古代米には、先祖の方々の魂が宿っているように思われます。

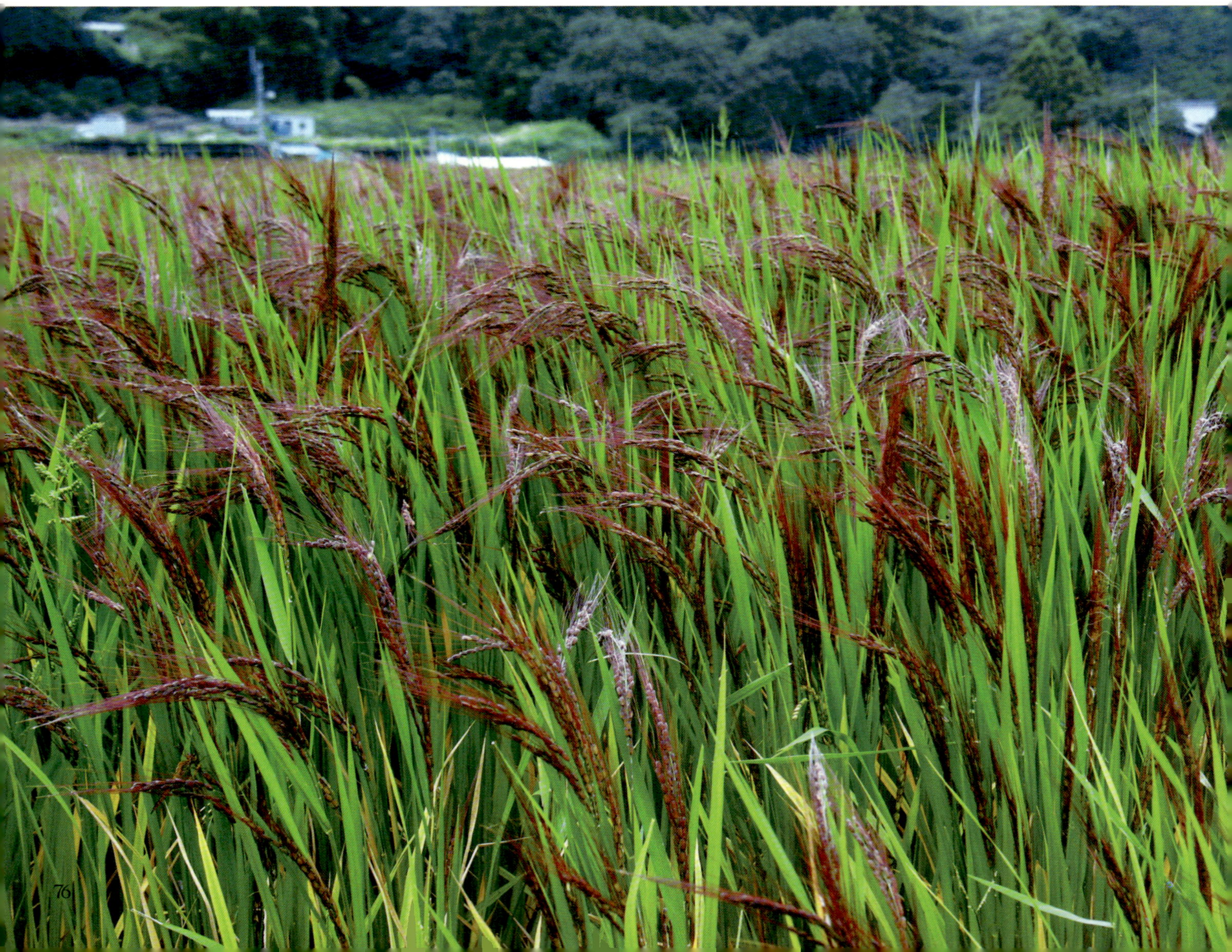

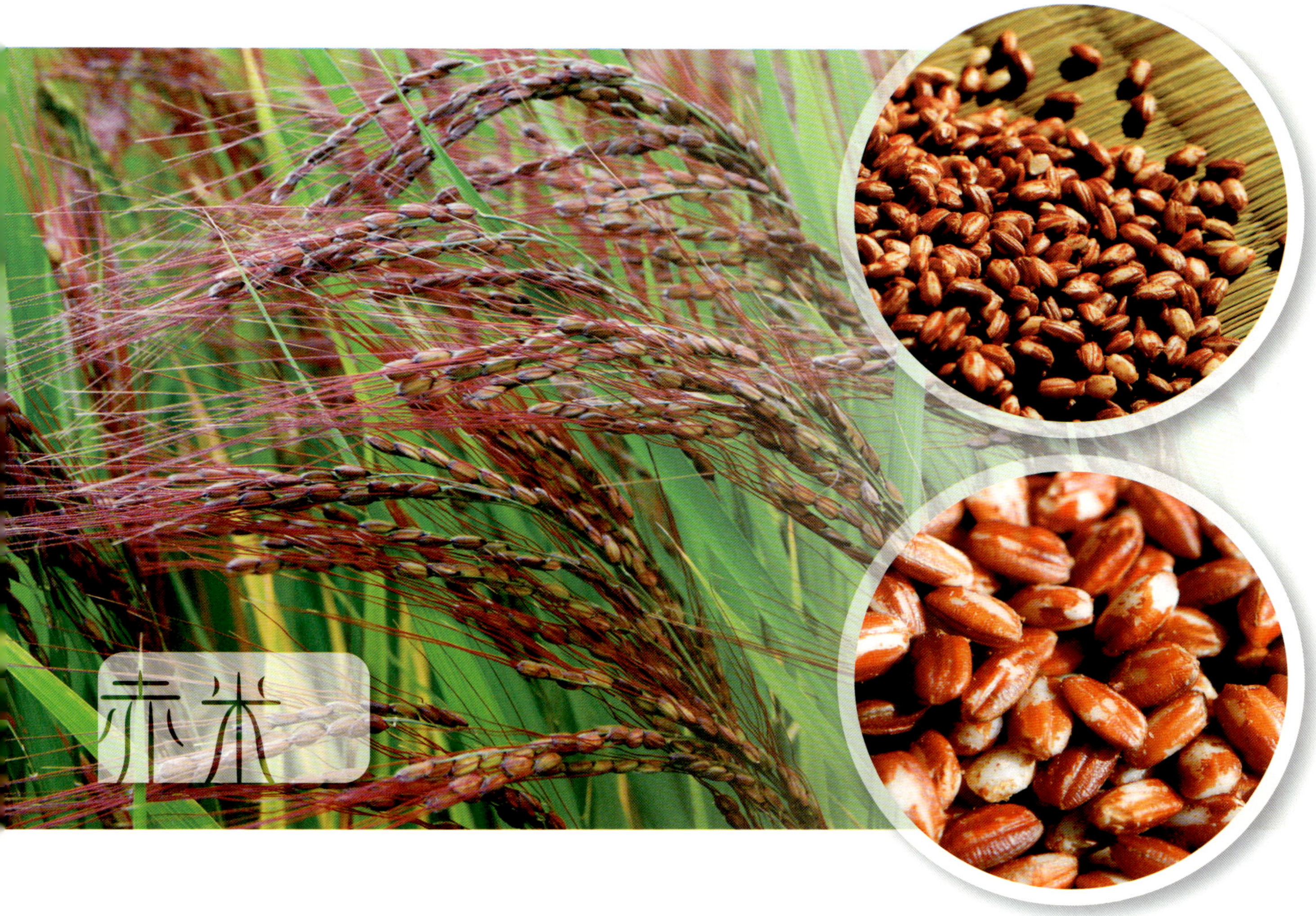
赤米

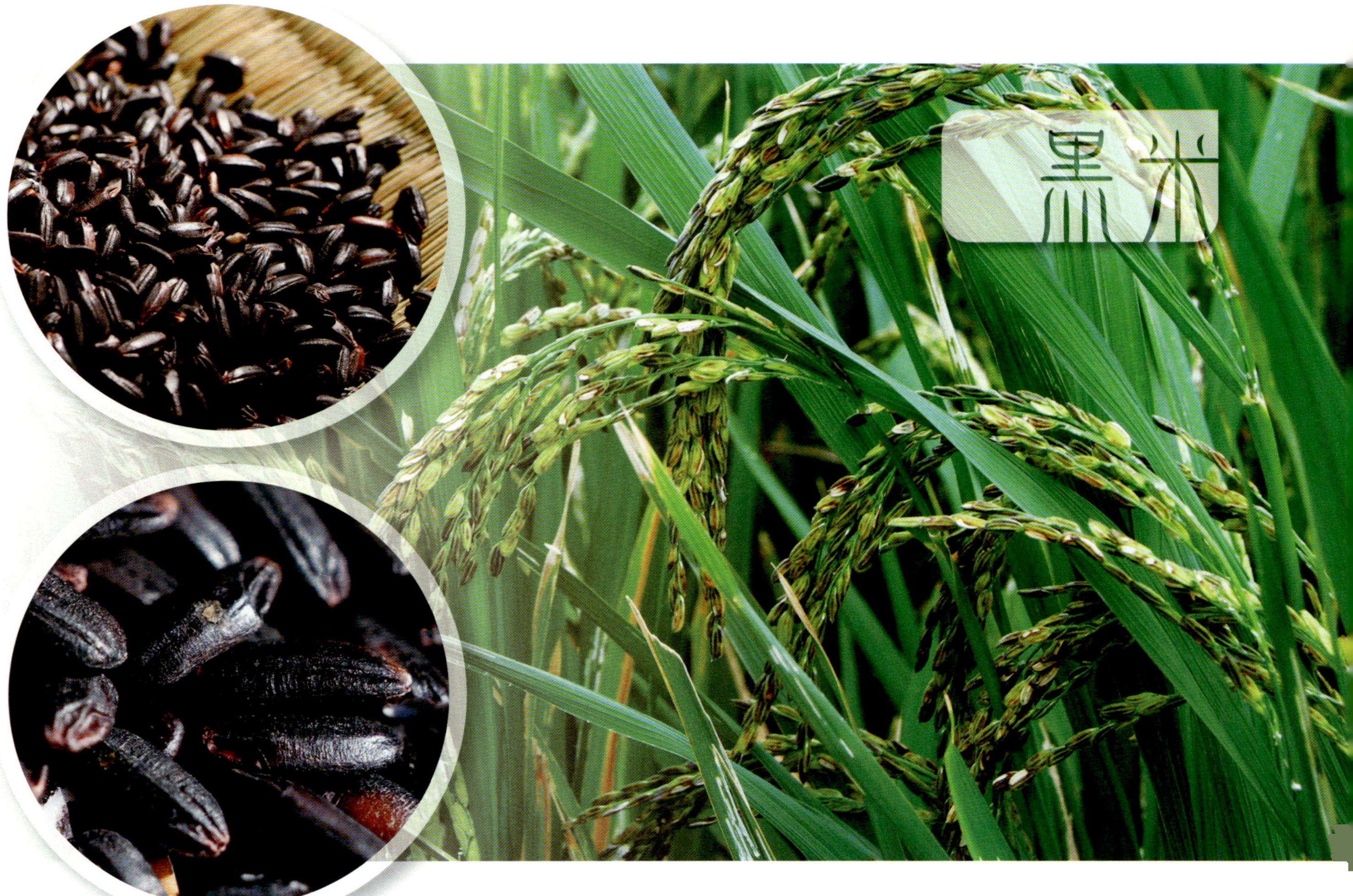
黒米

COLUMN | コラム

Quality of Life

QOL

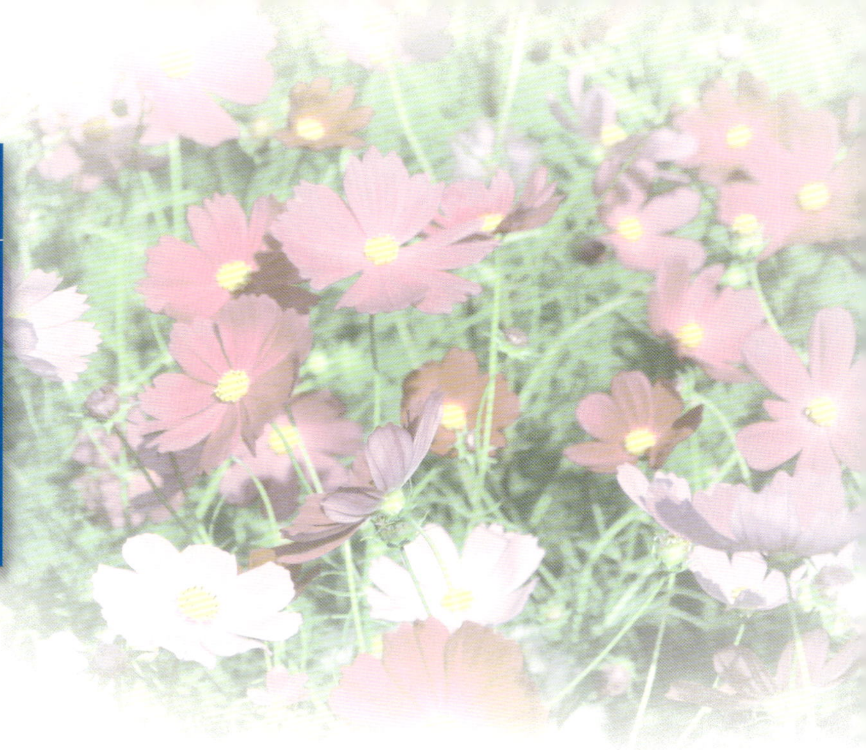

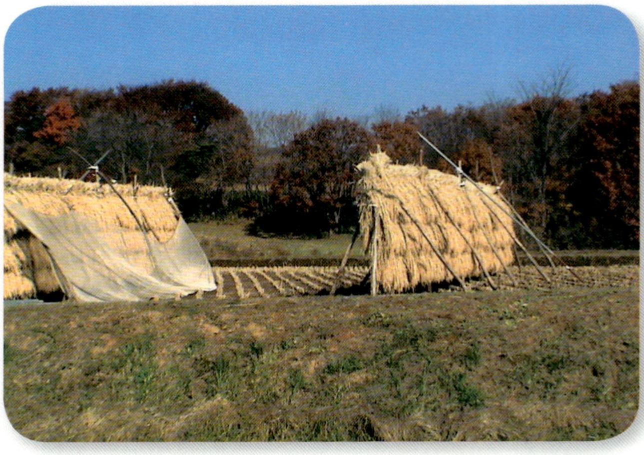

岩手

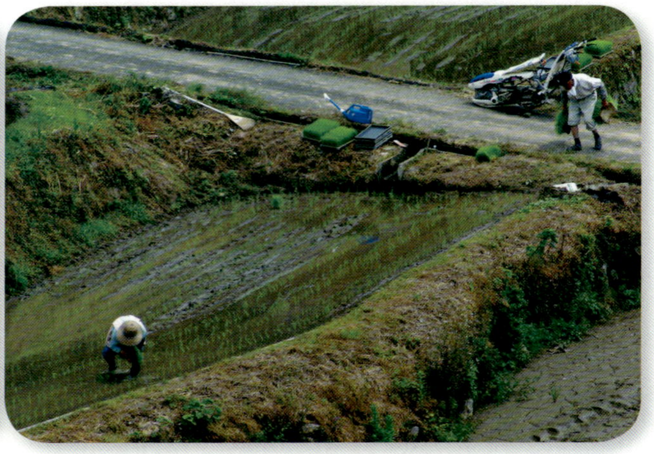

佐賀・小城

Quality of Life（QOL）の日本語訳について

Quality of Life（QOL）の日本語訳として、これまで、「生命の質」、「生活の質」、「生命と生活の質」などの文言が使われています。この呼び方にも変遷があります。

最初は患者さんの命を助ける、命を永らえさせることに重きがおかれ、QOL は「生命の質」として使われてきました。その極みが、血管や胸や腹などに多くの管が入っている、いわゆる“スパゲッティ症候群”でしょう。その反省のもと、次第に患者さんの一般生活、退院後の家庭生活が支障なくできるようにとの意味を込めて、life を「生活」と訳すようになりました。そして現在、QOL は「生命の質」または「生命・生活の質」と訳されるようになっています。人が充実感や満足感をもって日常の生活を送ることができるように、との意味合いです。

これに関して、最近、QOL は「生き方の質」、「人生の質」と考えた方がよいのではないだろうかとの見解が出てきています。私も「生き方の質」とした方がよいと考えています。

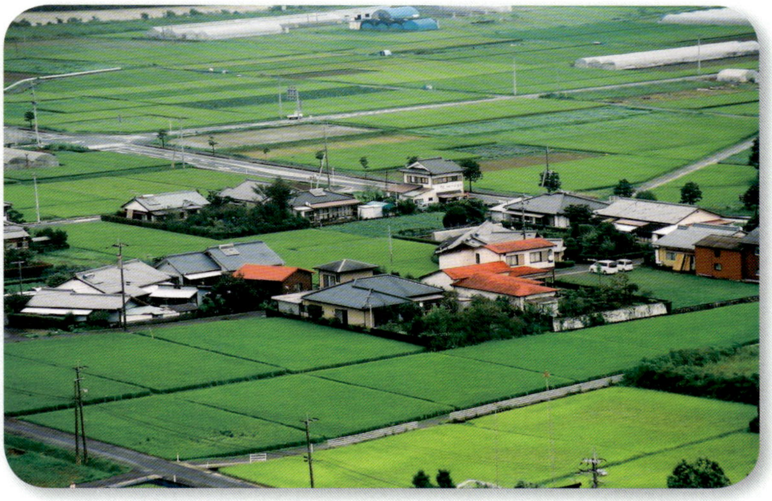

宮崎・綾

Quality of Life（QOL）は「生き方の質」

人はそれぞれの価値観のもと、自らの理想とする生き方をもっています。病気になっても、その人の生き方を尊重するような援助が望まれます。その目的に沿うべく、患者さんを家族、親類、友人や仲間たち、地域のみんなで支え合い、その人の人生を、いかに価値あるものにしてあげるかが大切です。

人にはそれぞれ人生があります。10 歳の人は 10 年の、30 歳の人には 30 年の、50 歳の人は 50 年の、70 歳の人は 70 年の春夏秋冬があります。そして、それぞれ生活してきた環境、仕事、趣味などが異なります。これらのことをよく知っているのは、家族や親類、学校や同好会の同僚、先輩や後輩、地域の人たちです。患者さんが自宅を中心として、手助けを受けながらやり残した仕事をし、ご本人が望む毎日を過ごせるように、みんなで支え合いましょう。

これが Quality of Life（QOL）、つまり「生き方の質」であると考えます。

（文責：牛尾）

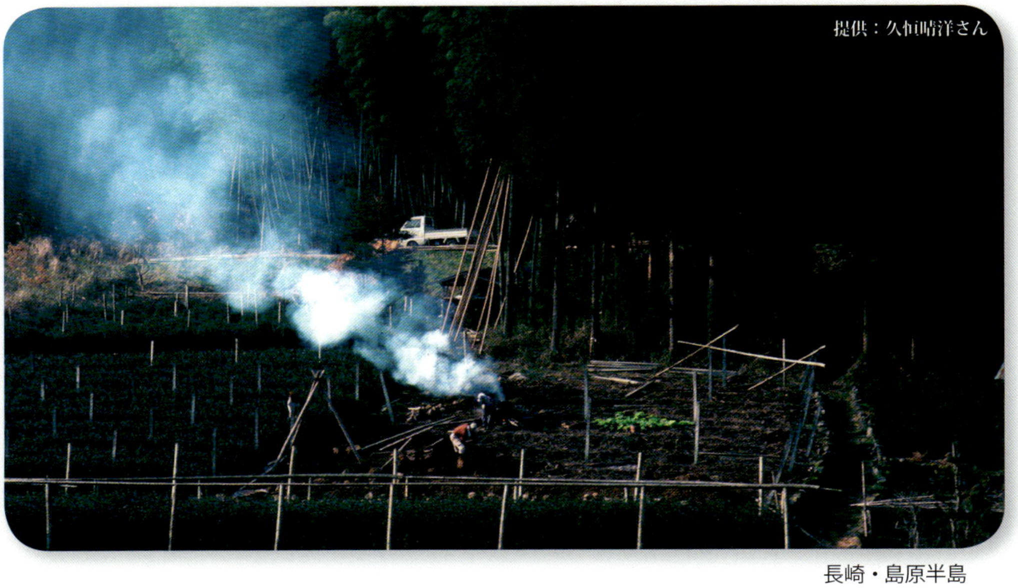

長崎・島原半島

日本各地の畑

白菜
（長野・小諸）

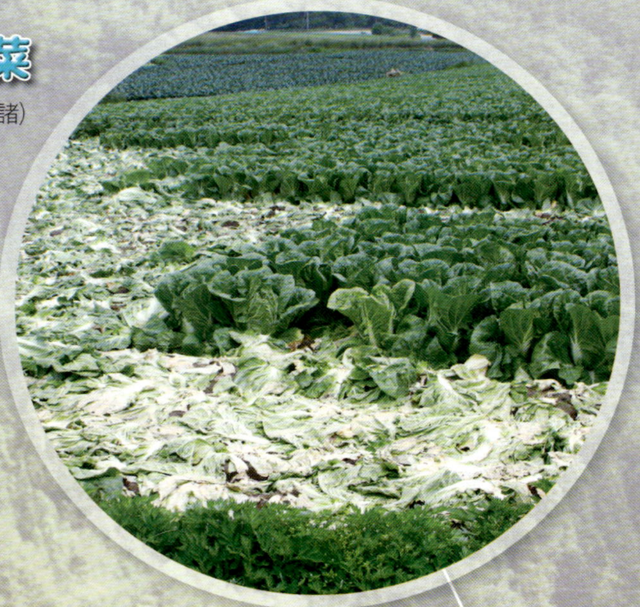

かぶ
（福岡・北九州）

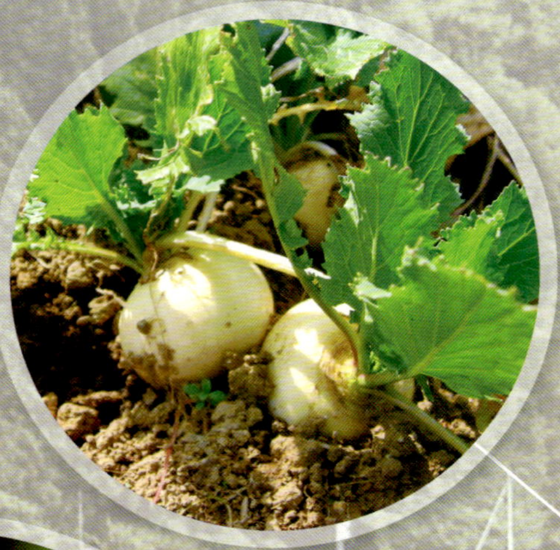

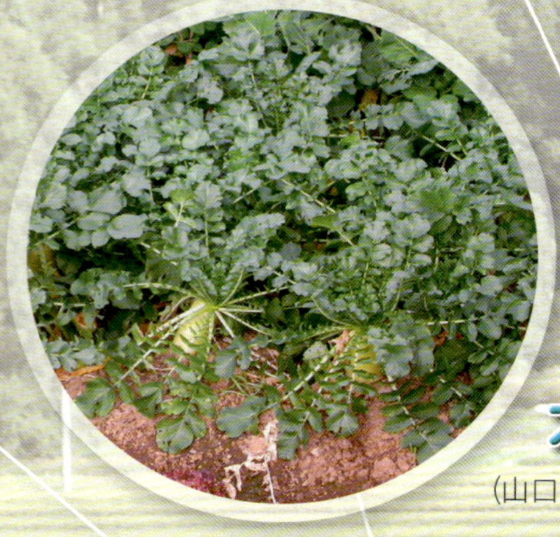

大根
（山口・長門）

ほおずき
（佐賀・唐津）

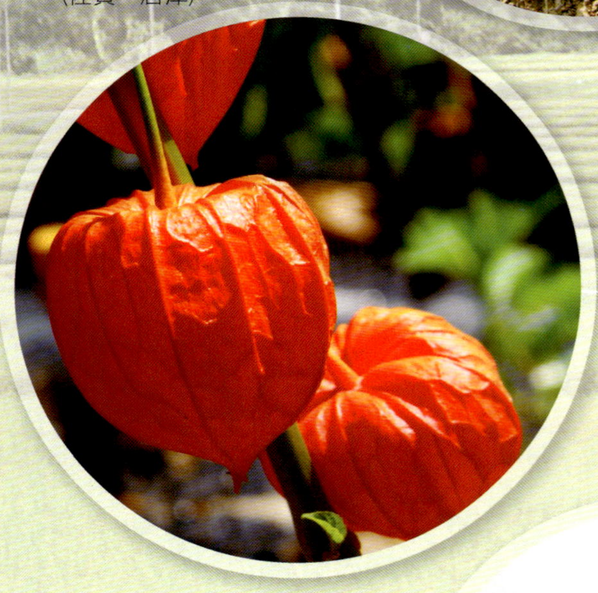

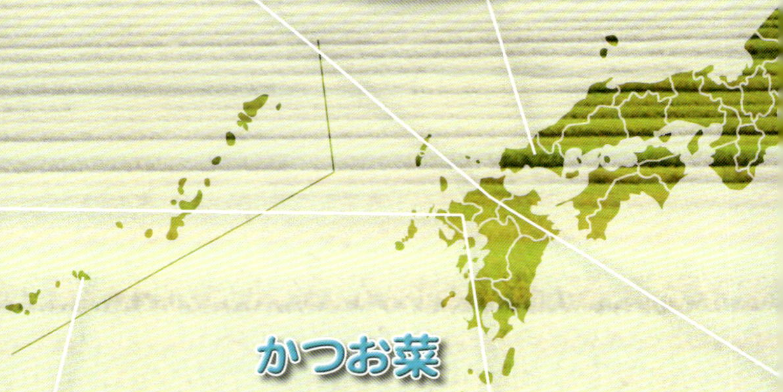

かつお菜
（佐賀・武雄）

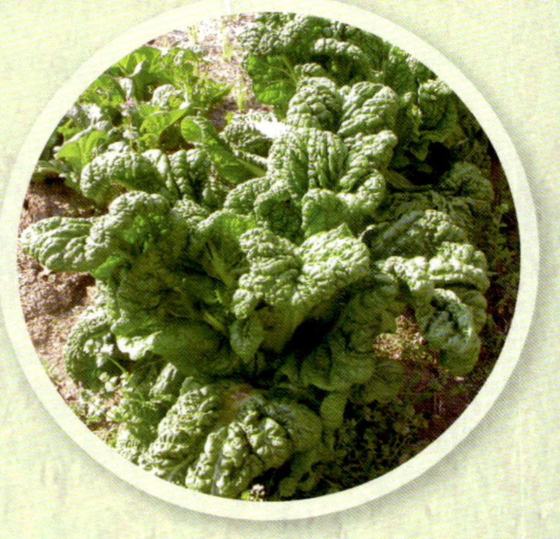

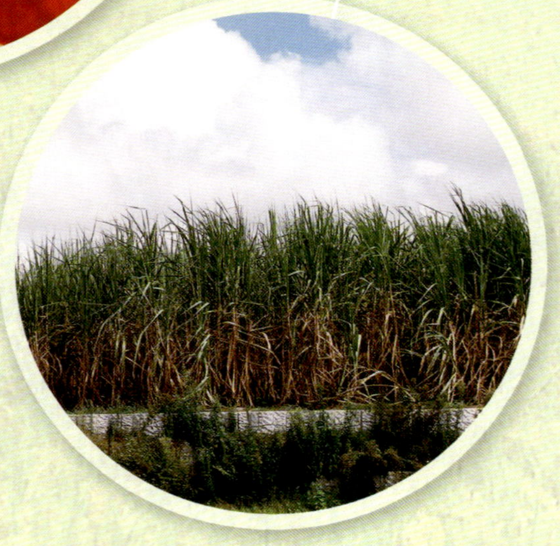

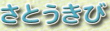

さとうきび
（沖縄・宮古島）

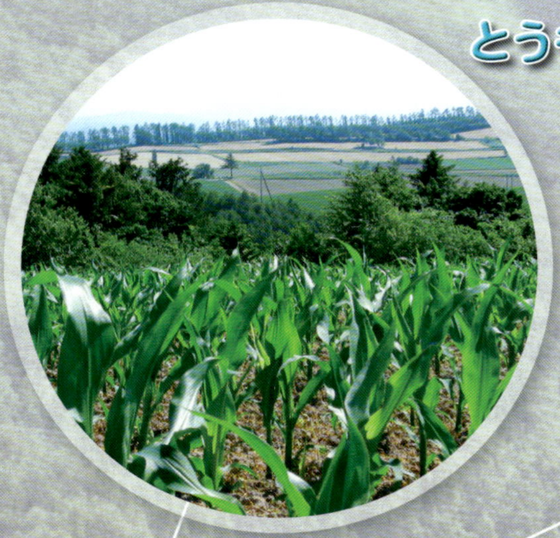

とうもろこし
（北海道・美瑛）

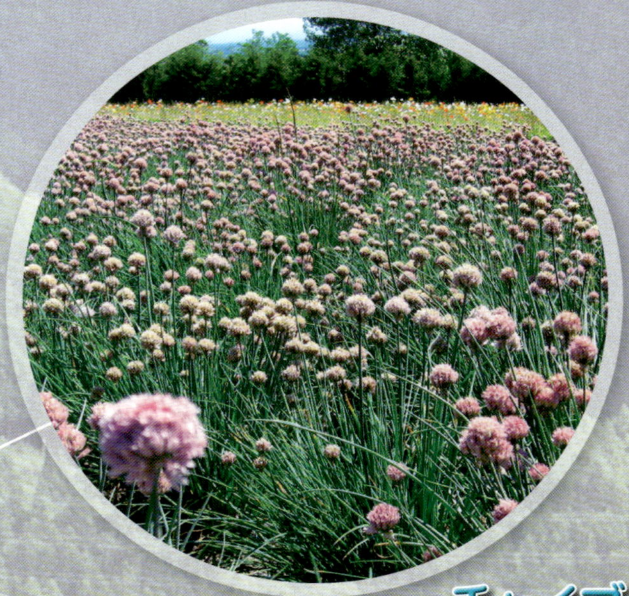

チャイブ
（北海道・中富良野）

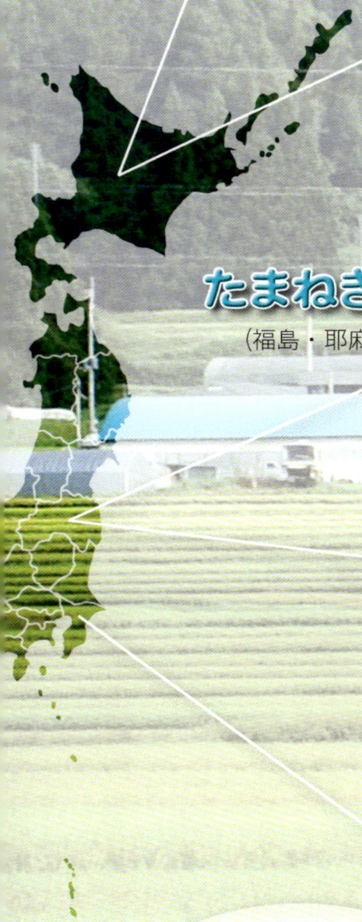

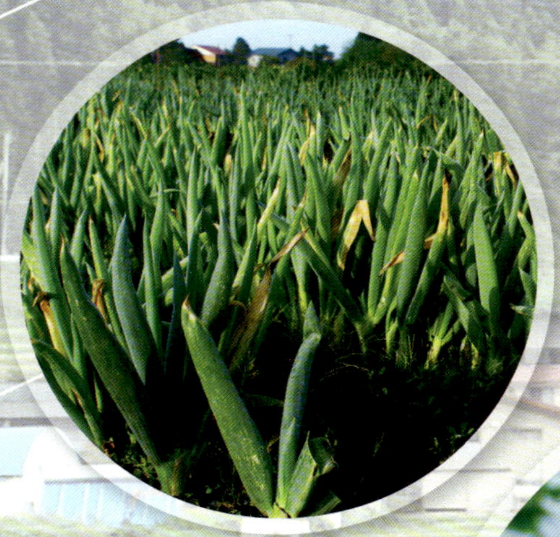

たまねぎ
（福島・耶麻）

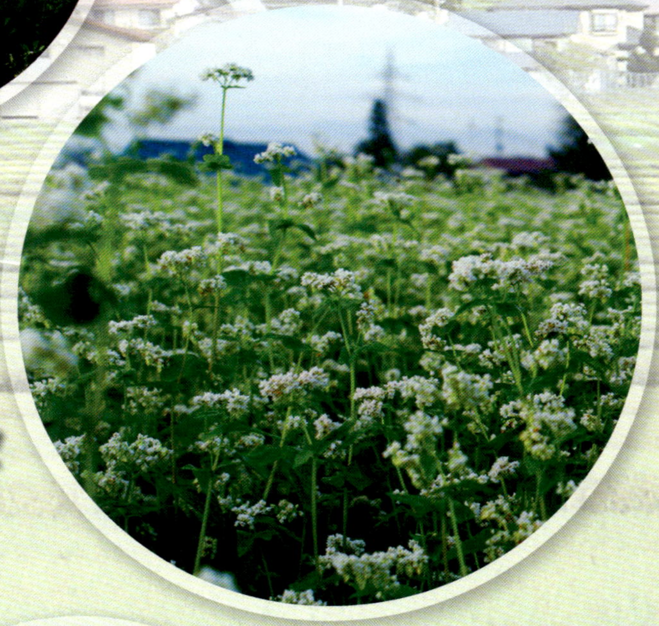

そば
（福島・猪苗代）

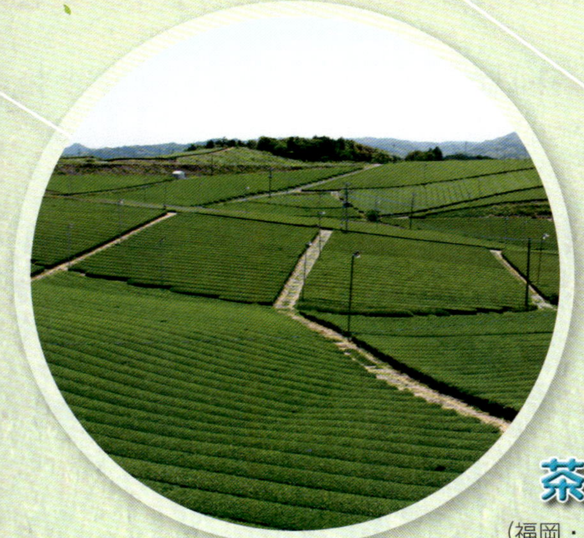

茶畑
（福岡・八女）

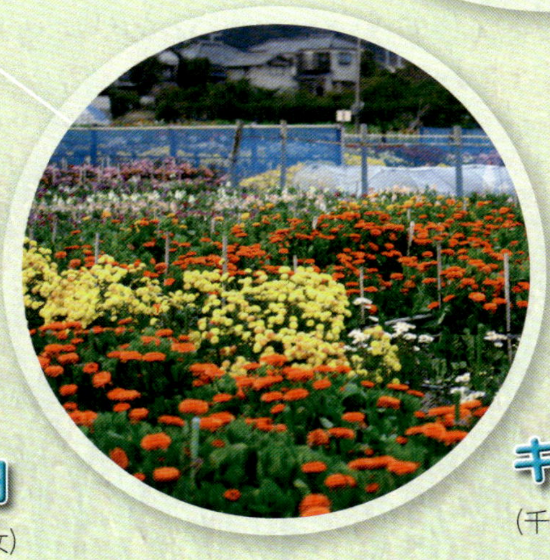

キンセンカ
（千葉・南房総）

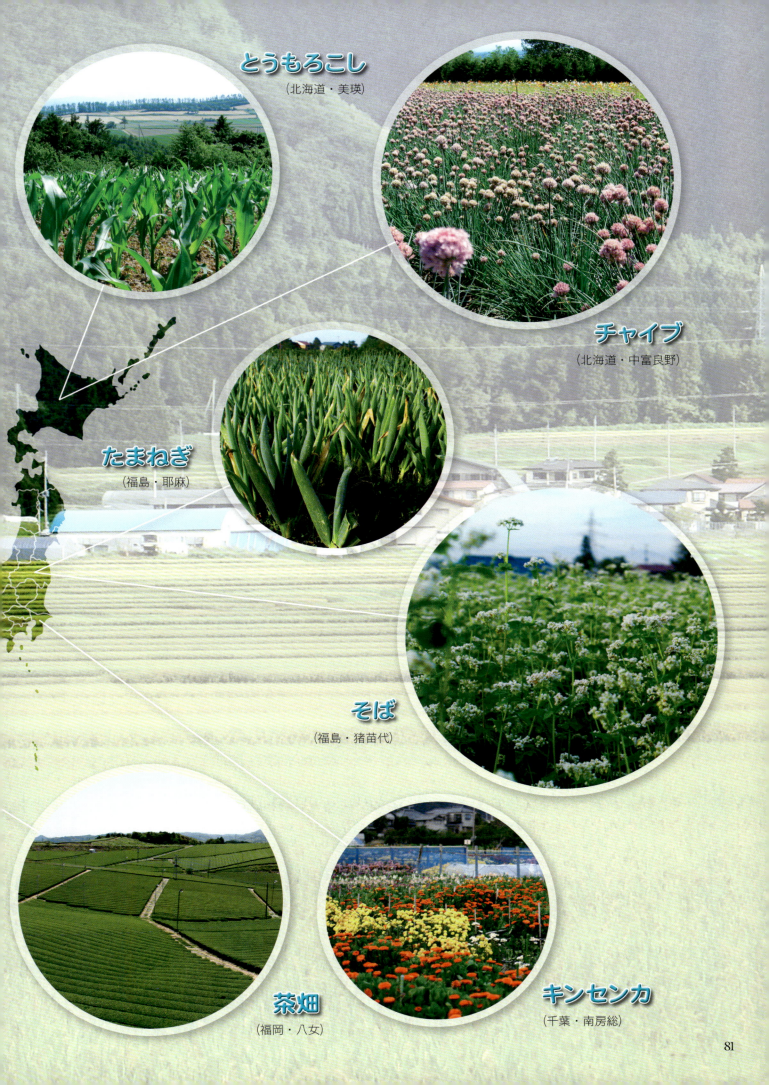

田畑が醸し出す風情

Spring

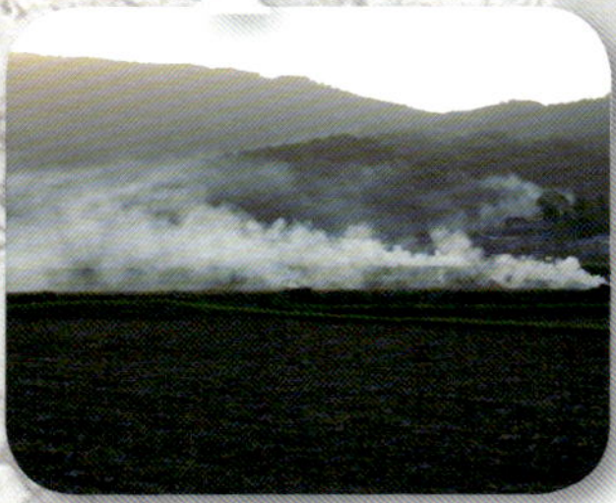

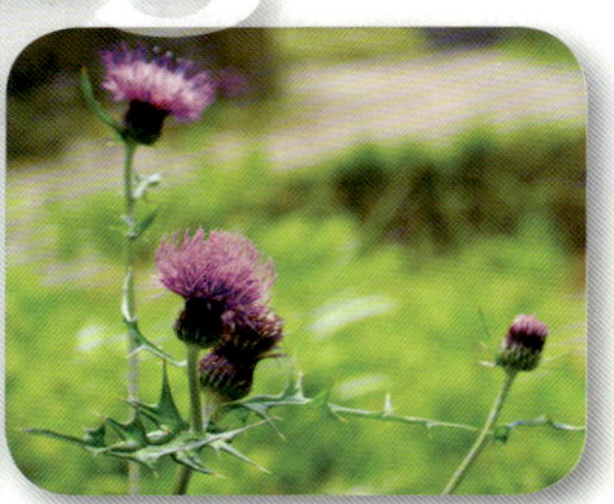

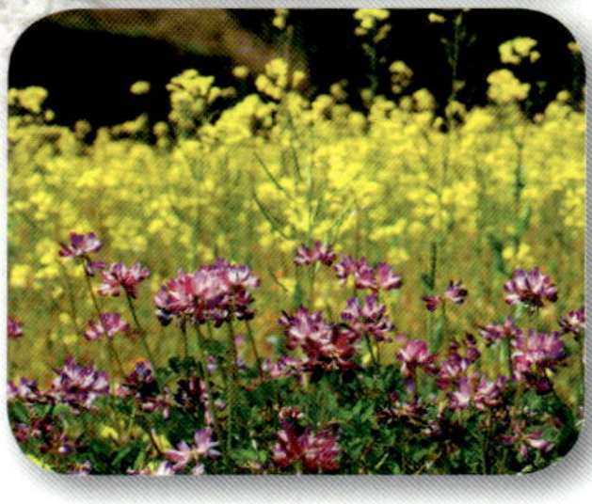

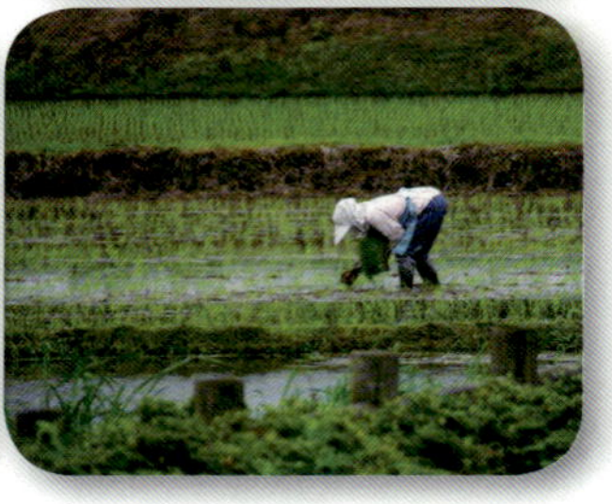

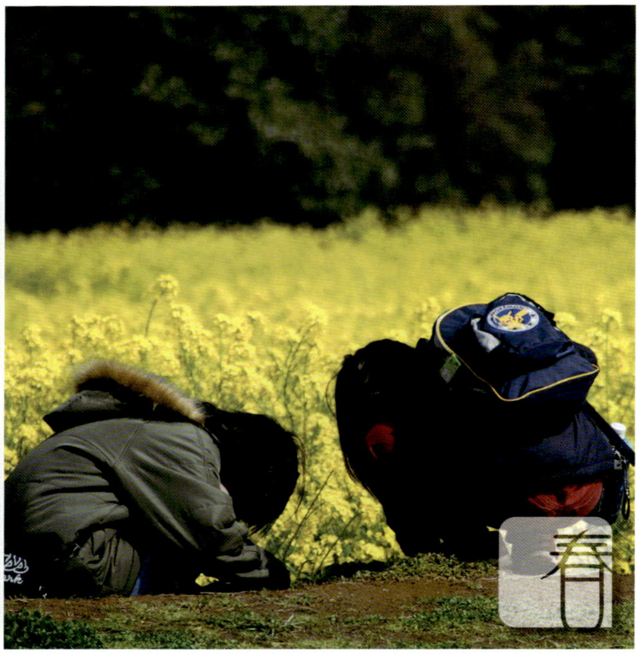

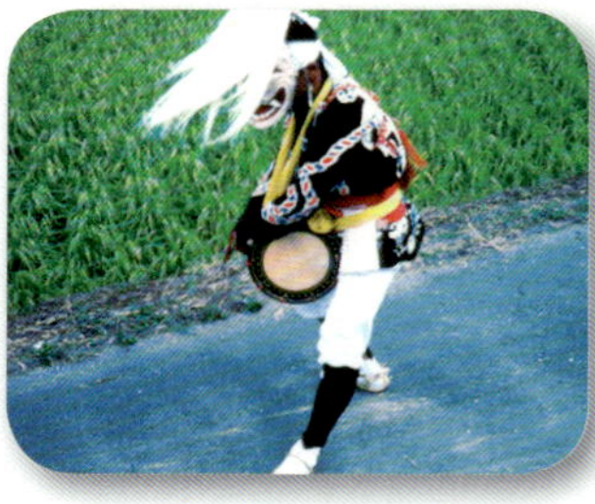

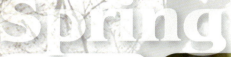

提供：久恒晴洋さん

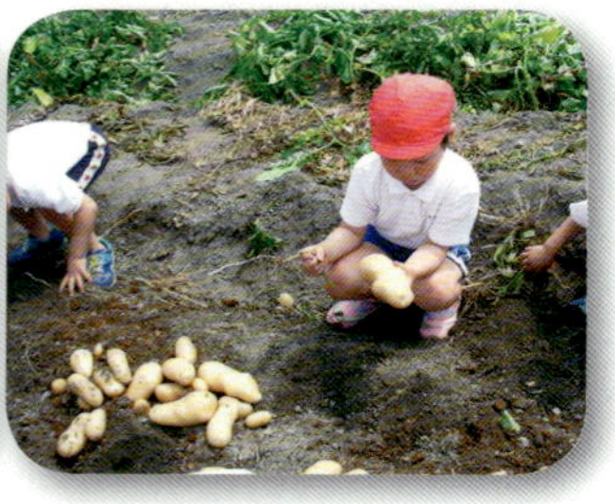

提供：青葉桐の花保育園

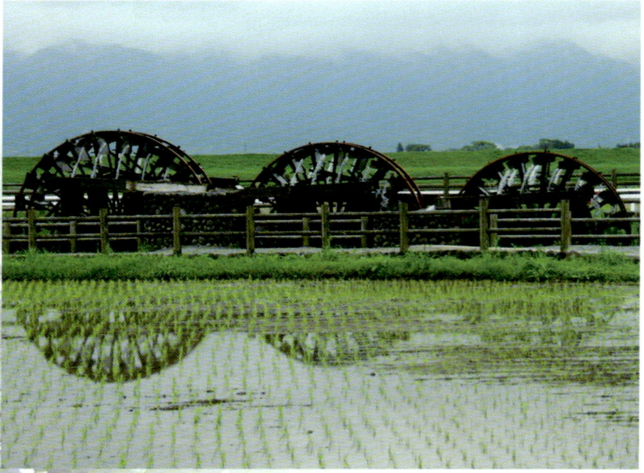

Summer

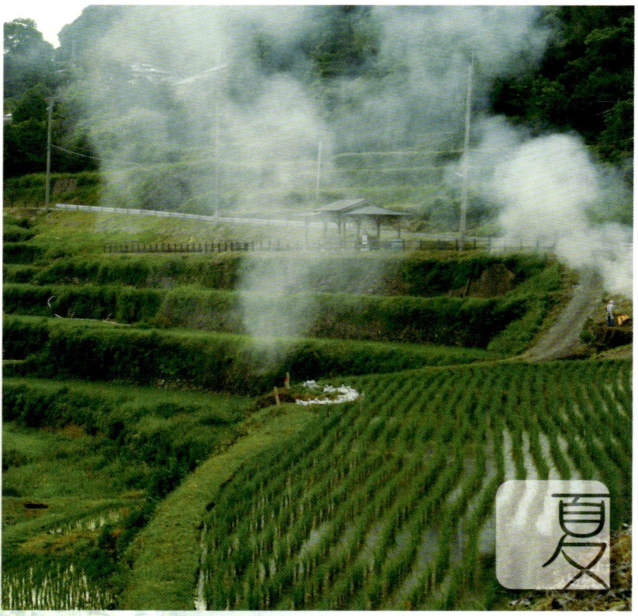

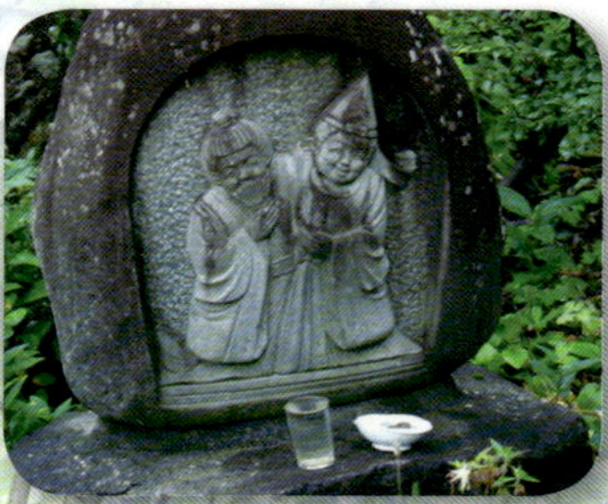

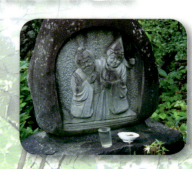

わが国の田畑は、春夏秋冬に彩りを変えながら、私たちの食文化を支え、信仰を生み出してきました。坂のあぜ道、曲がりくねった土手の道。これらの道は、時代を超えて、人々の喜びや楽しみで踏み固められています。

道のそばには、スミレやレンゲ、アザミやイチゴ、マンジュシャゲやコスモスが……。そして道祖神も。

また浴衣を着た案山子《かかし》、豊作を祈る夏祭り、園児の芋掘り、冬の火祭りや雪に覆われた棚田。これら一つひとつの姿が老若男女を引きつけます。

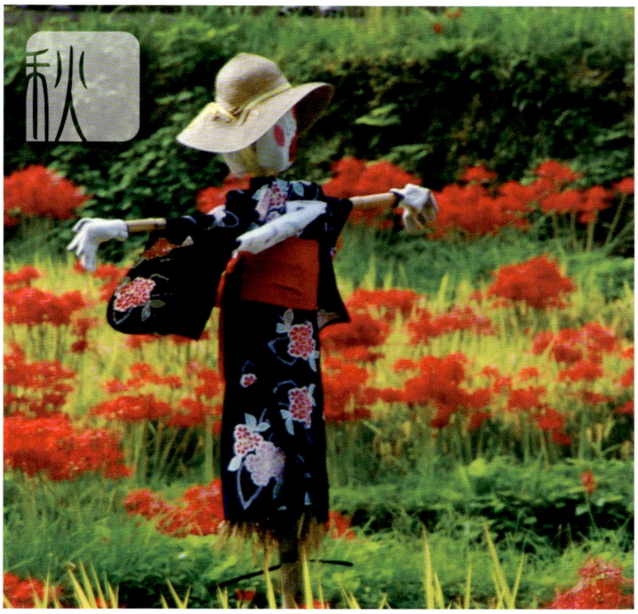

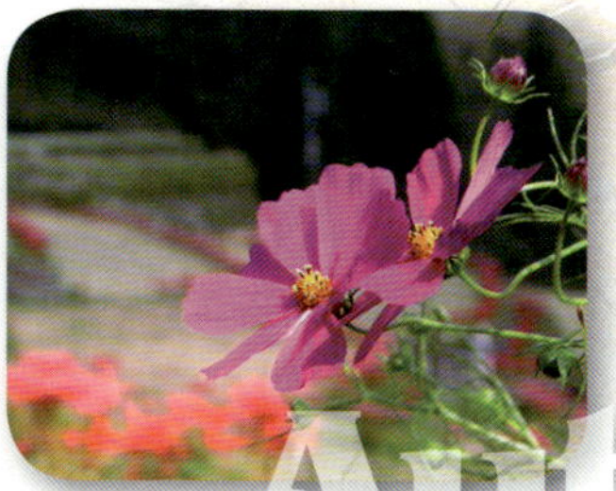

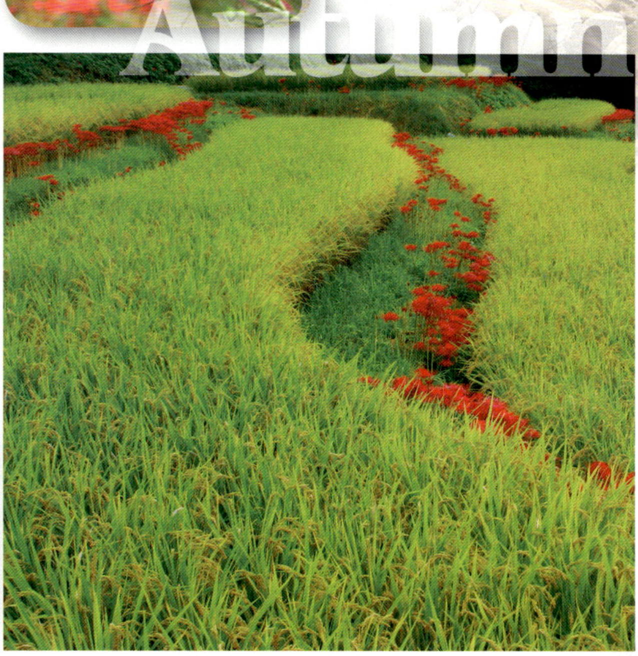

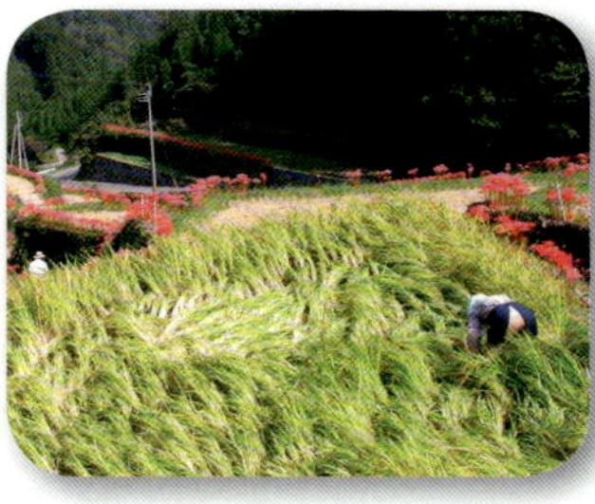

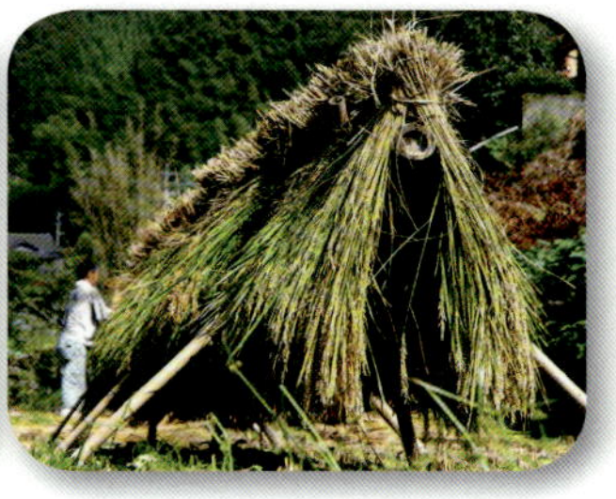

提供：青葉桐の花保育園

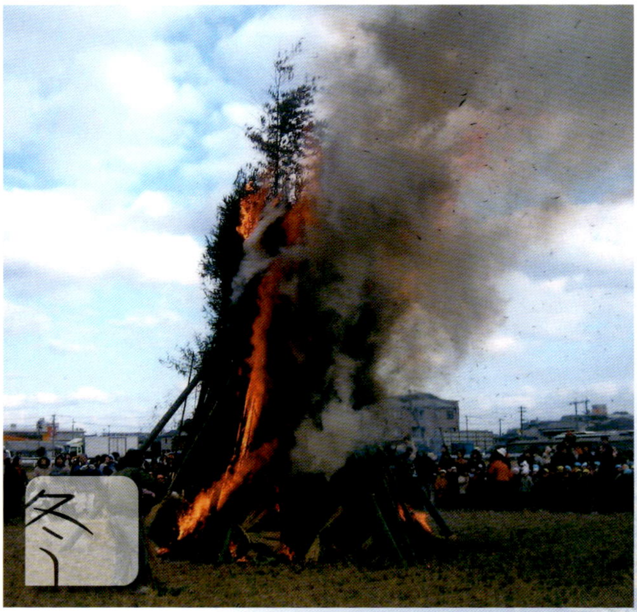

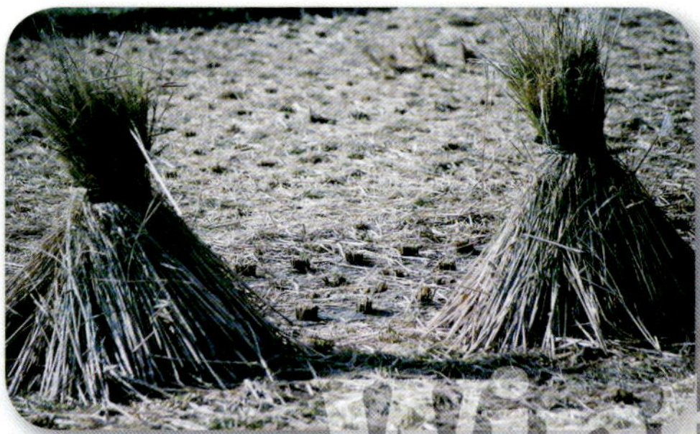

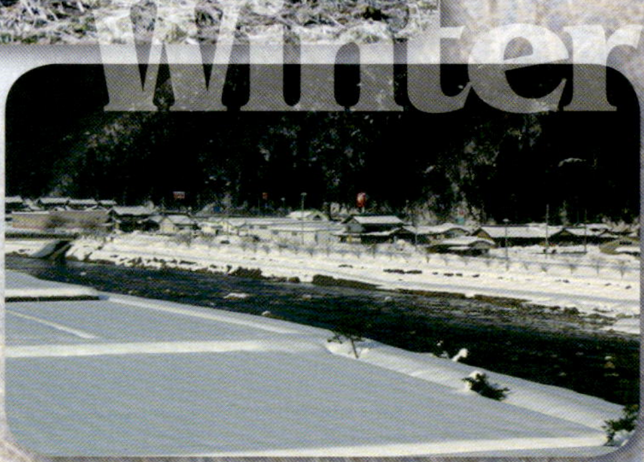

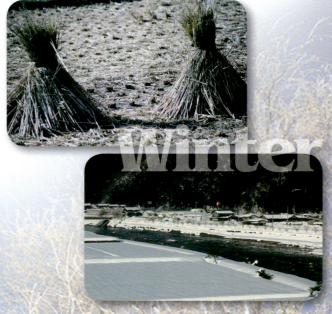

果樹園

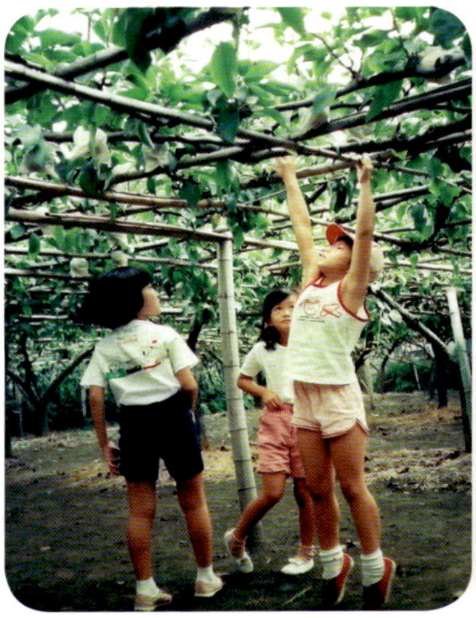

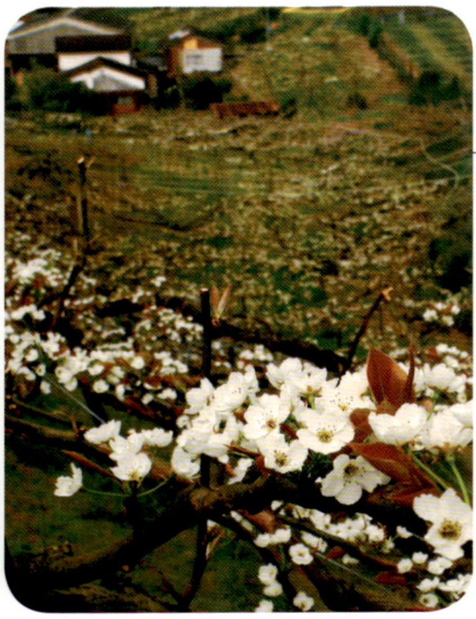

ナシ
Pear

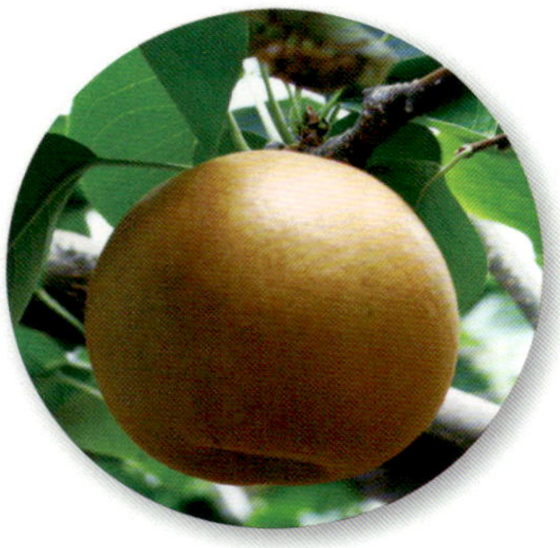

ミカン
Orange

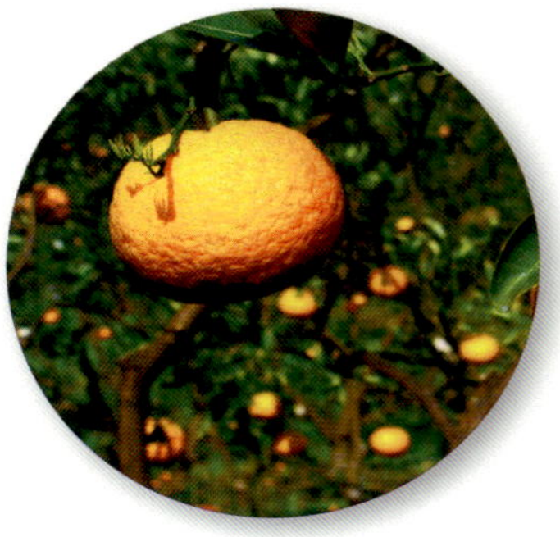

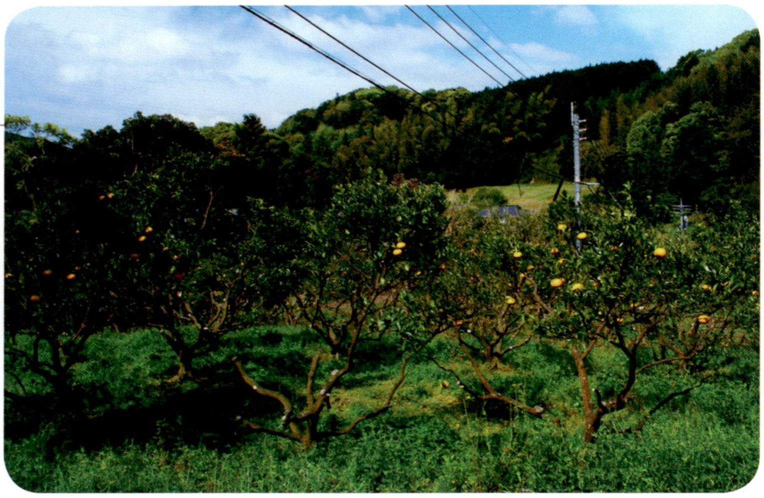

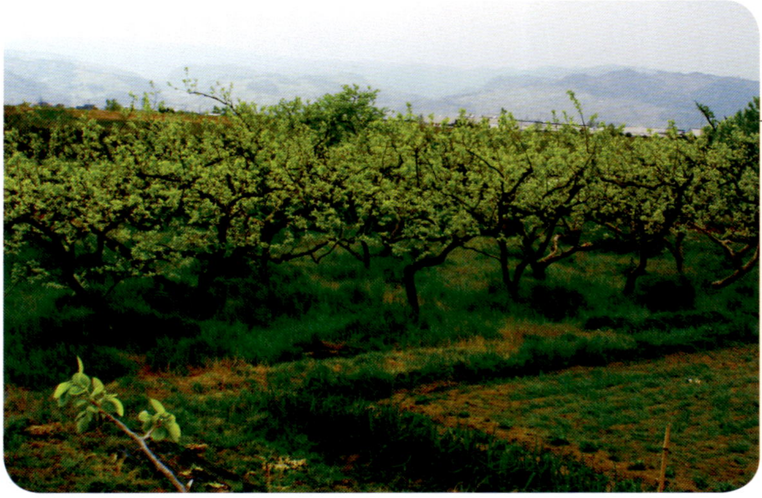

カキ
Persimmon

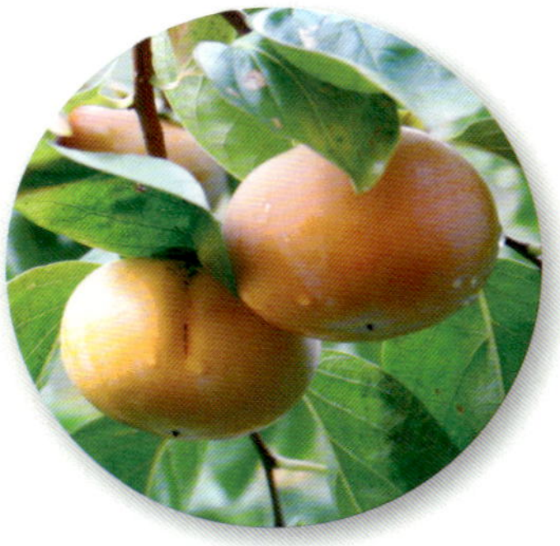

日本の多くの地で、田や畑のそばには、リンゴ、カキ、クリ、ミカンなど、いろいろな果樹園がよく見られます。赤いリンゴ、黄色いリンゴ、紫色のブドウ……、唱歌や童謡などの歌詞にもよく登場しています。

幼いときや地方への旅行で見た果物たち。懐かしい想い出として、心に響きます。

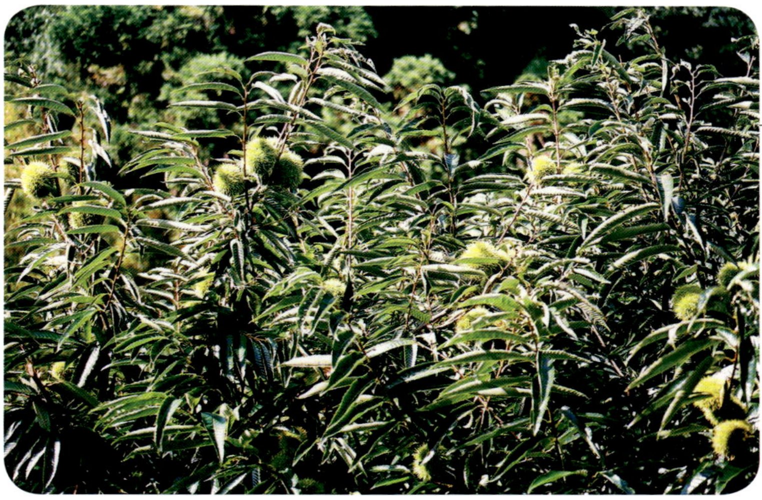

クリ

Chestnut

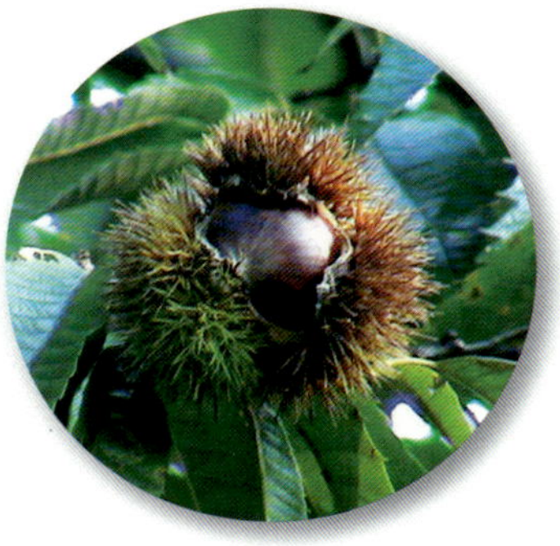

リンゴ

Apple

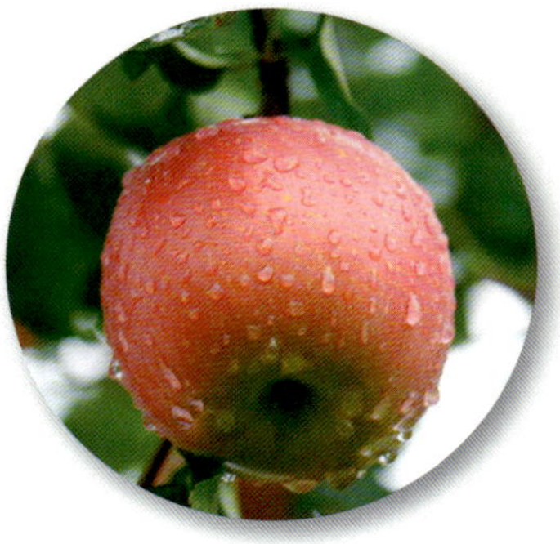

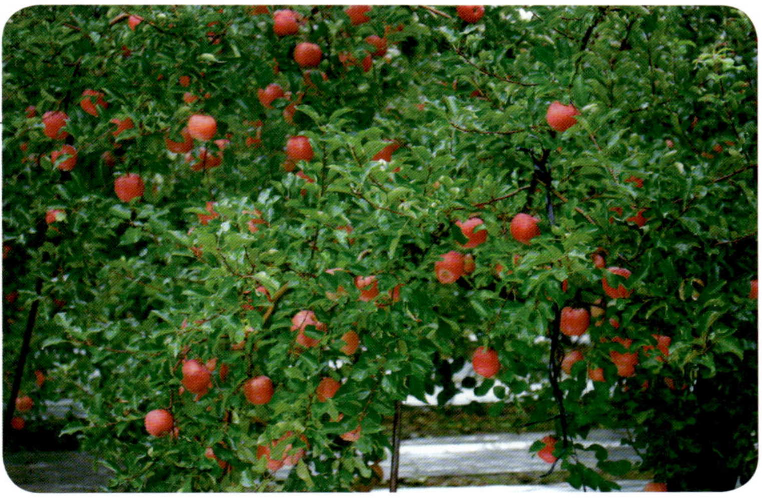

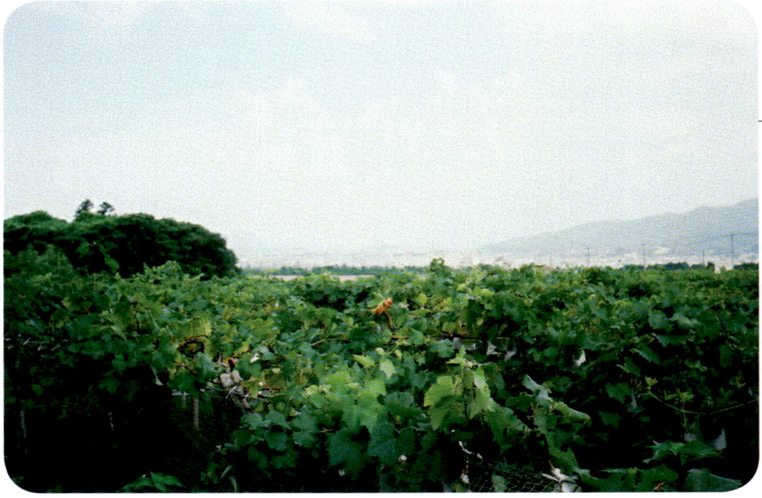

ブドウ

Grape

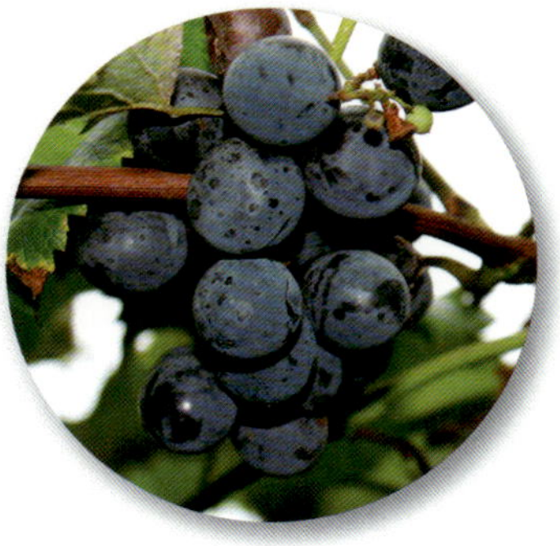

寺家ふるさと村の田畑

横浜市の郊外に「寺家ふるさと村」があります。昔ながらの田園風景が色濃く残っている里村、里山です。森や林、田んぼの土手を散策していると、四季折々に、緑、紫、黄や赤色の野花や木の実に出合います。

休みの日には多くの家族連れが、憩いを求めて散策します。

季節ごとに違う情景を見せてくれる「寺家ふるさと村」。

懐かしい土の匂いと、そこで触れる温かい人情は、心身ともに元気にしてくれます。

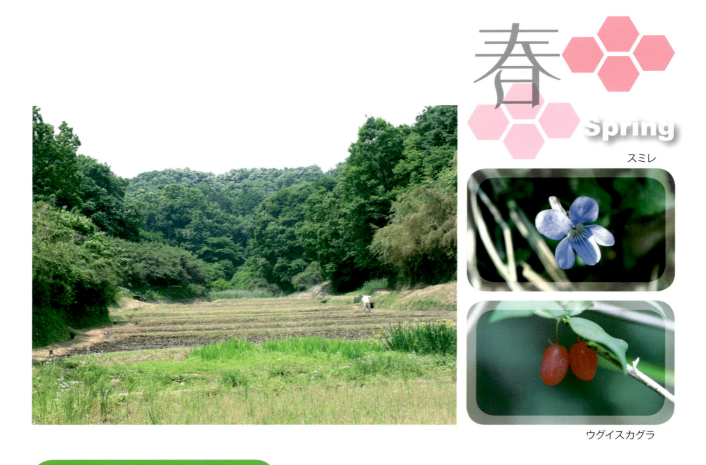

春 Spring

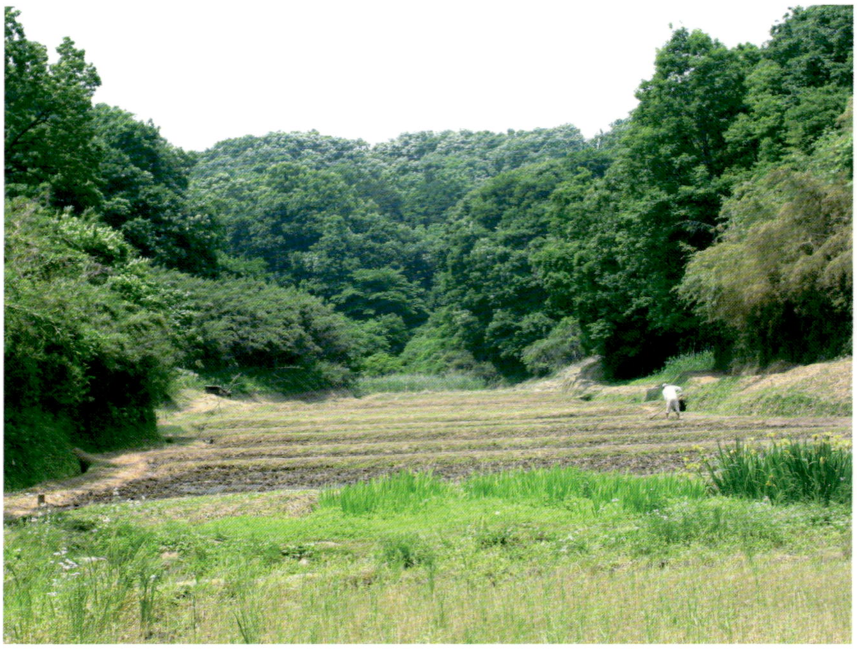

スミレ

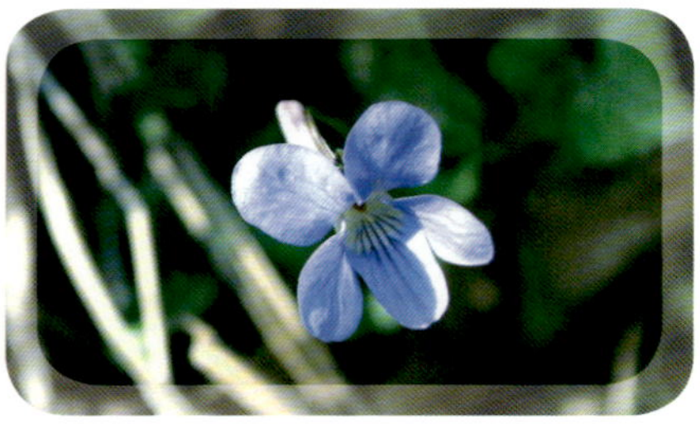

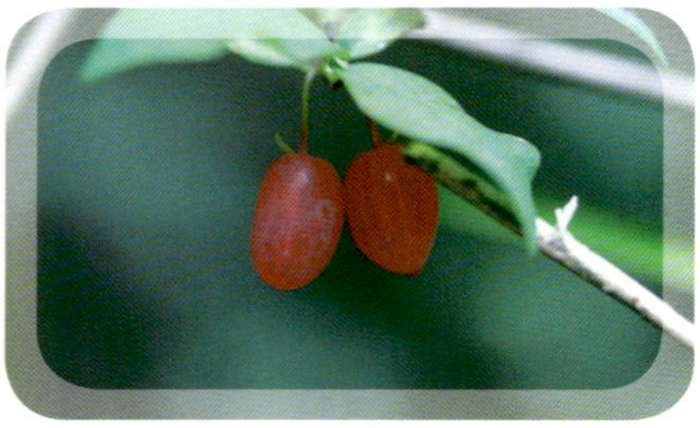

ウグイスカグラ

ガガイモの春から秋

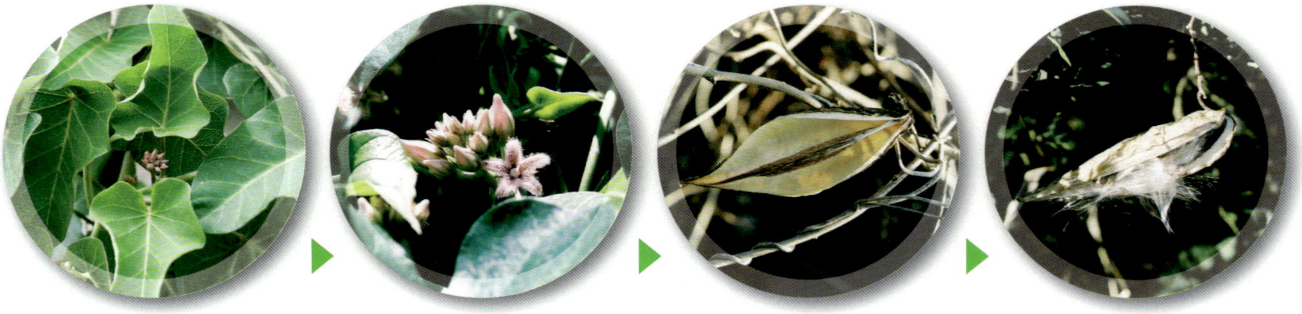

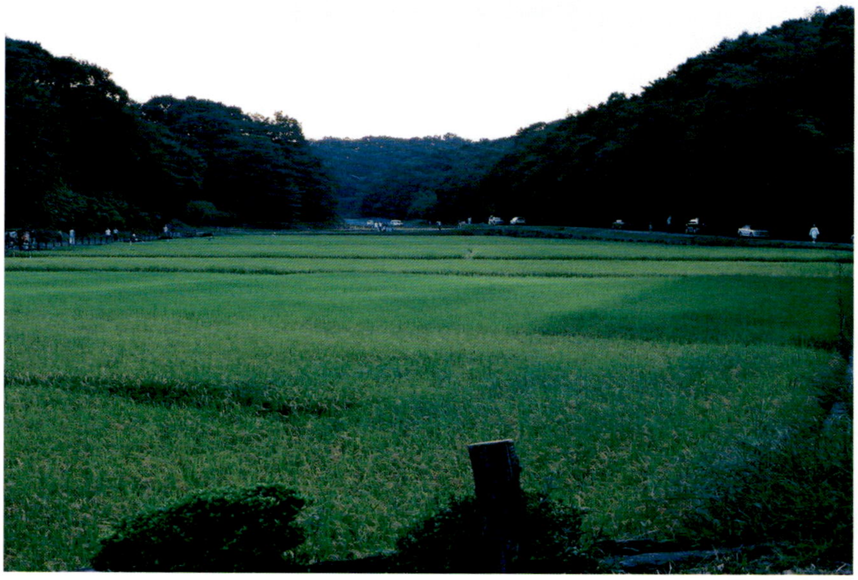

ツルニンジン

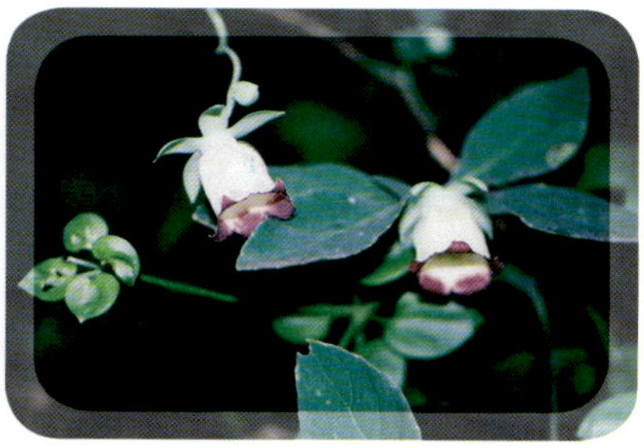

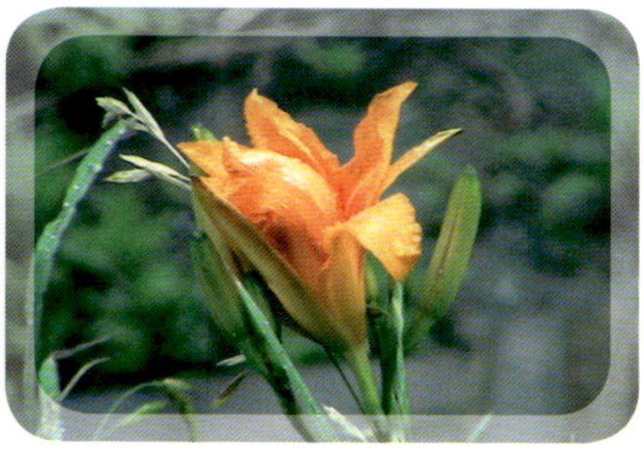

ヤブカンゾウ

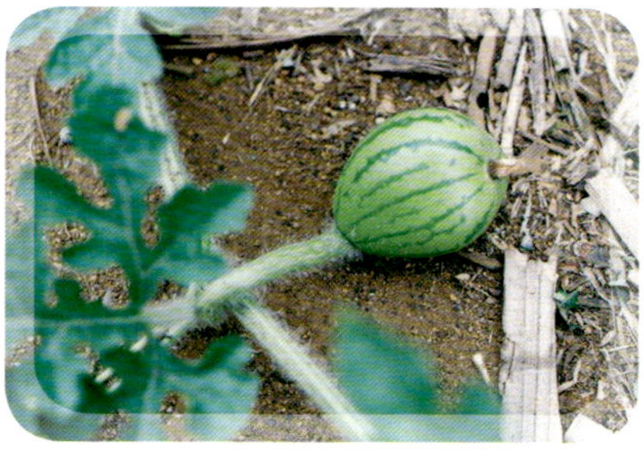

スイカ

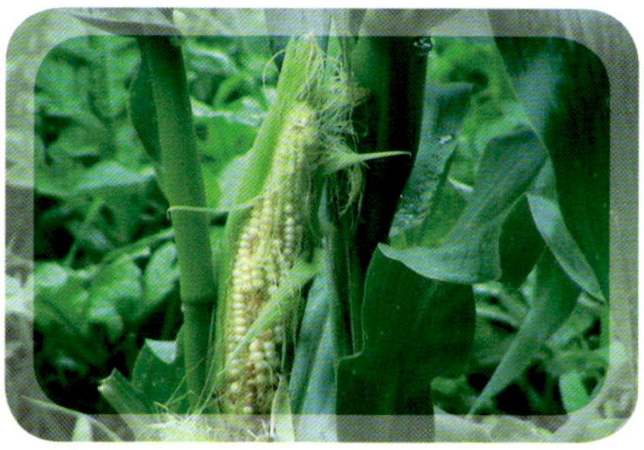

トウモロコシ

夏 Summer

秋 Autumn

ナス

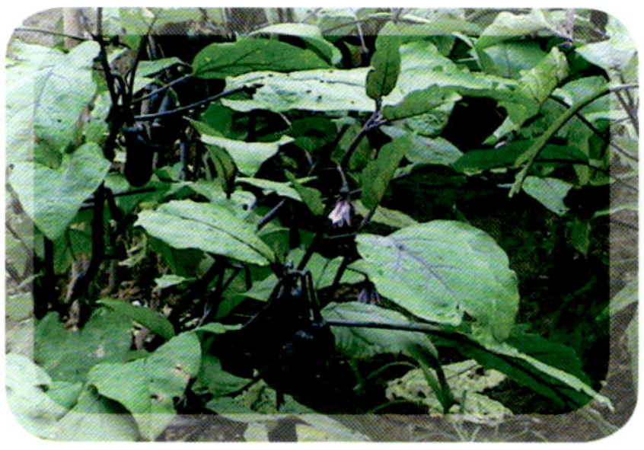

カキ

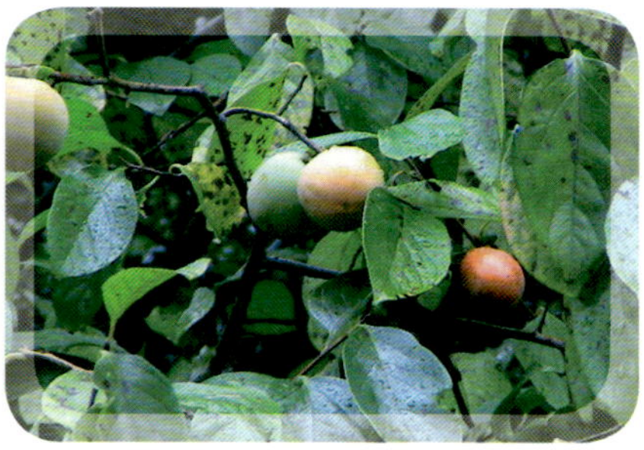

リンドウ

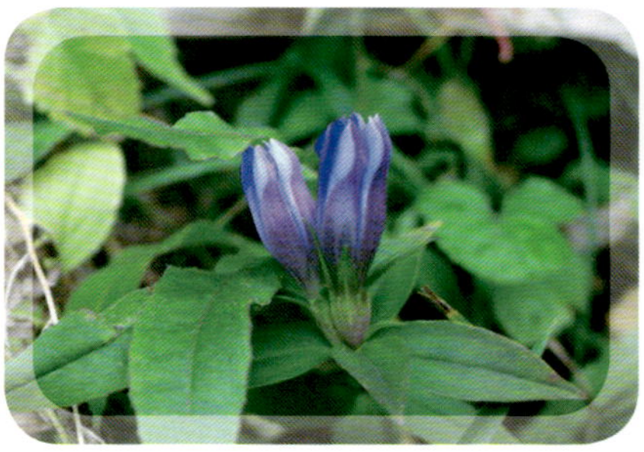

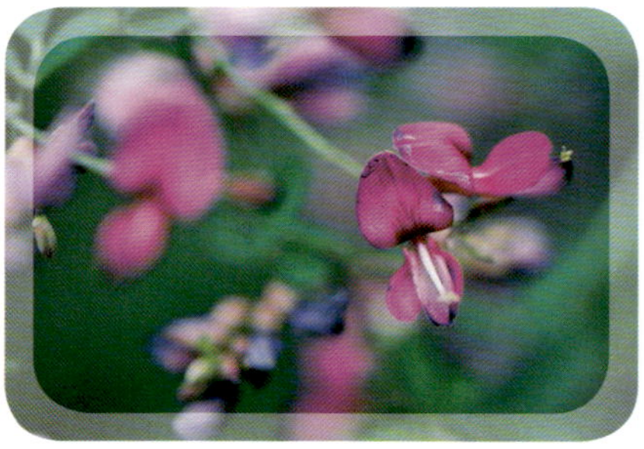

ハギ

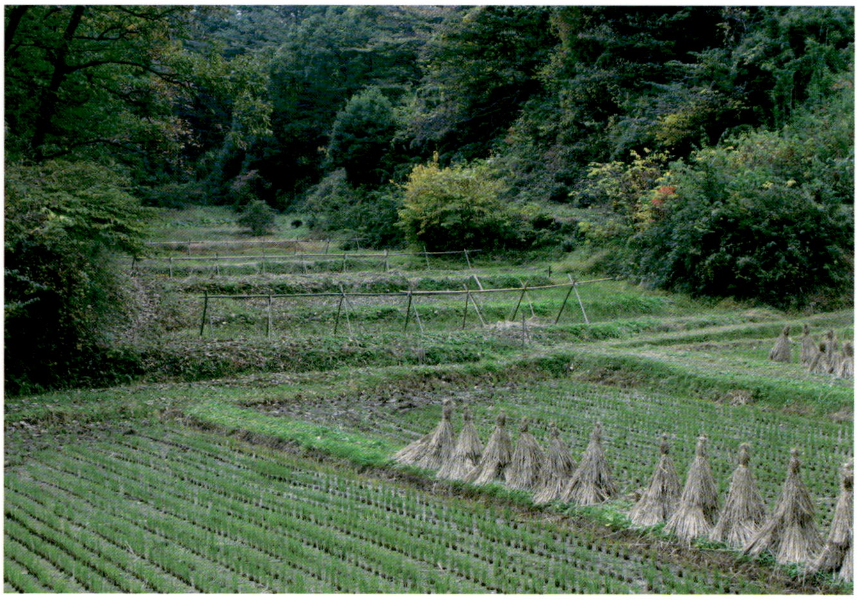

麦の四季

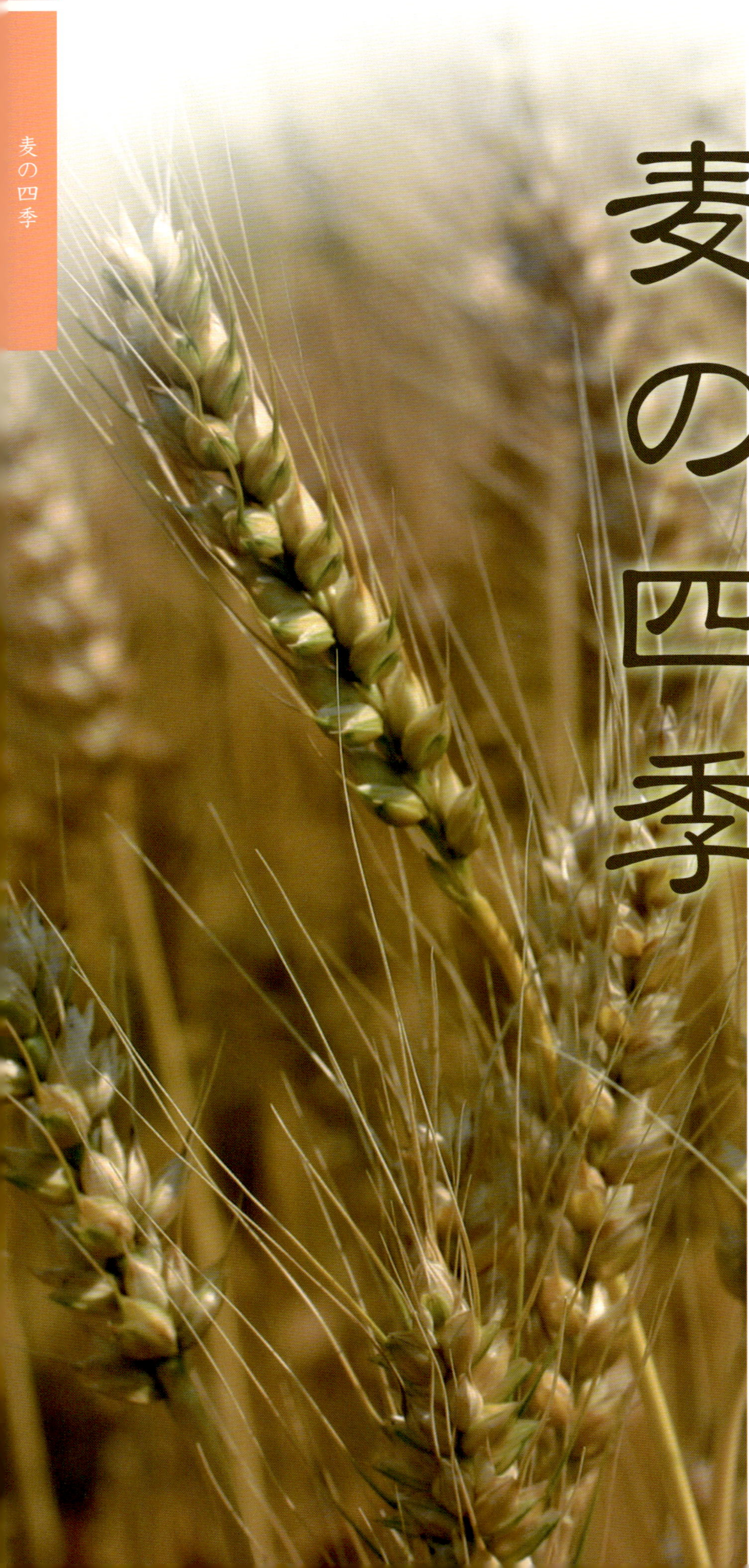

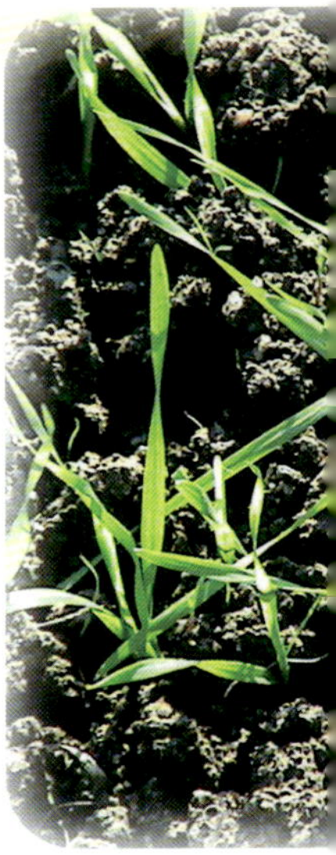

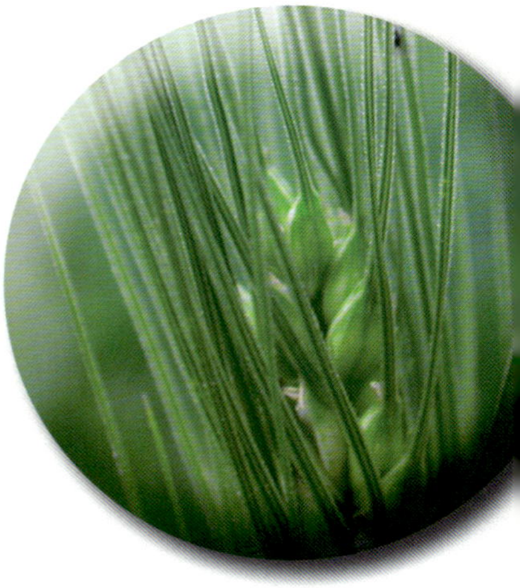

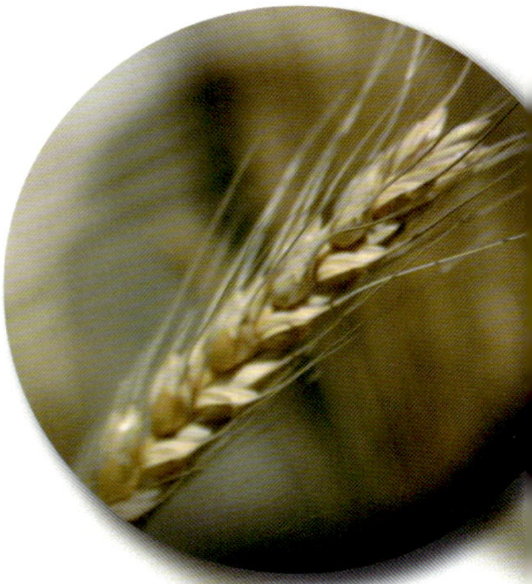

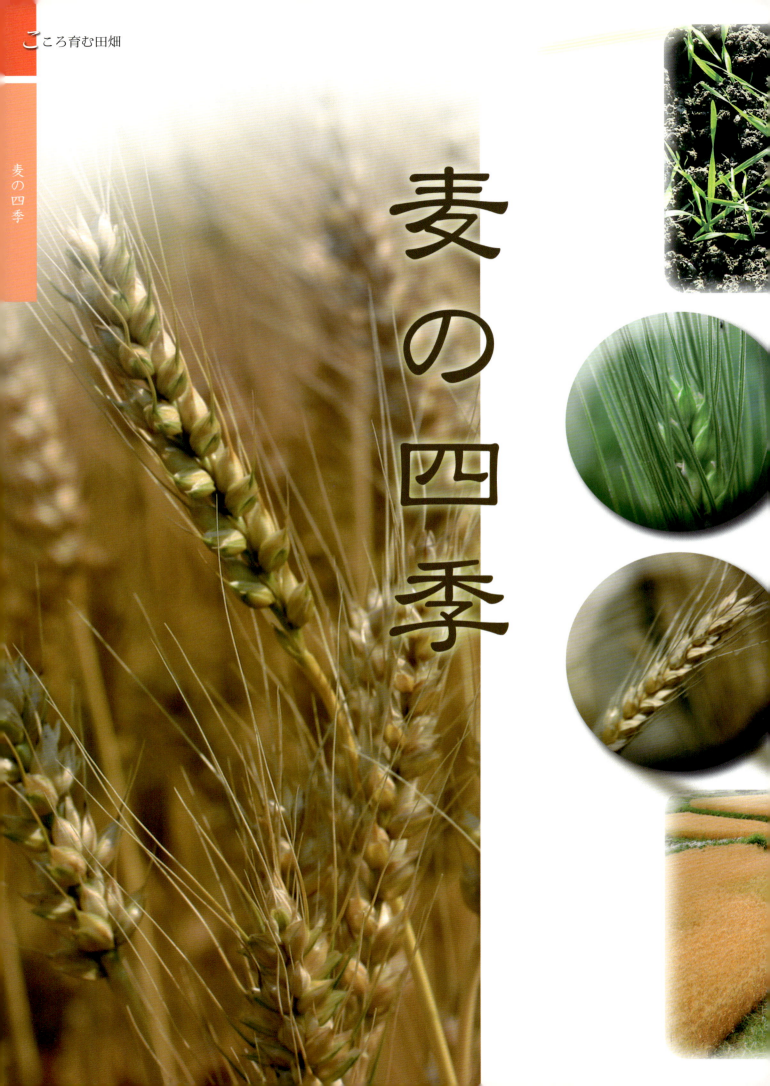

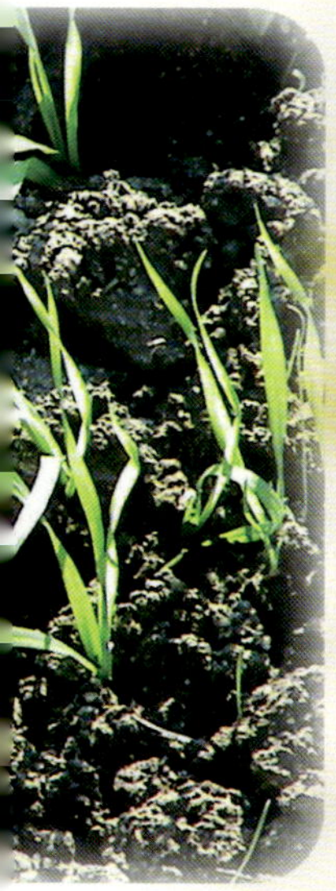

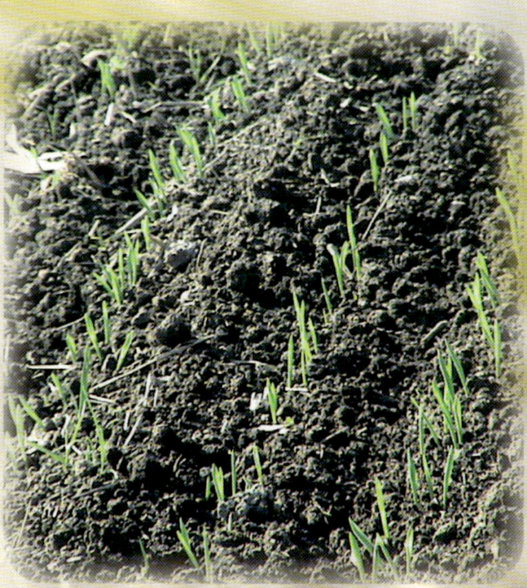

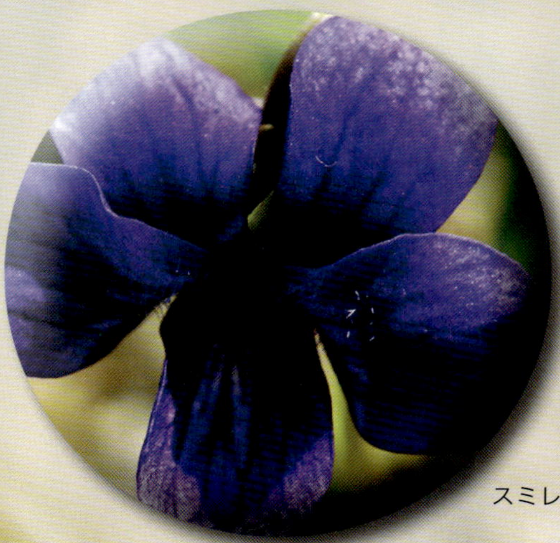

スミレ

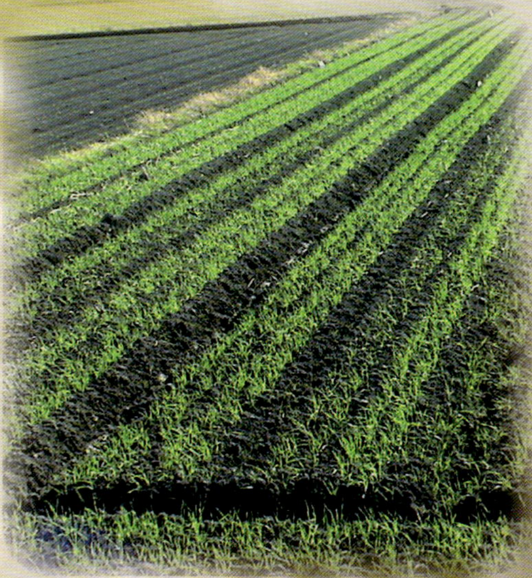

麦の多くは稲刈り跡の耕地で栽培され、
晩秋や初冬に植えられます。
背の低い状態で寒い冬を越して、初夏に収穫されます。
霜や雪にも負けず、青々として並ぶ葉。
そして春風にそよぐ茶色の穂波……、収穫前の白っぽい穂先。

麦には、稲とは別の素朴な強さとたくましさがあります。
冬の旅人は、控えめな麦の姿と強さに、
凛とした清さと勇気をもらったことでしょう。

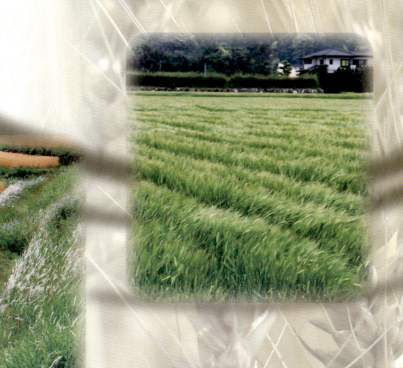

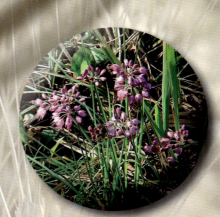

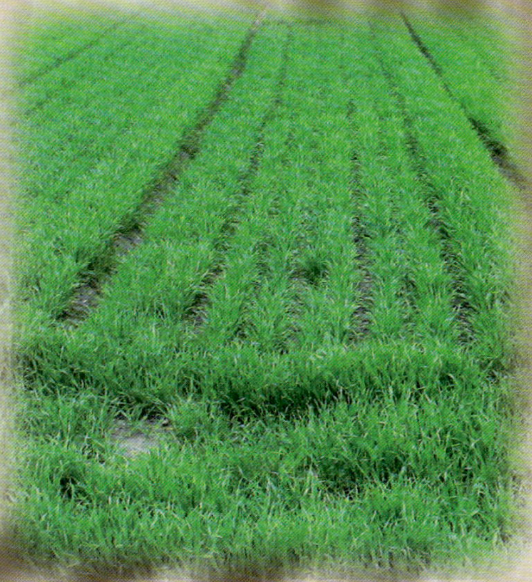

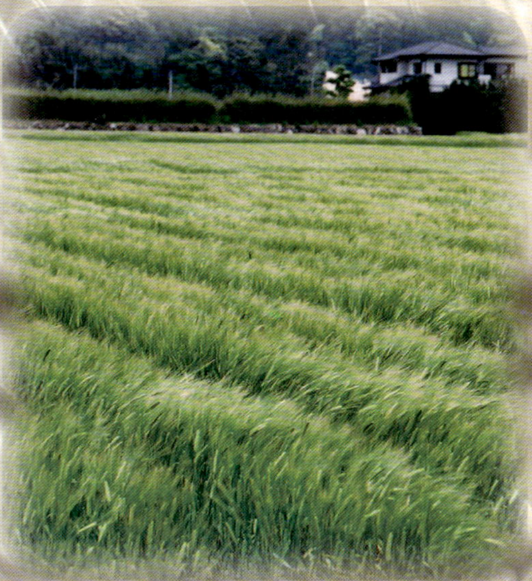

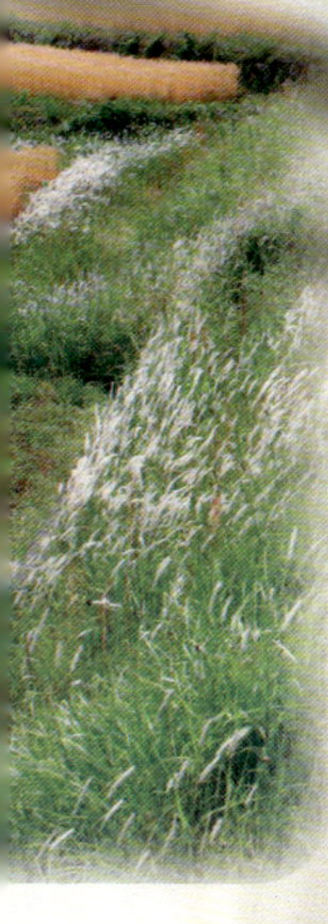

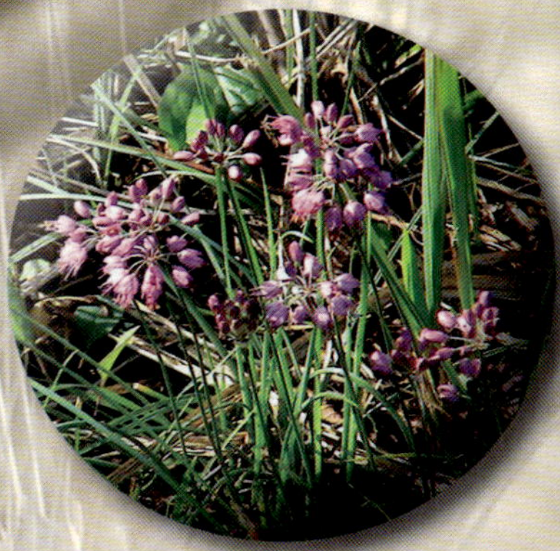

ヤマラッキョウ

茶畑を泳ぐこいのぼり

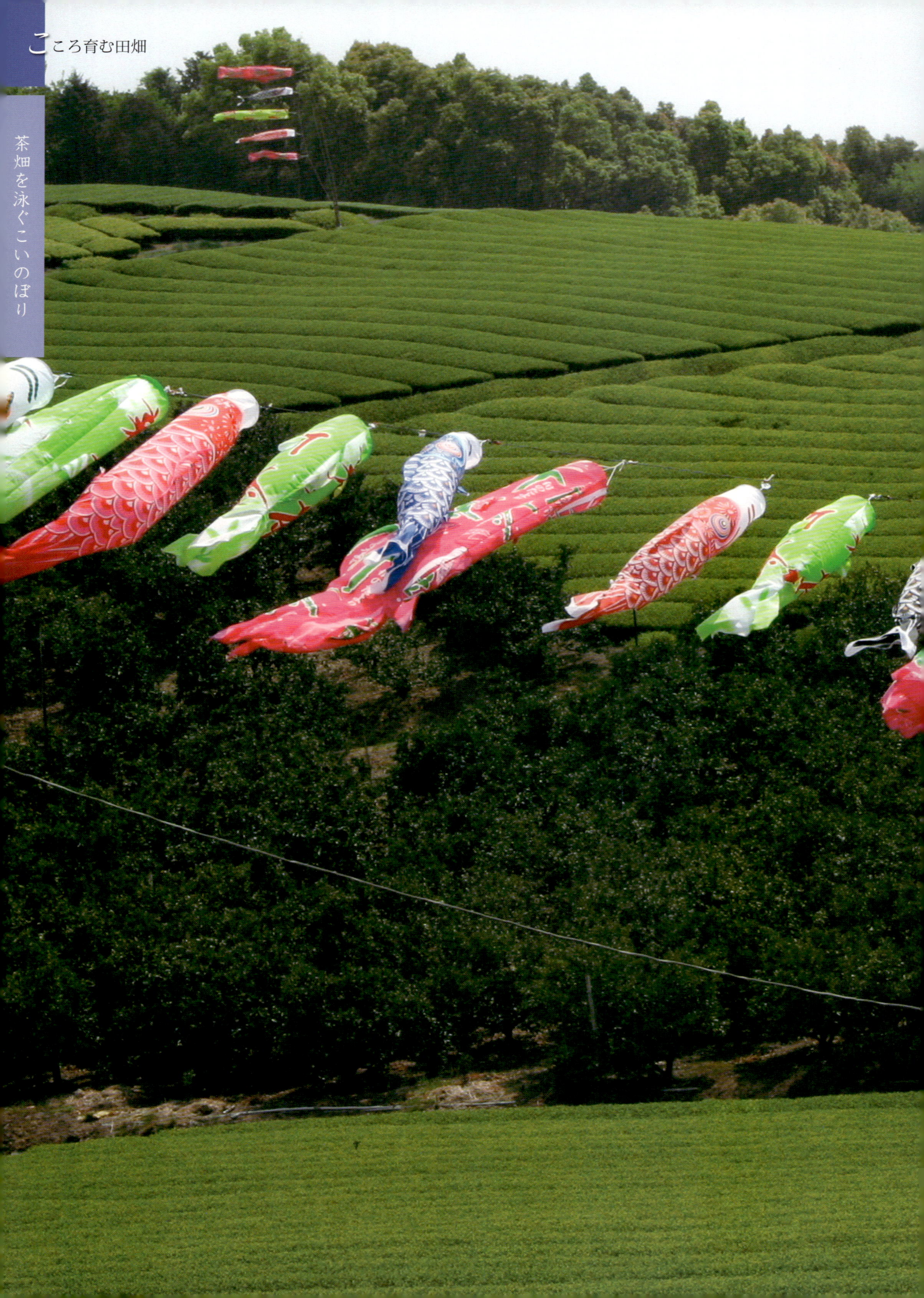

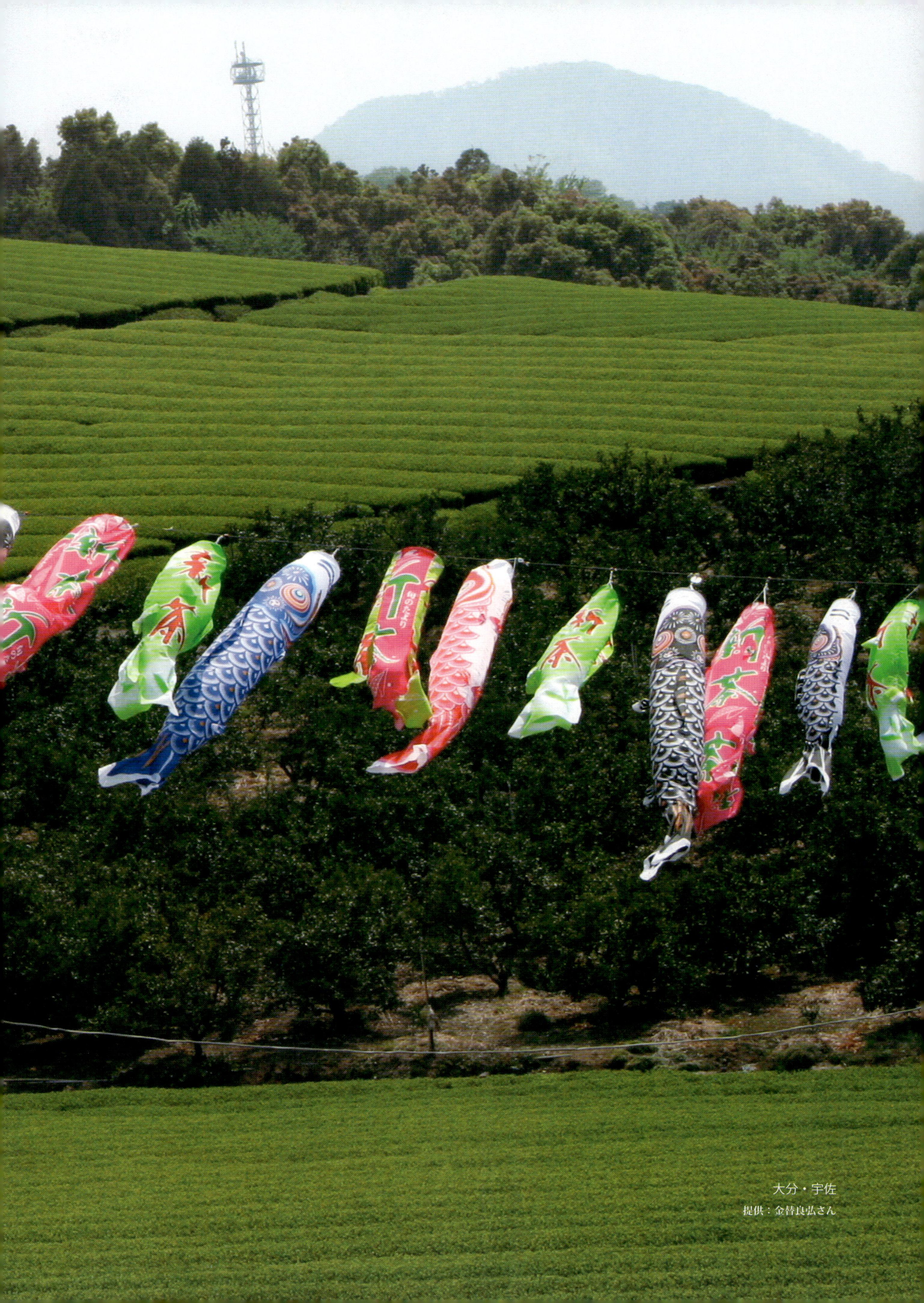

大分・宇佐
提供：金替良弘さん

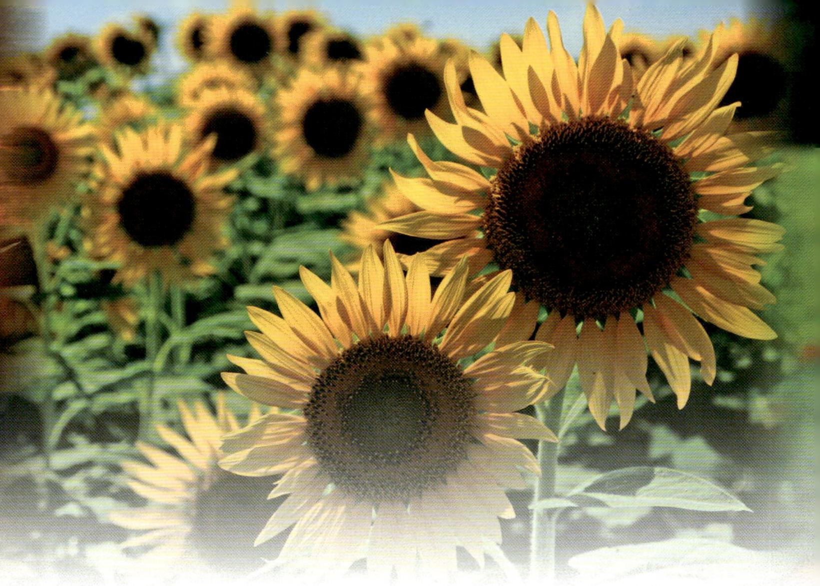

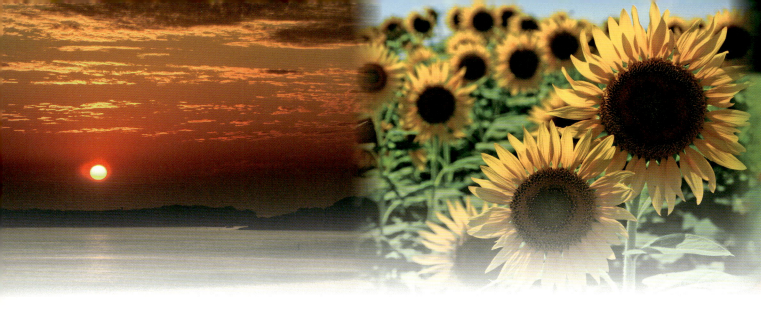

一口に木と言っても、背が低い木や高い木、
幹が細い木や太い木、落葉する木や常緑の木など、
さまざまです
根付いた後は、いつも同じ所で生長し
それぞれの役目を精一杯果たしています

森や林をつくり、木陰をつくり、雨を蓄え
昆虫や鳥のねぐらとなり
人に森林浴の場を与えながら
そして四季折々、少しずつ姿や形を変え
花や実をつけながら
同じ大地でたくましく生きています

昔より人々は、日本の原風景とも言える
田や畑を育んできました
そして田や畑は、人の心を育んできました
心のより所として……
そうです。やはり田や畑は、想い出につながる
懐かしい故郷そのものです
田や畑、棚田よ、君たちは心を育んでくれます
楽しさも、きびしさも教えてくれます

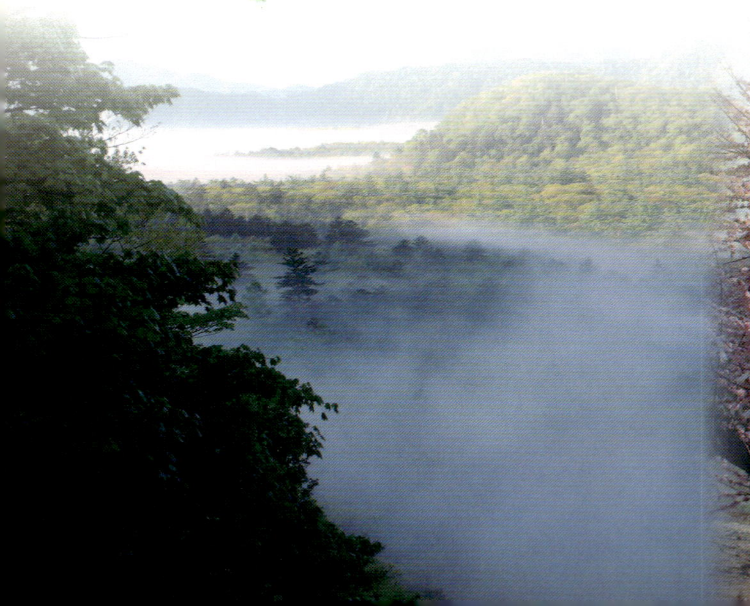
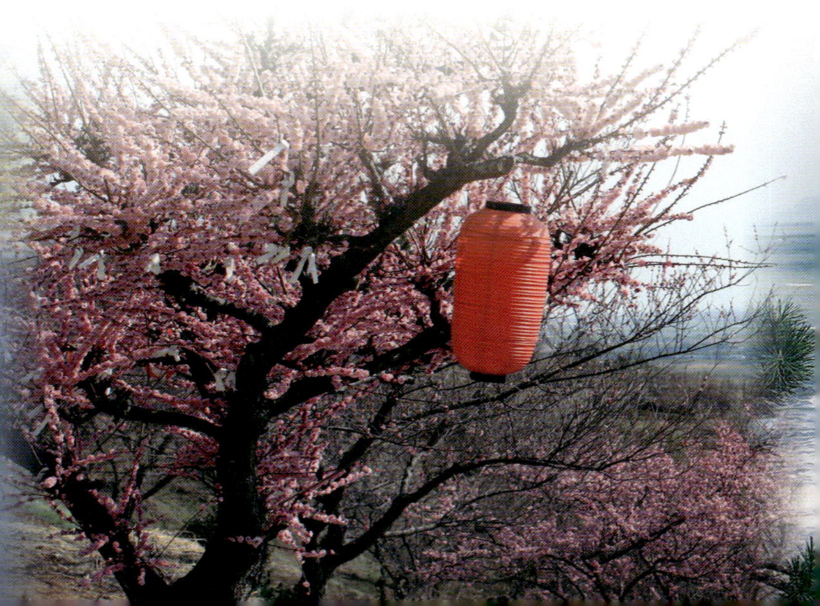

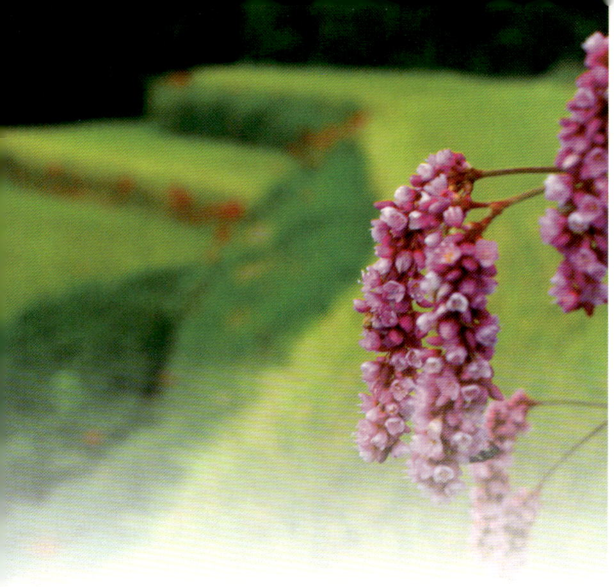

おわりに

自然は
季節の移ろいや時間の経過とともに何かを
語っているようです
本編では、「癒しの言葉」と自然を結びつけてみました

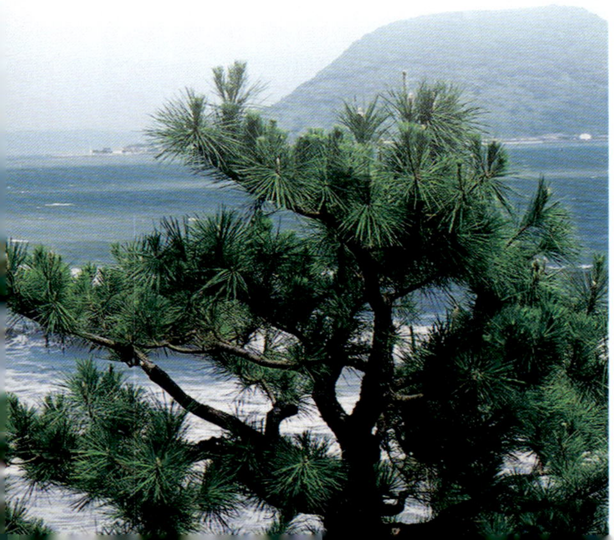

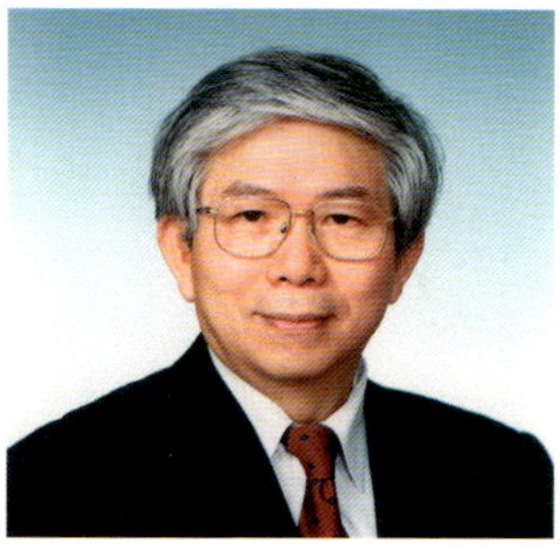

牛尾 恭輔（うしお きょうすけ）

昭和19年　福岡県生れ

特定非営利活動法人
癒し憩いネットワーク　理事長

独立行政法人国立病院機構
九州がんセンター名誉院長

特定医療法人八木厚生会
八木病院　顧問

プロフィール

▶ 過去の主な経歴

昭和 44 年３月	九州大学医学部卒業
昭和 44 年４月～昭和 46 年３月	九州大学病院内科研修医および関連病院にて勤務
昭和 46 年４月～平成　５年３月	国立がんセンター病院放射線診断部 レジデント、医員、医長
平成　５年４月～平成 10 年３月	国立がんセンター病院放射線診断部長
平成 10 年４月～平成 16 年３月	国立病院九州がんセンター　副院長
平成 16 年４月～平成 18 年３月	独立行政法人国立病院機構九州がんセンター副院長
平成 18 年４月～平成 21 年３月	独立行政法人国立病院機構九州がんセンター院長
平成 21 年４月～現在	独立行政法人国立病院機構九州がんセンター名誉院長 特定非営利活動法人癒し憩いネットワーク理事長
平成 23 年４月～現在	特定医療法人八木厚生会八木病院顧問

▶ 学　位

昭和 61 年　医学博士
「消化管ポリポーシス及び大腸癌に関する遺伝的要因の研究」

▶ 研究分野

1. 大腸腫瘍の自然　2. 遺伝性腫瘍　3.　医用画像情報の伝達
4. 各種の医用画像データベースの構築

〈厚生省がん研究助成金による研究〉

❖ 平成元年～２年　厚生省がん研究助成金による研究（主任研究者）
「大腸がんおよびポリープの自然史に関する研究

❖ 平成３年～４年　「無茎性大腸腫瘍の発育推進に関する研究」（主任研究者）

▶ 賞

❖ 1985 年　第９回村上記念「胃と腸賞」受賞
「Ｘ線像による潰瘍性大腸炎の自然史に関する研究」

❖ 1993 年　第 22 回高松宮妃癌研究基金学術賞
「大腸癌の自然史の研究とその成果の臨床への応用」

▶ 委員歴

第３次対がん10ヶ年総合戦略研究事業企画運営委員、大腸癌研究会幹事、国立がんセンターがん対策情報センター運営評議会会長、大腸がん取扱い規約委員、日中医学協会理事、日本大腸肛門学会評議員、家族性腫瘍研究会理事、日本対がん協会評議員、NPO 法人 九州がん医療支援機構・関連事務室、公益財団法人福岡県すこやか健康事業団（福岡県対がん協会）評議員　などを歴任

▶ 単行本

癌Ｘ線読影講座 - 大腸編Ⅰ・Ⅱ-1980、81 年　金原出版
大腸疾患診断の実際（Ⅰ）1988 年、（Ⅱ）1989 年　医学書院

謝　辞

本画像集は、2001 年に初公開し常に画像とテーマを増やしながら現在も続けておりますホームページ **癒し憩い画像データベース** から選抜し編集したものです。なお **癒し憩い画像データベース** 構築の一部は、「第３次対がん10ヶ年総合戦略研究事業（平成 26 年３月に終了）」、「NPO 法人 九州がん研究支援機構」および「NPO 法人 癒し憩いネットワーク」の支援を受けました。また国立病院機構 九州がんセンターのご協力を得ております。ここに謝意を表します。

収益金の一部は「公益財団法人日本対がん協会」に寄付いたします。

「見える癒しを届けたい」― NPO法人 癒し憩いネットワーク

～ストレス社会に“癒し”と“憩い”を届けたい～

現代社会はストレス社会ともいわれており、総理府の調査によれば、全体の 55%の人が「精神的疲労やストレスを感じている」との報告もあります。対人関係における不安、就職や介護における不安、漠然とした将来に対する不安などから、心を病む人も少なくありません。

一方、四季折々に鮮やかな花を咲かせる草花、小魚が戯れる小川のせせらぎ、棚田や里山での稲作風景、ビルの地平線に沈みゆく夕日など、日常生活や自然界の景色の中で、「ほっ」と気持ちが軽くなった経験はありませんか?

NPO 法人 癒し憩いネットワークでは、こういった「ほっ」とするような風景や動植物、日常の一コマを写真・動画として収集・発信。日々のさまざまな不安やストレス、特に「がん」で苦しむ患者さんや、そのご家族、医療従事者を中心に、心和む写真・映像を見ていただき、少しでも心の安らぎ、心の癒しを感じてもらうことで **QOL［Quality of Life＝生き方の質］** の向上に貢献していきたいと考えています。

主な事業内容

- 医療と福祉の増進を図る活動と支援事業
- 心のケアを図る活動と支援事業
- 情報ネットワークを通して社会教育
- 画像データベースによる研修・啓発活動と支援事業

これまでの活動

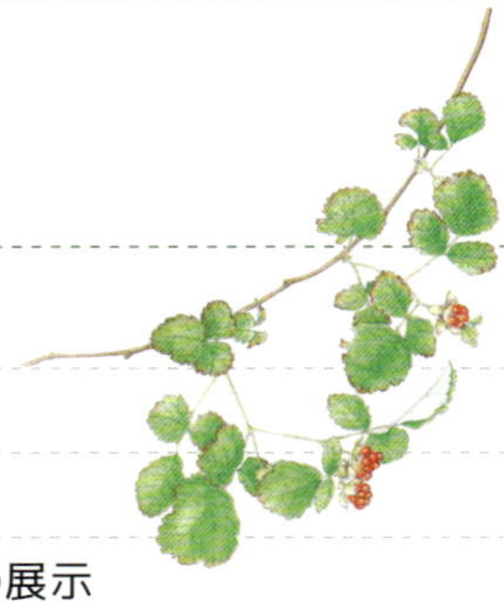

2007 年～	九州がんセンター内階段スペースにて季節の写真を展示
2008 年	九州がんセンター内 がん患者大会　パネル展示と冊子配布
2008 年	東京ミッドタウン・フジフィルムスクエア内にてパネル展示
2009 年	乳がん啓発イベント「女性がんフォーラム」にて、パネル・画像の展示
2009 年	がん啓発チャリティーイベント「リレーフォーライフ in 福岡」にてブース出展・展示
2010 年～	九州がんセンター、八木病院等でデジタルフォトフレーム「癒しの小窓」を展示
2012 年	第 25 回日本サイコオンコロジー学会総会にて、ブース出展および DVD 展示
2014 年	2014 年度がん征圧全国大会にブース出展および DVD 展示
2015 年	今まで発行してきた冊子の集大成として「写真でつづる癒し憩い」を制作

その他　各種イベントでの展示、冊子作成など。

リレーフォーライフ in 福岡

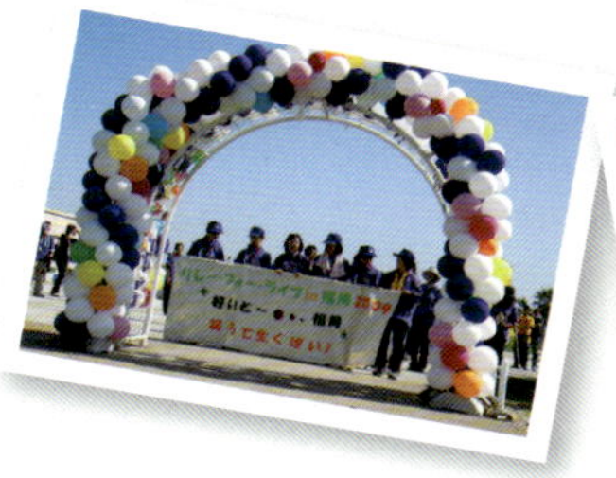

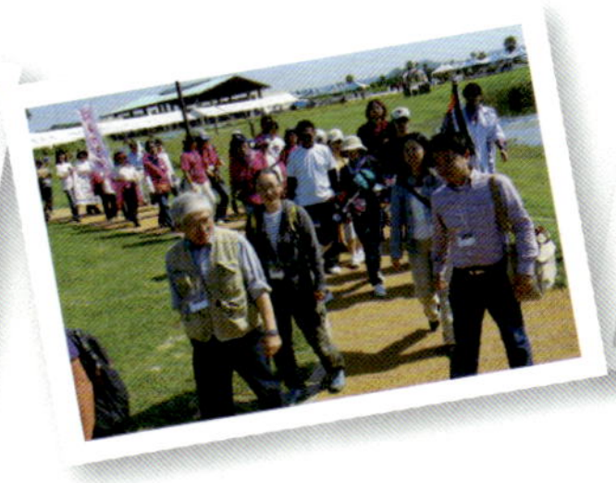

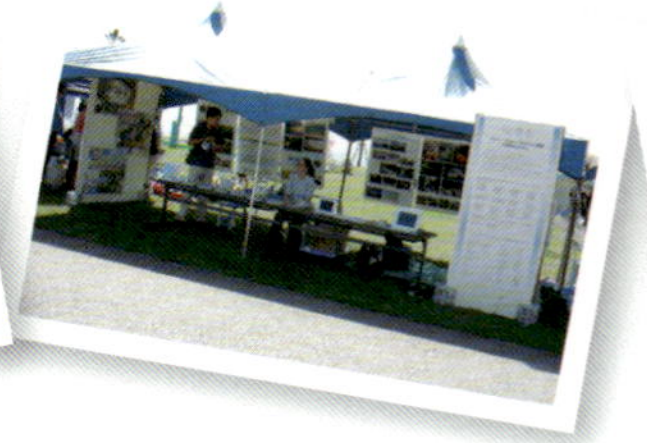

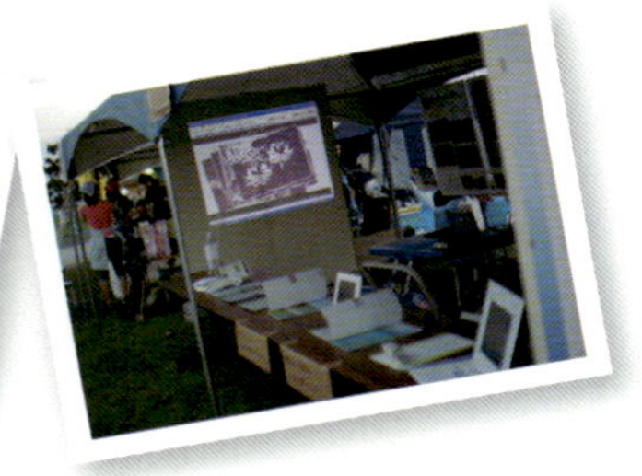

九州がんセンター内階段スペース

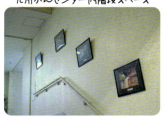

九州がんセンター内がん患者大会

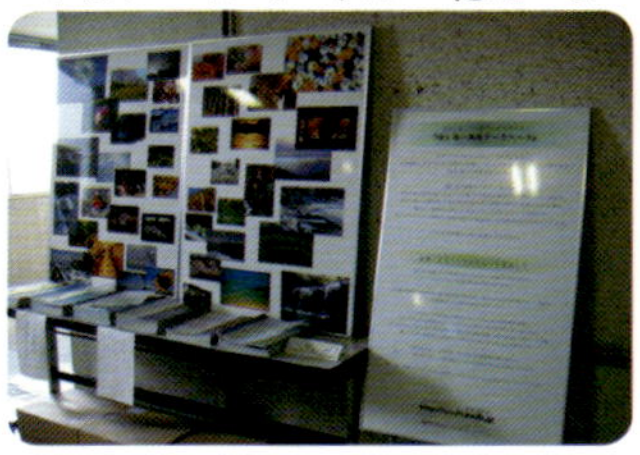

フジフィルムスクエア

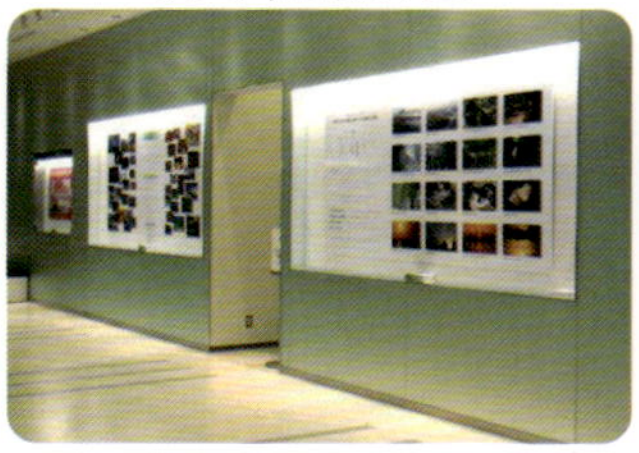

女性がんフォーラム

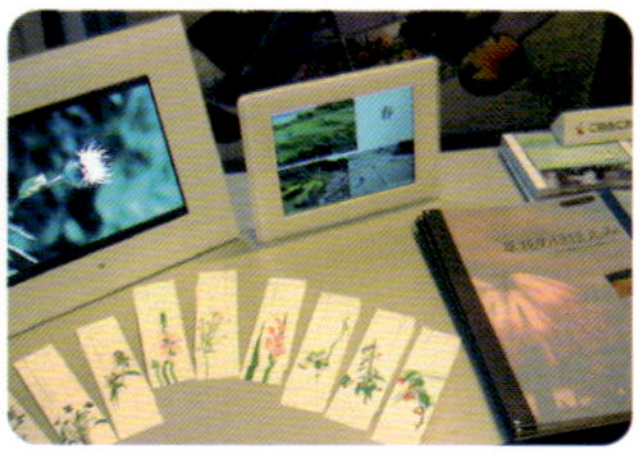